中华传统医学养生丛书

U0322312

饮食宜忌搭配
养生全说

代敏◎编著

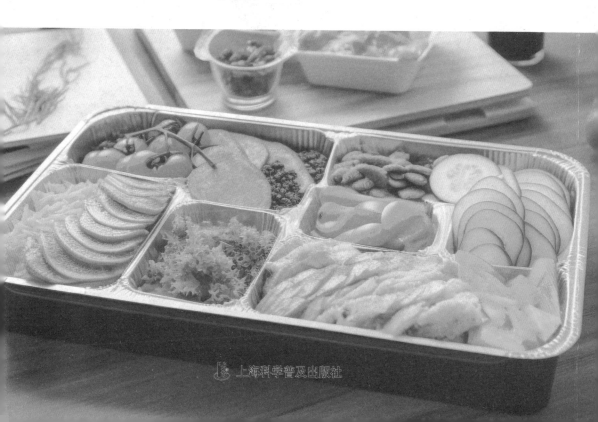

上海科学普及出版社

养 生 全 说 系 列

前言
PREFACE

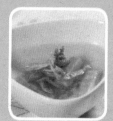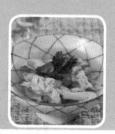

　　常言说"药补不如食补"、"吃猴头燕窝，不如多吃米馍"。历代医家都主张"药疗不如食疗"。食物虽可以成为治病良药，但实用不当也会成为慢性毒药。正如张仲景在《金匮要略》中所说："所食之味，有与病相宜，有与身为害，若得宜则宜体，害则成疾，以此致危。"因此，我们应了解食物的性味归经及功用，同时也要考虑自身的体质、性别、年龄、疾病属性，有针对性地选择饮食，尤其在患病期间更要注意选择相宜的食物，避开禁忌的食物。比如，阴虚体质者宜吃有滋阴生津作用的清补食物，忌吃香燥温热的上火温补食物；寒性胃痛者宜吃羊肉、生姜等性热食物，不宜吃柿子、甘蔗等性寒食物；服用阿司匹林期间宜吃洋葱，不宜食用酸性食物和茶。

　　《饮食宜忌搭配——养生全说》以博大精深的祖国传统医学理论为指导，结合科学严谨的现代医学，从感冒、发热、心悸、咳嗽、支气管哮喘、胃痛、便秘、高血压、糖尿病、失眠等几十种疾病的病理病症入手，通过宜忌原则、宜食食物、忌食食物三个板块，简明而清晰地讲述了这些病症的饮食宜忌，明确告知该病患者宜食什么、忌食什么，以指导和帮助患者科学地选择与搭配日常饮食。本书还有针对性地介绍了各种病症的食疗方，使患者可以根据自己的需要，轻松地选择适合自己的养生保健饮食。本书具有较强的实用性和指导性，对常见病症的预防与治疗有着十分积极的意义。

　　对于患者而言，饮食宜忌的重要性毋庸置疑，但是在参照本书的同时，也要注意到其他营养的合理补充。只有做到合理搭配食物，才能使人得到各种不同的营养，稳定病情，加快康复。

编者

目录
CONTENTS

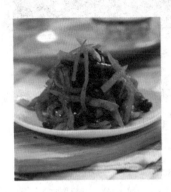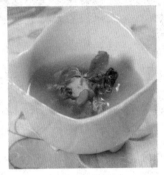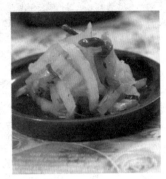

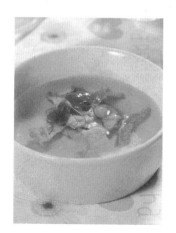
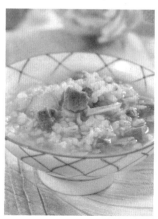
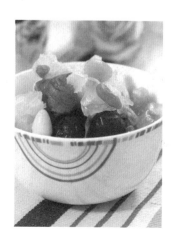

慢性病症的饮食调理

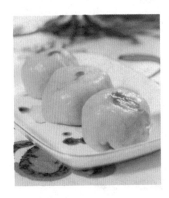
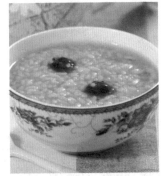
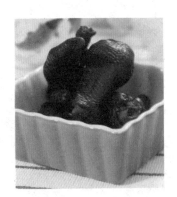

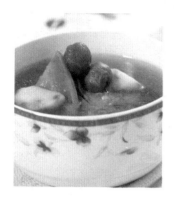
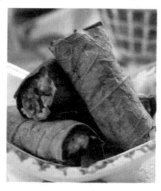
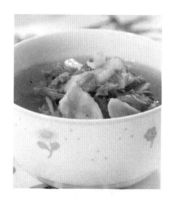

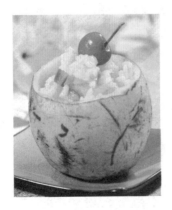
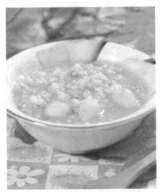
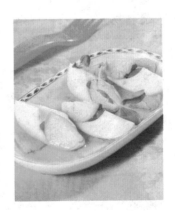

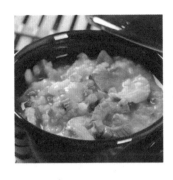
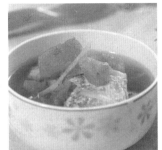
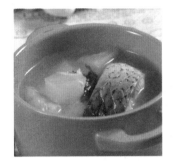

Part 3

常见病症的饮食预防

7

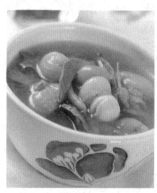
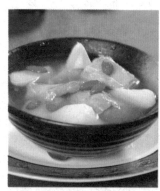
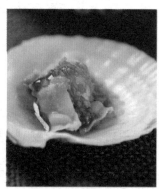

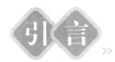

引言 >> 饮食宜忌原则

"食药同源"

1.中国人的饮食养生之道

"民以食为天。"这句古语足以说明饮食对于人类的重要意义以及人类对饮食的关注程度了。

不管是为了果腹，还是为了享受口腹之乐，人们把食物当做"天"，都是一种价值追求。追求的意义不同，所形成的饮食文化也就不同。中国人对食物的多层次的追求就形成了独具特色的中国饮食文化——不只停留在果腹、享受口腹之乐、体会玉盘珍馐、色香味全带来的快感，更看重食物的养生价值——通过饮食来调整人体内部的阴阳五行关系。通过饮食来补益人体的精气神，使人体达到系统和器官功能协调平衡，进而实现养生保健、延年益寿的愿望，这就是中国的饮食养生之道。

中国的饮食养生之道所遵循的原则是食饮有方，食饮有节。所谓的食饮有方，就是在饮食过程中要讲究饮食的合理配伍、五味调和、烹调得法、食宜清淡等；所谓的食饮有节，就是强调在饮食过程中要注意进食方法，并且进食还要有节制，要做到因时以食、因时调节、饮食避忌、饮食所宜以及食后保养等。

饮食，活人之本也。是以一身之中，阴阳运用，五行相生，莫不由于饮食。故饮食进则谷气充，谷气充则血气盛，血气盛则筋力强。脾胃者，五脏之宗。四脏之气皆禀于脾，四时以胃气为本。由饮食以资气，生气以益精，生精以养气。气足以生神，神足以全身，相需以为用者也，人于日用养生，务尚淡薄，勿令生我者害我，俾五味得为五贼，是得养生之道矣。

——明朝著名养生家高濂

中国人的饮食养生文化可谓源远流长，不但积累了极为丰富的内容和方法，还形成了一定的系统化的理论，堪称世界饮食文化中的瑰宝。

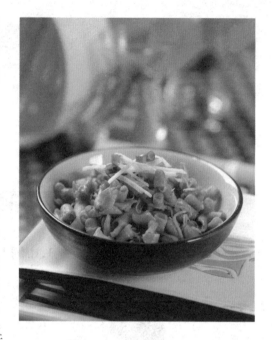

2.中国饮食养生文化的历史溯源

◎ 中国古代先民已有饮食养生意识

"神农尝百草之滋味，水泉之甘苦，令民知其避就。"这是《淮南子·修务训》中的一句话。这句话表明我国古代先民在饮食上通过主观能动性来注意避害就利，这种意识和行为显然已经超越了动物的择食本能，并包含了人类饮食养生文化的基本内涵。

◎ 商周时期的饮食养生上升到理论化

传说商朝宰相伊尹曾著《汤液经》，以论饮食调配烹饪养生之道。两周之时，饮食养生已经上升为一种以五行学说为构架的理论认识。

◎《黄帝内经》提出饮食养生的基本原则

《黄帝内经》作为中国古代养生学和医学理论思想的奠基者和集大成者，更将饮食文化置于一个极为重要的地位，总结并提出饮食养生的基本原则是谨和五味与食饮有节。

◎ 唐宋时期饮食养生文化得到补充和完善

唐朝的张仲景、孙思邈以及崔浩、刘休等人注意探究各种食物的养生祛疾价值，并特别讲究饮食卫生。宋时陈直等人，强调食养、食补、食调之道。

◎ 元朝开始重视饮食避忌问题

元朝宫廷饮膳太医忽思慧撰写了中国第一部饮食养生学和营养学专著《饮膳正要》，选收历代朝野食养食疗之精粹，重视饮食避忌问题。

◎ 明清时期饮食养生名家层出不穷

明清时期饮食养生的发展到了一个相当成熟的时期，饮食养生名家层出不穷，明朝的李梴、龚廷贤，清朝的曹廷栋、顾仲则……都是其中比较有影响力的名家。

3. 食药同源的根源

成书于东汉的《神农本草经》记载："上品120种为君，主养命以应天，无毒，多服久服不伤人，欲轻身益气不老延年者，本上经。中品125种为臣，主养性以应人，无毒有毒，斟酌其宜，欲遏病补虚羸者，本中经。下品125种为佐使，主治病以应地，多毒不可久服，欲除寒热邪气，破积聚愈疾者，本下经。"上品中有大枣、葡萄、酸枣、海蛤、瓜子等22种食品，中品中有干姜、海藻、赤小豆、龙眼肉、粟米、螃蟹等19种常食之物，下品中有9种可食之物。

这说明在上古时期，食物与药物之间是很难严格区分的，这其实就是食药同源的原因。

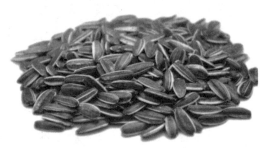

这是可以理解的，处于最原始生活状态的原始先民是无法明确分辨药物和食物的，食物的药用功能和药物的食用功能都是在混沌不清的状态下被利用的。只不过时间长了，人们才有意识地关注哪种食物有药用功能，不但能补养身体、果腹充饥，还能医治一些简单的病症。其实，很多中药最开始都是被人们当做食物来用的。

食物和药物是不分家的。事实上就是在今天，仍有很多食物被医家当做中药来广泛使用，如大枣、百合、莲子、芡实、山药、白扁豆、茯苓、山楂、葱白、肉桂、桑椹、生姜等。同样，也有不少中药，如枸杞子、首乌粉、冬虫夏草、薏苡仁、金银花、西洋参等被当做食品来用。

4. 古代医家的食物药用

古代医家也常把食物的功用主治与药物等同起来，甚至把一味食物当做一个名方来看待。

《韩氏医通》曾言："黄牛肉补气，与绵黄芪同功。"意思就是牛肉作为食品，能补脾胃、益气血，所以可以将牛肉与中药黄芪画等号。

古代医家认为："补可去弱，人参、羊肉之属是也。"（《汤液本草》）意思是羊肉甘温，益气补虚，所以可以将羊肉与人参画等号。

近代的《五杂俎》论说："其（海参）性温补，足敌人参，故曰海参。"也就是说，海参的功效完全可以和人参并列。

此外，甲鱼、鸭肉、燕窝也曾被喻为西洋参，鸡肉（或乌骨鸡）亦常被比作党参，鹌鹑还被俗称为动物人参。

《食疗歌》

盐醋防毒消炎好，韭菜补肾暖膝腰。　　鱼虾能把乳汁补，动物肝脏明目好。
萝卜化痰消胀气，芹菜能降血压高。　　生津安神数乌梅，润肺乌发食核桃。
胡椒去寒又除湿，葱辣姜汤治感冒。　　蜂蜜润肺化痰好，葡萄悦色人年少。
大蒜抑制胃肠炎，绿豆解暑最为妙。　　香蕉通便解胃火，苹果止泻营养高。
梨子润肺化痰好，健胃补肾食红枣。　　海带含钙又含磺，蘑菇抑制癌细胞。
番茄补血美容颜，禽蛋益智营养高。　　白菜利尿排毒素，菜花常吃癌症少。
花生能降胆固醇，瓜豆消肿又利尿。

一味食品可做一剂良药，古人也有一致的说法，比如清朝医家张璐和王孟英等。

清朝名医张璐在《本经逢原》中说："西瓜能解太阳、阳明中渴及热病大渴，故有天生白虎汤之称。"意为西瓜可比作清热名方白虎汤。

清朝名医王孟英曾说："甘蔗，榨浆名为天生复脉汤。"意为甘蔗汁可比作益气滋阴的名方复脉汤。

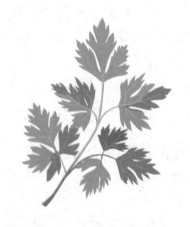

《随息居饮食谱》云："绞汁服，名天生甘露饮。"这说的是梨。梨子甘寒生津，润燥止渴，堪称天生甘露饮。

5.食物和药物的区别

虽说食药同源，但食物和药物还是有着严格区别的。为什么民间只说"是药三分毒"，而从不提食物的毒性呢？就是因为古人对食物和药物的区分是比较严格的。其实，古代的药都叫做毒，而这种毒本身就是草。《说文解字》中是这样解释的："毒，草往往而生。"我们现在所说的"是药三分毒"，这种毒指的实际上是药物的偏性。对于药物，我们用的是它的偏性去攻击邪气；对于食物，我们用的则是它的平和之气。所以说，药物在攻击邪气的同时对人的身体也是有害的，而食物则不会对身体造成伤害。

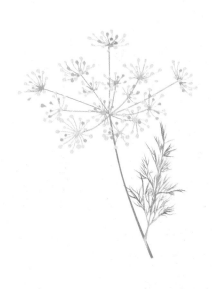

在《黄帝内经》中，讲述了很多患病的原因，也提到了很多养生的方法，却很少提及药物，其目的就是提醒我们要更多地关注自己的身体，而不要太过依赖药物。药物可以用来救急，但绝不能长期服用，而且药物不能补益元气。如果元气伤了，那么任何药物都是毫无办法的。我们知道，奇经八脉是藏元气的地方，但没有一味药可以入奇经八脉。这就是说，没有一味药可以补益元气。能够补益元气的只有我们天天吃的食物，所以，只要我们通过食补将元气调养好，身体就不会生病，当然也就用不着药物了。

相对药补而言，食补具有很多优势。首先，食补所选用的食物取材方便，利于食用，而且价钱低廉，在轻松享用美味的同时就可以滋补身体，是简单而实用的滋补办法。其次，食补的补益范围比较广。一般的药补都具有其特定的针对性，作用比较单一；而食补则是多种营养成分同时作用的结果，可以广泛地摄取。此外，食补可以作为一种生活方式长期进行。因为摄取食物是人生存的本能，也是维持生命的基本条件，而在摄取食物的同时又能滋补身体，真是一举两得。药补则不具备这样的优势，药物价钱昂贵，而且具有毒副作用，所以不宜长期进补。最后，食物可烹制出各种美味佳肴，而药物则大多难以下咽，所以在人的感官上更容易接受食补。

食补固然有很多好处，但食物却并不能代替药物。事实上，食物在滋补身体以及治疗轻微的症状时确实是优于药物的，但是在对急病、重病的治疗上，只通过食物来治疗是达不到治病目的的。这时食物只能当做辅助治疗手段，而以药物治疗为主。虽然很多食物都具有药性，但是它们的药效毕竟不能和药物相比；虽然食物没有毒副作用，但是它只能作为预防疾病和强身健体的主要手段，而不能用来治疗已经形成的疾病。所以说食物是不能代替药物的，而且食疗见效比较慢，有些疾病也是等不及的。

食物的四气理论

中药有四气五味及归经之说，所谓食药同源，当然食物也有寒热温凉、辛甘酸苦咸以及食物归经的理论。熟知食物性味归经理论，对掌握和运用好饮食宜忌有着重要意义。

所谓四气，又称四性，即寒性、凉性、温性和热性，连同不寒不热的平性，有人称为五性。了解食物的四性，就能很好地指导人们的饮食宜忌。中医认为，能够治疗热证的药物，大多是寒性或凉性；能够治疗寒证的药物，大多是温性或热性。《神农本草经》云："疗寒以热药，疗热以寒药。"《素问·至真要大论》云："寒者热之，热者寒之。"同样的道理，凡热性或温性的食物，适宜寒证或阳气不足者食用；凡寒性或凉性食物，只适宜热证或阳气旺盛者食用。或者说，寒证或阳气不足者，忌吃寒凉性食物；热证或阴虚者，忌吃温热性食物。寒与凉，温与热，是区别其程度的差异，温次于热，凉次于寒。温热性食物多具有温补、散寒、壮阳的作用，寒凉性食物一般具有清热泻火、滋阴生津的功效。平性食品是指性质比较平和的食物。

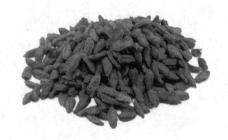

不懂得食物之性，就很难明白饮食宜忌的道理。清朝医家黄宫绣说得好："食物虽为养人之具，然亦于人脏腑有宜、不宜。""食物入口，等于药之治病同为一理，合则于人脏腑有宜，而可却病卫生；不合则于人脏腑有损，而即增病促死。"凡寒性或凉性食物，如绿豆、芹菜、菊花脑、马兰头、枸杞头、柿子、梨子、香蕉、冬瓜、丝瓜、西瓜、鸭肉、螺蛳、金银花、胖大海等，都具有清热、生津、解暑、止渴的作用，对热性病证或者阳气旺盛、内火偏重者为宜。反之，虚寒体质、阳气不足者则需忌食。同样的道理，食物中的羊

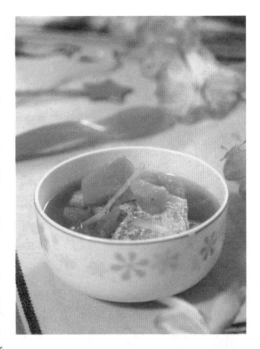

肉、狗肉、雀肉、辣椒、生姜、茴香、砂仁、肉桂、红参、白酒等热性或温性食物，多有温中、散寒、补阳、暖胃等功效，对阳虚怕冷、虚寒病症者食之为宜，热性病及阴虚火旺者忌食之。

此外，食性还要与四时气候相适应，《素问·六元正纪大论》云："用凉远凉，用寒远寒，用温远温，用热远热，食宜同法，此其道也。"这就是说，寒凉季节要少吃寒凉性食物，炎热季节要少吃温热性食物，饮食宜忌要随四季气温而变化，这又是中医学的天人相应观。

总而言之，食性犹如药性，饮食宜忌要根据食物之性，结合身体素质、疾病性质、四时气温变化而灵活掌握，合理选择，科学搭配。

食物的五味学说

五味，就是食物的辛、甘、酸、苦、咸五种味道，实际上还有淡味、涩味，习惯上把淡附于甘味，把涩附于咸味。

从饮食养生角度看，食物不同的味道有着不同的作用和功效。请看下表：

味道	作用和功效
辛味	能行气、通血脉，能宣散，有促进胃肠蠕动、增强消化液分泌、促进血液循环和新陈代谢的作用，有祛散风寒、疏通经络的功能。对受凉后胃胀腹胀、气滞不畅者或受风寒者最为有益
甘味	能补益强壮、补充气血、消除肌肉紧张和解毒，有补益、和中、缓急的作用，可以缓和拘急疼痛、消除肌肉紧张痉挛。凡气虚、血虚、阴虚、阳虚，以及五脏虚赢者皆可食用味甘之物。但若过吃甘甜食物则易发胖，是很多血管疾病如动脉硬化症的诱因
酸味	有收敛、固涩作用，还能增进食欲、健脾开胃、增强肝脏功能，提高钙、磷吸收率。适宜久泄、久痢、久咳、久喘、多汗、虚汗、尿频、遗精、滑精等遗泄患者食用。但若过多食用酸味食物，又会导致消化功能紊乱
苦味	有祛邪热、除燥湿等功效，内有实火、湿热者应当多食
咸味	能软坚，能散结，也能润下，结核、痞块、便秘等患者食之有益

上表已经将食物五味的作用和功效列举得很清楚了，但为了加深了解，我们具体说一说辛味、苦味和咸味。

很多人都有过这样的经验：一股辣气迎面扑来时，我们就会连打几个喷嚏；当我们受了风寒鼻塞流涕时，喝上一碗生姜汤，再盖上被子出一身汗，就会感觉舒服多了。这些都说明了辛味的开通、发散的作用。

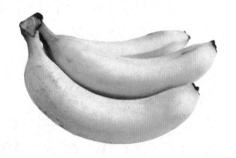

鉴于辛味的这些作用，外感风寒者，寒凝气滞的腹痛、胃痛、痛经患者，风寒湿痹患者就应该多吃辛味食物，如葱、姜、紫苏、茴香、砂仁、辣椒、荜茇、桂皮、白酒或药酒等，以宣散外寒、散寒止痛、温通血脉。

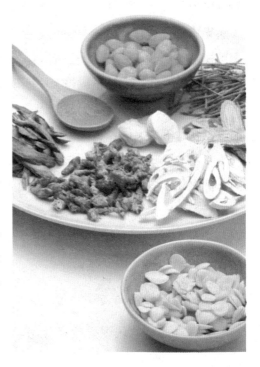

苦味食物中苦瓜是最有代表性的，苦瓜味苦性寒，用苦瓜炒菜，佐餐食用，有利于治疗热病烦渴、中暑、目赤，对于疮疡疖肿者可起到清泻、清热、明目、解毒、泻火等作用。再如茶叶也有清泻的功效，夏日饮用能使人清利头目、除烦止渴、消食化痰。

咸味食物多为海产品及某些肉类，如海蜇、海带、猪肉等。海蜇有清热、化痰、消积、润肠的作用，对痰热咳嗽、痰咳、痞积胀满、小儿积滞、大便燥结者，食之最宜；海带有软坚化痰作用，适宜瘿瘤瘰疬、痰火结核者食用；猪肉除能滋阴外，也能润燥，同样适宜热病津伤、燥咳、便秘者食用。我们都知道大脖子病，现代医学叫甲状腺肿大，中医学称之为瘿瘤，是由于缺碘造成的，多吃海带、紫菜之类咸味的食物，有利于病情好转，甚至痊愈……这些说的都是咸能润下软坚的功效。

中医的五味学说还包含食物五味与人体五脏的密切关系。如《素问·宣明五气篇》说："五味所入，酸入肝，辛入肺，苦入心，咸入肾，甘入脾。"《灵枢·五味论》还说："五味入于口也，各有所走，各有所病。肝病禁辛，心病禁咸，脾病禁酸，肾病禁甘，肺病禁苦。"祖国医学理论认为，肺主气，心主血脉，肝主筋，脾主肉，肾主骨，食物五味用之适宜，对人体则有益，若因过分偏嗜则可发生疾病。或在五脏有病之时，也应适当调整饮食五味。《灵枢·五味论》中说："酸走筋，多食之令人癃；咸走血，多食之令人渴；辛走气，多食之令人洞心；苦走骨，多食之令人变呕；甘走肉，多食之令人悗心。"《素问·宣明五气篇》也说："辛走气，气病无多食辛；咸走血，血病无多食咸；苦走骨，骨病无多食苦；甘走肉，肉病无多食甘；酸走筋，筋病无多食酸。"如不注意或不重视这些饮食宜忌原则，强行多食，百病由生。

正如《素问·五脏生成篇》中所说："是故多食咸，则脉凝泣而变色；多食苦则皮槁而毛拔；多食辛则筋急而爪枯；多食酸则肉胝皱而唇揭；多食甘则骨痛而发落，此五味之所伤也。"由此可见，食物的五味，直接关系到人体的健康长寿。食物的五味宜忌不仅要与食物的四气、归经相结合，还要考虑到季节变化、病情性质和身体素质，祖国传统医学的食物五味理论，它是指导传统饮食宜忌的重要依据。五味调和，脏腑得益，人体健康；五味偏嗜，或不遵饮食宜忌，将导致人体五脏失调，形成疾病。

食物的归经理论

中医对食物的认识要比近代医学营养学对食物的认识历史悠久，且更全面深刻。除了上述食物性味学说之外，食物的归经理论也同样表明了中医对食物调理养生的认识之深。慢性病患者可能体会到，当有肺虚咳喘之时，有经验的老中医往往建议患者经常吃些百合、山药、白果、燕窝、银耳、猪肺、蛤蚧或冬虫夏草等补品，而不会让你去吃桂圆肉、栗子、芡实、莲子、大枣等，这是因为前者食物皆归肺经，能养肺、补肺、润肺，后者食物皆不归肺经，食之于肺无补；肾虚腰痛腰酸者，老中医多半劝食栗子、胡桃、芝麻、山药、桑椹、猪腰、枸杞子、杜仲等，也不会介绍你去吃百合、龙眼肉、大枣、银

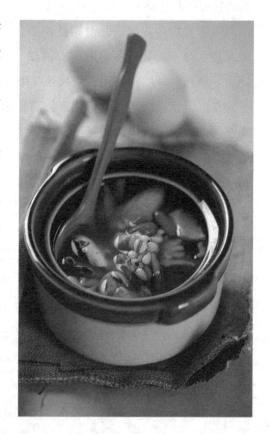

耳、人参等补品，这同样是因为前者食物能归肾经而补肾壮腰，后者食物皆不归肾经，非补肾之物，食之于腰酸腰痛无补，这就是中医所说的食物归经理论。

食物归经是指食物对于机体各部位的特殊作用。食物对人体所起的作用有一定的适应范围，如寒性食物虽同样具有清热的作用，但其适应范围或偏于清肝热，或偏于清肺热，各有所专。同为补物也有补肺、补脾、补肾等不同，以清热泻火食物为例，一般都属寒性或凉性食物，但有的偏于清肺热，有的偏于清心火，有的偏于清肝热。如梨子、香蕉、柿子、桑椹、芹菜、莲心、猕猴桃等均为寒凉食物，但梨子、柿子偏于清肺热，香蕉偏于清大肠热，桑椹偏于清肝虚之热，芹菜偏于清肝火，莲心偏于清心热，猕猴桃偏于清肾虚膀胱热，这都是由于归经不同。同为补益食物，猪心、龙眼肉、柏子仁、小麦则入心补心、养心安神，心悸失眠者宜之。山药、扁豆、糯米、粳米、大枣等归脾、胃经，故能健脾养胃，脾虚便溏者宜之。食物同药物一样，有一药归两经或三经，也有一食归两经或三经。如山药能归肺经、脾经和肾经，故凡肺虚、脾虚及肾虚者均宜食之。桑椹归肝经和肾经，肝肾阴虚者宜之。莲子归心、脾、肾三经，故心虚失眠多梦、脾虚久泻带下、肾虚遗精早泄者均宜食之。

综上所述，食物的四气、五味、归经等学说，是中国传统饮食宜忌的重要理论依据。中医认为饮食物的养生调理作用，绝非专指珍奇美味，也不只是讲"营养素"有无多寡，而是根据病证、病位、病性和病人年龄性别、身体素质类型及四季天时、地理因素，结合食物性味归经的理论，来分析并选择食物的宜与忌。这种丰富多采、辨证科学的饮食宜忌观，在近代营养学和西医理论中是没有的。

以脏补脏说

中医以及民间习惯运用动物的内脏来调理补养人体内脏虚弱之证，如以肺补肺、以心补心、以肾补肾、以脑补脑等已经有了相当悠久的历史。唐朝医学家兼养生学家孙思邈发现动物的内脏和人体的内脏无论在组织形态还是在生理功能上都十分相似，他

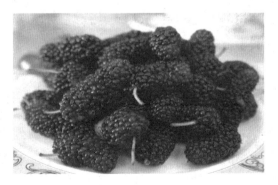

在长期临床实践中积累了丰富的食养食疗经验，创立了以脏补脏和以脏治脏的理论。例如肾主骨，他就利用羊骨粥来治疗肾虚怕冷。肝开窍于目，他又发明了以羊肝来治疗夜盲雀目。男性阳痿，多责之命门火衰、肾阳不足，他就运用鹿肾医治阳痿。自孙思邈以后，许多医家又发展了以脏补脏的具体运用，不少重要的医学著作中都记载了行之有效的以脏补脏疗法。如宋《太平圣惠方》介绍用羊肺羹治疗消渴病、《圣济总录》用羊脊羹治疗下元虚冷，元《饮膳正要》介绍用牛肉脯治疗脾胃久冷、不思饮食，明朝李时珍主张以骨入骨，以髓补髓，清朝王孟英介绍以猪大肠配合槐花治疗痔疮。

中医认为肾主骨，骨生髓，西医则认为骨能造血，现代医家叶橘泉教授介绍治疗血小板减少性紫癜及再生不良性贫血，就是以生羊胫骨1～2根，敲碎后同红枣、糯米一同煮粥食用。根据以脏补脏的理论，结合现代科学技术，运用得越来越广泛。例如，采取新鲜或冷冻的健康牛羊肝脏加工制成的肝浸膏，治疗肝病及各类贫血；将猪胃黏膜加工制成的胃膜素，有保护人的胃黏膜作用，治疗胃或十二指肠溃疡；用动物睾丸制成的睾丸片，可治性功能减退症；采用猪、牛、羊的胎盘制成的胚宝胶囊，神经衰弱、发育不良者均宜服食；也有用动物内脏提取的多酶片，内含淀粉酶、胰酶、胃蛋白酶等，治疗因消化酶缺乏引起的消化不良等症；更有从动物的内分泌腺中提取出的促性腺素、促皮质素、雌激素、雄激素、甲状腺素、胰岛素等，研制成各种激素类制剂，治疗内分泌功能低下症。所有这些，都是对古代以脏补脏理论的进一步发展运用，而且逐渐揭示并证实了以脏补脏学说的科学道理。

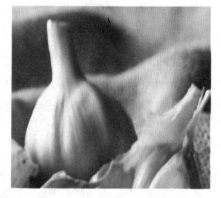

发物忌口论

所谓发物，是指动风生痰、发毒助火助邪之品，容易诱发旧病，加重新病。发物的范围较广，有的甚至扩大化了。根据民间习俗和《随息居饮食谱》等一些文献资料归纳起来，常见的发物有猪头肉、鸡肉、鸡蛋、驴肉、獐肉、牛肉、羊肉、狗肉、鹅肉、鹅蛋、鸭蛋、野鸡肉等肉、蛋类，有鲤鱼、鲢鱼、鳟鱼、鲚鱼、白鱼、黄鱼、乌贼鱼、鲳鱼、鲥鱼、鲈鱼、鲟鱼、鲩鱼、章鱼、比目鱼、鲦鱼、带鱼、鳙鱼、黄鳝、蚌肉、蚬肉、虾子、蟹等水产类，有香椿头、芸薹、芫荽、芥菜、菠菜、豆芽、

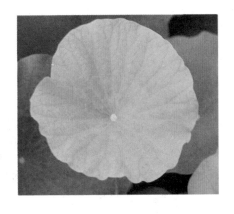

莴苣、茄子、茭白、韭菜、竹笋、南瓜、慈姑、香蕈、蘑菇等蔬菜，有杏子、李子、桃子、银杏、芒果、杨梅、樱桃、荔枝、甜瓜等瓜果，有葱、椒、姜、蒜之类辛辣刺激性调味食品，还有菜油、糟、酒酿、白酒、豌豆、黄大豆、豆腐、豆腐乳、蚕蛹等，有时还将荤腥膻臊之类食物一概视为发物，特别是在患有疮疡肿毒或慢性湿疹皮炎之类皮肤病患者以及过敏性疾病患者，发物忌口更显得重要。

发物之所以会导致旧病复发或加重病情，有学者归纳起来认为有三种可能性：一是上述这些动物性食品中含有某些激素，会促使人体内的某些功能亢进或代谢紊乱。如糖皮质类固醇超过生理剂量时可以诱发感染扩散、溃疡出血、癫痫发作等，引起旧病复发。二是某些食物所含的异体蛋白质成为过敏源，引起变态反应性疾病复发。如海鱼虾蟹往往引起皮肤过敏者荨麻疹、湿疹、神经性皮炎、脓疱疮、银屑病等顽固性皮肤病的发作，豆腐乳有时也会引起哮喘病复发。三是一些刺激性较强的食物，如酒类、葱、蒜等辛辣刺激性食物对炎性感染病灶极易引起炎症扩散、疗毒走黄，这就是中医所说热证实证忌吃辛辣刺激性发物的道理。

饮食宜忌的整体辨证观

祖国传统医学最显著的特点是整体观念和辨证论治，在饮食宜忌方面，也应体现这两大特点。所谓整体观念，有两层含义，第一层含义是指人是一个完整的有机体，其各个组织器官之间在结构上是紧密联系的，在功能活动上是密切协调的，在病理变化上是相互影响的，绝不可只看局部，不看整体。比如在生理上，

肝开窍于目，瞳仁属肾，肝肾同源，肾水能滋肝木。在功能上，肝藏血，肾藏精，目得血而能视。在病理上，肝肾不足，容易形成目暗雀盲。所以，虽然是夜盲雀目、视物昏花的眼睛局部病症，在饮食宜忌上则宜吃具有补益肝肾、养肝明目作用的猪肝、鸡肝、桑椹、枸杞子、首乌粉、黑芝麻等食物，而忌吃辛辣香燥、助火伤阴的刺激性食物。

第二层含义是指人与自然界同为一个整体，人体的内环境时时处处受到外界自然环境变化的影响，这又叫做天人相应观。具体地说，人受到春夏秋冬四季气候、东南西北地理变化，以及生存条件状况、饮食风俗习惯等因素的影响，这在饮食宜忌方面同样也要综合考虑，因时因地制宜。比如炎夏之季，适宜食用清凉、生津、止渴、除烦、解暑的食物，忌吃温热上火、辛辣肥腻、香燥损阴食物。到了寒冷的冬季，又宜多吃温补助阳食物，忌吃生冷大寒食物。北方天寒宜吃温补食物，南方多火宜吃清淡食物，这些就是饮食宜忌的整体观。

所谓辨证论治，是指既要了解食物的性味归经及功用，又要考虑到自己身体素质、性别、年龄、疾病属性而有针对性地选择饮食。因人因病，辨证择食，这就叫饮食宜忌的辨证观。举例来说，凡属阴虚体质者宜吃具有滋阴生津作用的清补食物，忌吃香燥温热的上火温补食物；而阳虚体质者宜吃温热补火的温补食物，忌吃大寒生冷的损阳食物。健康女性在月经期间切忌服食寒性凉性食物和各种冷饮，男性阳痿者宜吃些温补壮阳食物。最常见的感冒患者，若属风寒感冒，则适宜吃些辛温散寒的生姜、葱白、红糖、紫苏等食物，属风热感冒宜吃些绿豆、薄荷、菊花脑、荷叶、金银花等凉性食物。这本《饮食宜忌搭配——养生全说》最大的特点，就是充分体现了祖国医学的整体观念和辨证论治的思想，以中医的基本理论来指导饮食宜忌。

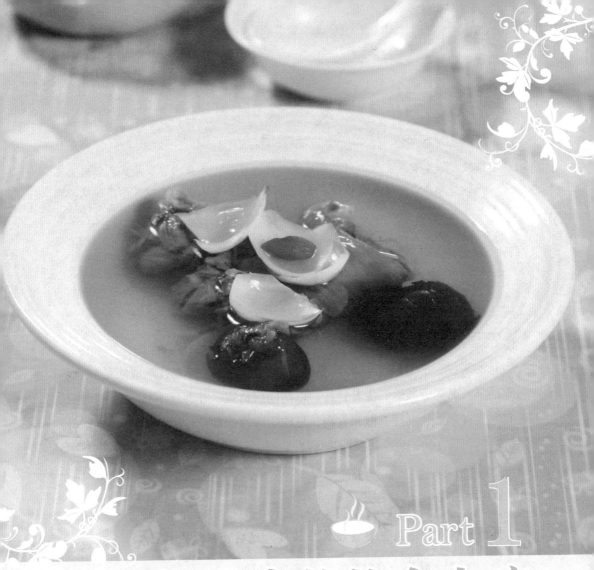

Part 1

一般病症的饮食自疗

感冒

根据发病季节或症状不同，中医通常将感冒分为风寒感冒和风热感冒两大类型。风寒感冒多表现为发热怕冷，头、全身痛，鼻塞流清涕，咳嗽，白黏痰，舌苔薄白；风热感冒多表现为发热不怕冷，头、咽喉痛，咳嗽，黄稠脓性痰，舌苔微黄。

宜忌原则

总的来说，感冒属于外邪侵犯，所以原则上感冒初起宜吃清淡稀软食物，忌吃油腻、黏滞、酸腥、滋补食物，以防闭门留寇，外邪反不易驱出。风寒感冒者宜吃具有辛温、发汗、散寒食物，忌吃生冷性凉食物；风热感冒者宜吃辛凉疏风、清热利咽食物，忌吃辛辣性热食物。

宜食食物

凡感冒者宜分清风寒感冒和风热感冒，分别宜食以下食物：

生姜 性温，味辛，有散寒发汗、解清祛风的作用。适宜风寒感冒者食用。可用生姜3片，红糖适量，开水冲泡，俗称生姜红糖茶，频频饮用，汗出即愈。

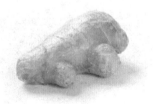

葱白 性温，味辛，具有调节体温功效，使汗腺正常排汗，并可减少和预防伤风感冒的发生。适宜风寒感冒者食用。感冒初起时，可用葱白连同葱头与豆豉煎水喝，也可用细葱2~3茎，与生姜1片煎水代茶饮用。身体虚弱或年老体弱者受凉感冒后，最适宜用葱白3~5茎，同大米煮成稀薄粥，频频食用。

紫苏	性温，味辛，有发汗、散寒、退热的作用。风寒感冒者宜食。若气虚者风寒感冒时，宜用紫苏叶同大米煮成稀粥食用。由于紫苏所含的特有香气是紫苏乙醛，即紫苏精油，易于挥发，所以煮紫苏粥时，宜在稀粥临熟时加入紫苏叶10克，稍沸即可，不宜久煮。
金银花	有清热的作用。中医常用以治疗风热感冒。夏季风热感冒、发热咽痛者，宜用金银花泡茶频饮。
荷叶	适宜夏天风热感冒者食用，它有清暑的作用。所以炎夏酷暑之季，用荷叶煎水代茶，频频饮用，对预防和治疗风热感冒最为适宜。
薄荷	性凉，味辛，有疏风、散热、利咽喉的作用。适宜风热感冒、头痛目赤、咽喉肿痛者泡茶饮用。
白菊花	适宜风热感冒者食用。白菊花5克，开水冲泡代茶饮用，尤其适宜夏天炎热时饮用。它有疏风、清热、明目、解毒、祛暑的功效。
豆豉	性平，能解散表邪。豆豉与葱白可同用，或煎汤饮，或煮粥食。无论是风寒感冒者或风热感冒者均宜，有发汗、退热的效果。
香菜	性温，味辛。风寒感冒者宜食。可用香菜、饴糖各30克，加米汤半碗，蒸熟食用。

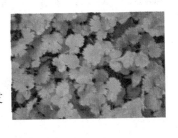

菊花脑	性凉，味甘，有清热、凉血、祛暑、降火、清利头目的作用。最适宜夏季风热感冒、发热口干、咽痛口苦、头痛目赤者熬汤食用。
橄榄	有清肺、利咽喉、化痰的作用。对风热感冒合并咽喉肿痛者尤为适宜。可用鲜橄榄3～5个，劈开，鲜萝卜半个至1个切开，煮水代茶饮用，对风火喉痛、喉间红肿者颇有食疗效果。
红薯	能生津止渴，可生啖或煮食。适宜风热感冒、发热口干、头痛烦渴者食用。
荸荠	适宜风热感冒、咳嗽痰黄、咽喉肿痛、口干作渴者食用。它有清热、化痰、止渴的效果，或生食，或煮食，或榨汁饮用均可。若与海蜇皮一同煎水喝，其化痰止咳作用更好。

梨	性凉，味甘，能生津、清热、化痰。适宜风热感冒、发热、口干作渴、咳嗽痰黄者食用。风热感冒咳嗽者用生梨1个，洗净连皮切碎，加冰糖炖水食用。

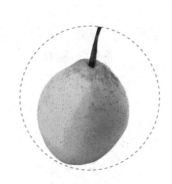

萝卜 有清热解毒、止咳化痰的作用，对风热感冒引起的咳嗽痰多者尤为适宜。可将萝卜洗净，不去皮，切成薄片，放于碗中，上面放饴糖2～3匙，搁置一夜，即有溶成的萝卜糖水，频频饮用，有良好的止咳化痰功效。

辣椒 大辛大热，辛能发散，热能祛寒，故有散寒发汗之功。对风寒感冒、恶寒无汗者尤宜。

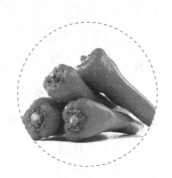

绿豆 有清热消暑的作用。炎夏风热感冒者食之最宜。可用绿豆汤治暑天风热感冒。

西瓜 性寒，味甘，有清热解暑的功用。夏天风热感冒者宜食。

甘蔗 性寒，味甘，能清热、生津。风热感冒者发热、口干、咳嗽时宜食。

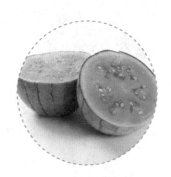

罗汉果 性寒，味甘，能解热、清肺、止咳。风热感冒、发热咳嗽者宜食。

大蒜 性温，味辛，有防治感冒的作用，无论是风寒感冒或风热感冒者皆宜。

扁豆 性平，味甘，有清暑化湿的作用。夏季暑湿感冒者食之最宜。中医认为，暑多挟湿，尤其是到了长夏梅雨季节，最易引起暑湿感冒、发热身重、困倦乏力、呕吐腹泻等，宜

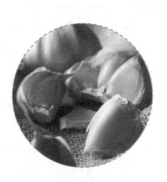

用扁豆煮食，或用扁豆花亦可。

芦根 性寒，味甘，有清热、生津、止渴、化痰的作用。夏天风热感冒者食之最宜。

冬瓜 性凉，味甘、淡，能清热祛暑。夏季风热感冒、发热口干者，食之颇宜。

丝瓜 性凉，味甘，能清热、化痰。凡热病引起的身热烦渴、痰喘咳嗽者皆宜。夏天风热感冒、发热口干咳痰者食之，尤为适宜。

根据中医"寒者热之，热者寒之，虚者补之，实者泻之"的治疗原则，凡风寒感冒者宜食温热性或平性的食物，如醋、胡椒、花椒、肉桂、大米粥、砂仁、金橘、柠檬、佛手柑、洋葱、南瓜、青菜、赤小豆、黄芽菜、豆、杏子、桃子、樱桃、山楂等；风热感冒者宜食寒凉性食物，如苹果、枇杷、柑、橙子、猕猴桃、草莓、无花果、旱芹、水芹、蕹菜、苋菜、菠菜、金针菜、莴苣、枸杞头、豆腐、面筋、瓠子、红薯、黄瓜、马兰头、菜瓜、绿豆芽、柿子、香蕉、苦瓜、西红柿等。

忌食食物

风寒感冒者忌食以下食物：

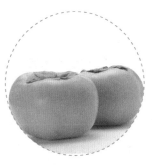

柿子 性寒，味甘、涩。风寒感冒者宜食辛温散寒食物，切忌寒凉之物。柿子大凉性涩，食之寒邪不易外去，故当忌食。

蚌肉 性大凉。外感风寒者忌食。

蚬肉 性寒，味甘、咸。风寒感冒者寒邪未解，忌食。

螃蟹 大凉食物。风寒感冒者忌食，并非缘于蟹为发物，而是因为其性寒，风寒外感未愈时，食之寒邪难解，故当忌食。

鸭肉 性凉，味甘、咸。也有医家认为鸭肉性寒，故外感风寒感冒者忌食。

鸡肉	鸡肉为补益之品，可大补气血。无论风寒感冒还是风热感冒者，皆应当忌食。
猪肉	性平，味甘、咸。虽为补益之品，但风寒感冒外邪未解时，不宜食用。
柑	性凉，味甘、酸。风寒感冒外邪未解者宜食辛温散寒之物。柑酸凉，不利寒邪外解，故应忌食。
乌梅	性温，味酸。酸能收敛，邪不易出。故凡感冒者，不论风寒还是风热，外邪不除，皆当忌食。
芡实	性平，味甘、涩。无论风寒感冒还是风热感冒初起，只宜食辛散之物，忌食酸涩敛邪之品，故当忌食。
百合	性平，味甘、微苦，有润肺止咳的作用。但风寒感冒者外邪未解，咳嗽痰多者忌食。
银耳	性平，味甘、淡，能润肺、滋阴。但风寒感冒、咳嗽多痰者忌食。

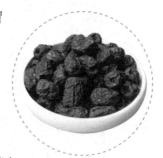

此外，风寒感冒者还应忌食葡萄、生萝卜、螺蛳、田螺、蛤蜊、柿饼、生藕、生红薯、生菜瓜、生冷荸荠、生黄瓜、菊花脑、金银花、金樱子、香蕉、西瓜、绿豆芽、蕺菜、莼菜、芹菜、马兰头、枸杞头等食物。

风热感冒者忌食以下食物：

桂圆	性温，味甘，有温补气血的作用。故风热感冒者忌食。
红枣	性温，味甘，能补气养血，但易助痰湿、敛外邪，故风热感冒者忌食。
荔枝	性温，味甘、酸。风热感冒发热者忌食。
狗肉	性温，为温补助阳食物。风热感冒发热、咳嗽痰多者，应当忌食。

羊肉	为温补性食物。风热感冒者忌食。
胡椒	性热，味辛。《饮食须知》亦云："胡椒性大热，有实火及热病人食之，动火伤气，阴受其害。"故凡热病，包括风热感冒发热者，食之益增其疾，切忌食用。
花椒	性温，味辛。适宜风寒感冒者，但风热感冒者忌食。因为风热感冒发热咳嗽者食之，无异于火上加油，助其风热火邪，使病情加剧。
砂仁	为辛热调味食物，能开胃行气。外感风热、邪热犯肺、发热咳嗽者，亦当忌食。
丁香	为常用药食兼用之品，性温，味辛，有温中行气的作用。风热感冒者不属虚寒，而为热证，应当忌食。
鸡蛋	性平，味甘，乃补虚之物。凡感冒期间皆不宜补。
海参	性温，味咸，能滋阴、益精、养血。但感冒期间外邪未解，皆不宜补。所以，无论风寒感冒还是风热感冒期间，皆当忌食。

此外，风热感冒者还应忌食生姜、肉桂、辣椒、荜茇、食茱萸、荜澄茄、大茴香、小茴香、鹅肉、羊肉、牛肉、阿胶、人参、黄芪、胎盘等食物。

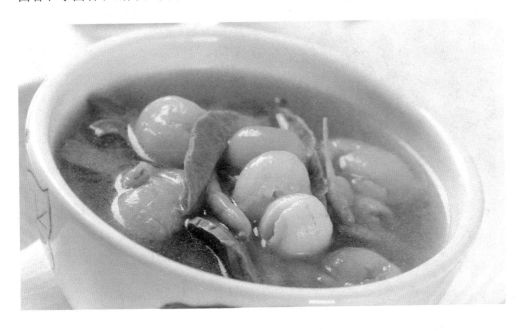

饮食调养妙方

荆芥粥

材料 荆芥5～10克，薄荷3～5克，淡豆豉5～10克，粳米50～100克。

做法

1 先将荆芥、薄荷、淡豆豉煮沸5分钟（不宜久煮），取汁去渣。
2 另将粳米洗净煮粥，待粥将熟时，加入药汁，同煮为粥。

食疗服法

　　每日2次，温热食用，2～3日为一疗程。

专家提示

　　本方适用于伤风感冒、发热恶寒、头痛、咽痛等感冒初期症状。对于外感表征，无论风寒、风热或寒热不明显者，均可广泛使用。

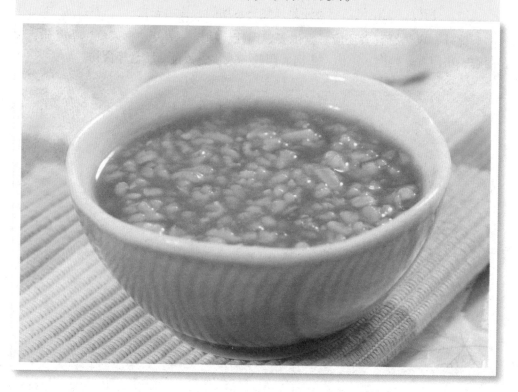

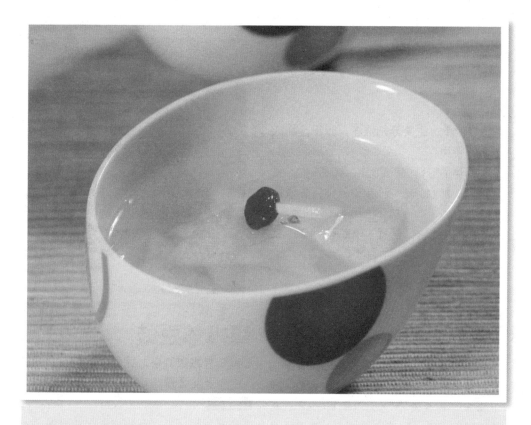

生姜秋梨汤

材料 生姜5片，秋梨1个，红糖适量。

做法

1 分别把生姜、秋梨洗净，切成薄片，放入锅内，加水2碗。
2 先用大火煮沸，再改文火煮15分钟，加入红糖即可。

食疗服法

趁热喝汤，吃梨。每日1剂，1～2次喝完，连服3日。

专家提示

此汤能发汗驱寒、止咳化痰。可辅治小儿受凉感冒、咳嗽、鼻塞不通。生姜用于解表，主要为发散风寒，多用治感冒轻症，煎汤，加红糖趁热食用，往往能得汗而解，也可用来预防感冒。

萝卜姜枣汤

材料 白萝卜1个，生姜1块，红枣3枚，蜂蜜30克。

做法

1 将白萝卜、生姜分别洗净，晾干，切成薄片待用。

2 取白萝卜5片，生姜3片，红枣3枚，置锅内，加水1碗，煮沸20分钟，去渣留汤。

3 最后加入蜂蜜，再煮一沸即可。

食疗服法

趁热代茶频饮。

专家提示

此汤能辛温解表，止咳化痰。可辅治小儿风寒感冒、咳嗽、鼻流清涕。在我国民间萝卜有"小人参"之美称，也有"萝卜上市、医生没事"，"萝卜进城，医生关门"，"冬吃萝卜夏吃姜，不要医生开药方"，"萝卜一味，气煞太医"之说，还有一个俗语表现了萝卜的益处："吃着萝卜喝着茶，气得大夫满街爬。"

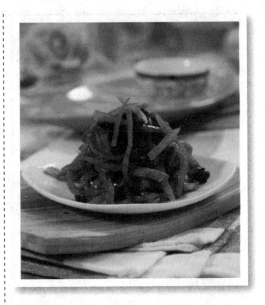

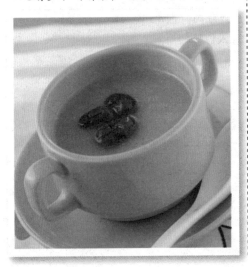

青椒炒豆豉

材料 青椒250克，豆豉250克，食用油及盐适量。

做法

1 先将青椒切丝，在热锅中加油略煸。

2 然后再用少许油炒豆豉，再加入煸好的青椒同炒，拌匀，加盐少许出锅。

食疗服法

日常食用。

专家提示

青椒辛、温，温中健胃，散寒发汗；豆豉辛、甘，解表，宣散外邪。两者炒食，既可发散风寒，又美味可口，可作风寒感冒患者的佐食之品。除感冒的共同症状外，还有腹胀纳差、倦怠乏力、反复感冒、汗出怕风、舌质淡、脉细弱无力者也可以食用。食疗应以益气解表、扶正补虚为主，不能过分发汗。

金橘防寒粥

材料 金橘5个，粳米100克，冰糖20克，水。

做法

1 米洗净后泡水1小时，金橘切片。
2 锅内加入米和水，用大火煮开后改小火。
3 入金橘慢慢煮至粥稠。起锅前加入冰糖调味即可。

食疗服法

日常食用。

专家提示

金橘可有效治疗感冒。金橘又名金枣，有镇咳祛痰、助消化、止咳润喉、解酒除臭的功效，尤其以皮的效果最好。金桔能增强机体抗寒能力，可以防治感冒、降低血脂。金橘亦含维生素P，是维护血管健康的重要营养素，能强化微血管弹性，可作为高血压、血管硬化、心脏疾病之辅助调养食物。

糯米姜葱粥

材料 糯米50克，生姜5克，葱白5根，红糖15克。

做法

1 糯米和生姜加水煮开1分钟后加葱白，煮成粥，粥熟再加红汤和匀稍煮即成。
2 趁热喝粥，盖被入睡，以微微出汗为佳。

食疗服法

日常食用。

专家提示

生姜性温，味辛，具有散寒发汗、解表祛风作用，适宜风寒感冒者食用。葱白性温，具有调节体温，促进汗液分泌的作用，并可减少和预防伤风感冒的发生。适宜风寒型伤风感冒者食用。红糖有清热解毒、温中散寒作用。糯米健脾补胃，易于消化，对感冒者有很好的补益作用。

黄豆香菜汤

材料 黄豆60克，鲜香菜15克，葱白4根，白萝卜60克，盐3克。

做法

1 将黄豆洗净，以清水浸泡半天，白萝卜洗净，去皮，切片，香菜、葱白洗净。
2 将黄豆、萝卜同放入锅内，加清水适量，武火煮沸后，改文火煮50分钟，再下香菜、葱白略煮，加盐调味即可。

食疗服法

趁热代茶频饮。

专家提示

发散风寒、下气化痰。用于风寒感冒、流行性感冒、急慢性鼻炎等病症的辅助治疗。《本草纲目》称，"香菜性味辛温香窜，内通心脾，外达四肢"。它有芳香健胃、祛风解毒之功，能解表治感冒，具有利大肠、利尿等功能，能促进血液循环。

发热

正常人的体温一般保持在36.2～37.2℃。如果体温超过37.3℃，即可称为发热；体温在37.4～38.4℃，通常称为低热；若低热持续2周以上，则可称为长期低热；体温在39℃左右，可称为高热；超过40℃以上，称为过高热；高热持续2周以上，即称为长期高热。

宜忌原则

凡发热患者，饮食宜选择清淡而易于消化的流汁或半流汁，以补充人体消耗的水分，如汤汁、饮料、稀粥之类；宜吃具有清热、生津、养阴作用的食物；宜吃富含维生素及纤维素的蔬菜、瓜果。发热患者忌吃黏糯滋腻、难以消化的食物，忌吃高脂肪及油煎、熏烤、炒炸的食物。

宜食食物

感染性和器质性发热者宜食以下食物：

梨　　能清热、生津、止渴。适宜各种原因发热者或热病后津伤烦渴者食用。

橘子　橘子含有丰富的糖类和多种维生素，特别是维生素的含量较高，这对发热患者有益。

李子　能清肝除热、生津止渴。对阴虚发热者尤宜。

柑　　性凉，味甘、酸，有生津止渴的作用。

椰子浆　适宜发热患者口渴时饮用，对夏季风热感冒发热者尤为适宜。

甘蔗　性寒，味甘，能清热生津。凡发热津伤、口干烦渴者皆宜。

西瓜 性寒，味甘，能清热解暑、生津止渴。适宜急性热病发热、口渴、汗多者食用。

荸荠 性寒，味甘，能清热化痰。凡发热口干者宜食。

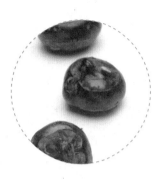

香蕉 性寒，味甘，能清热解毒。香蕉含较多的维生素，成熟香蕉肉有抑制真菌和细菌的作用。所以，无论是感染性或非感染性发热者均宜食。

西红柿 性微寒，维生素的含量较高。一般蔬菜中的维生素加热烹调时易破坏损失，而西红柿中的维生素经烹调煮熟不易破坏。所以，发热烦渴者，无论生食或烧汤均宜，或用鲜西红柿汁、西瓜汁各半杯，混合饮用，尤为适宜。

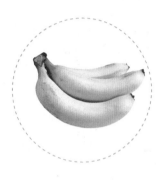

菊花脑 性凉，有清热、凉血、解毒的作用。适宜感染性发热者煎汤喝。

蕺菜 性寒，味辛，能清热解毒。据现代药理实验报道，它是一种广谱抗菌和抗病毒食物。鲜菜洗净后炒作菜吃，适宜各种感染性发热者食用。

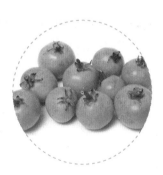

红薯 性凉，味甘，能清热、生津、解渴。无论生吃或煎水服，均适宜高热津伤、感冒发热，或伤暑烦热口干者食用。

菜瓜 性寒，味甘，能解热毒、利小便、除烦渴、祛暑热。无论感冒发热或中暑发热，均宜用新鲜菜瓜捣绞汁，多量饮用，也可洗净后凉拌或生吃。

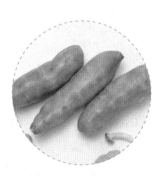

芦根　性寒，味甘，能清热生津。对高热或过高热，芦根尤为适宜。可用鲜芦根100～200克，煎水或捣汁饮用。

萝卜　性凉，味辛、甘，生萝卜有化痰热、止烦渴的作用。鲜萝卜除含多量水分外，还含有大量的糖类和多种维生素。无论是感冒高热，或是感染性发热，或是猩红热，多吃萝卜颇有裨益。

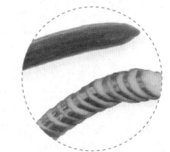

绿豆　能清热、解毒、消暑。凡感染性发热者及暑天风热感冒或夏季热者，均宜频饮绿豆汤。感染性高热及过高热患者，尤为适宜。

冬瓜　性凉，味甘、淡，能清热毒、消暑热、除烦渴。所以，冬瓜适宜发热或暑热天高热不退者，煎汤频饮或捣汁饮用。

黄瓜　性凉，味甘，能清热解毒。凡发热口干者，或凉拌吃，或洗净后生吃，皆宜。

荷叶　能解暑热。尤其是夏季风热感冒或炎夏中暑发热或小儿夏季热者，可用荷叶煎水频饮。

金银花　性寒，味甘，能清热泻火。现代药理研究证实，金银花有广谱抗菌作用。凡属感染性发热，包括肺炎、腮腺炎、流脑、乙脑、阑尾炎、外伤感染、疮疖肿毒、败血症等高热不退的患者，均宜用金银花煎水频饮。

鲜生地黄　性寒，味甘、苦，能清热、凉血、生津。凡发热患者，尤其是热在血分时，或发热病后，最宜用鲜生地黄捣汁或煎汤饮用，也可用鲜生地黄煮稀粥食用。

　　此外，发热患者在发热期间或热病后期，还宜食用大米粥、苹果、柿子、枇杷、草莓、旱芹、水芹、茄子、蕹菜、苋菜、茭白、苤蓝、菠菜、莴苣、枸杞头、豆浆、瓠子、竹笋、马兰头、丝瓜、绿豆芽、藕粉、青菜、白菜、白扁豆、赤小豆、木耳、茼蒿等。

以上宜食之物，多为感染性和器质性发热者食用。对于一些非感染性和非器质性的神经性发热，或是功能性发热，以及不明原因的发热，大多发热时间较长，或是长期低热，或是长期高热。这类发热通常属于中医内伤发热范畴。中医又将这类发热细分为气虚发热、血虚发热、阴虚发热，其饮食宜忌又有所区别。

气虚发热者宜食以下食物：

这类患者是由于过度劳累，饮食失调，或久病体弱，形成脾胃气虚、中气不足、阴火内生而发热。表现为体温升高，热势或高或低，发热于午前较为明显。常于劳累后加重，并明显感到周身乏力疲倦，气短懒言，面色萎黄，容易感冒，饮食不香，或有腹胀，舌体淡胖，脉息细弱。气虚发热者宜食以下甘温益气食物：

牛肉　　有力的补气食物，对气虚发热者尤宜。脾胃
　　　　气虚、阴火内生而发热者宜常食。

兔肉　　具有补气的作用。脾胃气虚、中气不足的虚
　　　　热者，食之颇宜。

鳝鱼　　甘温补气食物，凡气虚发热者宜常食。

南瓜　　甘温益气食物，凡因脾胃气虚、中气不足、
　　　　阴火内生的长期发热之人，宜常食之。

牛肚　　甘温食品，有补虚羸、益脾胃的作用。所以，脾胃虚弱、中气不足的气
　　　　虚发热者宜常食之。

红枣　　味甘性温，功在补中益气，凡脾胃气虚之症皆宜食之，气虚发热者尤宜。

糯米　　甘温益气食品，功在补中益气。凡气虚发热之人，宜用糯米煮粥食用，
　　　　或加红枣亦佳。

西谷米　性温，味甘，属补中益气食物。气虚发热者多属久病虚乏之症，食之
　　　　尤宜。

紫河车　性温，味甘为血肉有情之品，能大补元气，善治劳热骨蒸。凡气虚发
　　　　热、气短乏力、面色萎黄、脉息细弱者，多属劳热之病，食之最宜。

人参　　甘温之品，大补元气。气虚发热者宜常食。气虚发热是虚热之症，属阴火之病，故食人参有益。

党参　　甘温益气，功同人参。只是力量不及人参，故气虚发热者亦宜常食。

　　此外，气虚发热者还宜吃些鸡肉、甘薯、山药、太子参、海参、鲍鱼、熟藕、红糖、白术等有补气作用的食物。

血虚发热者宜食以下食物：

　　这类患者多半是由于出血、产后、术后失血过多，或久病心肝血虚，脾气虚弱不能生血，以致阴血不足，无以敛阳所致。表现为低热不退，头晕眼花，面色不华，或贫血貌，心慌不宁，失眠不寐，唇白无力等。血虚发热者宜食以下补气养血食物：

马奶　　性凉，味甘，能补血清热。凡血虚发热者如有条件，饮用马奶，颇为适宜。

猪肝　　具有补肝养血的作用。凡血虚萎黄、身热不退者，食之最宜。其他动物的肝也多有补血养血的作用，同样适宜血虚发热者食用。

黑芝麻　性平，味甘，有补肝肾的作用。凡属中医血虚发热者，食之尤宜。

阿胶　　有良好的补血功用。它虽为妇科良药，但对因血虚所致的病症，包括血虚发热都有显著效果。实验证明，阿胶对促进血液的产生，影响血中钙的新陈代谢等有很大的作用。凡因血虚而低热不退者食之颇宜，对阴虚发热者亦宜。

乌贼鱼　有养血滋阴之功。血虚发热和阴虚发热者，食之最宜。

熟藕　　有益血健脾的作用。血虚发热多为内热、虚热、低热，食之颇宜。

龙眼肉　有益心脾、补气血、安神之功。凡因血虚发热、低热不退，又兼面色不华、心慌失眠者，食之尤宜。

白芍	有养血敛阴的作用。凡血虚发热或阴虚发热者，食之颇宜。血虚发热是一种虚劳之热，白芍补血，故能敛血虚之发热。
当归	中医最常用的补血药。凡血虚病症皆宜食，血虚发热者亦宜食用。

此外，血虚发热患者还宜吃些菠菜、燕窝、红枣、鱼、乌鱼、紫河车、熟地黄、何首乌、灵芝、桑椹等。

阴虚发热者宜食以下食物：

这类患者是由于素体阴虚，或久病耗损，失治误治，以致阴精亏虚、阴衰阳盛、水不胜火。表现为骨蒸潮热，午后或夜间加重，五心烦热，心跳心慌，盗汗，口咽作干，两颧发红，或腰酸遗精等。多见于现代医学的更年期综合征，或自主神经功能紊乱，或结核病低热者，宜常食用以下养阴清热食物：

乌骨鸡	有显著的养阴退热作用。虚劳骨蒸低热者，食之尤宜。
牡蛎肉	有滋阴养血之功。阴虚者烦热失眠、心神不安，食之最为有益。以新鲜者煎汤饮用尤佳。

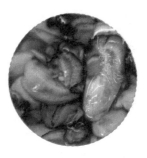

鳖肉	性平，味甘，有滋阴凉血之功。凡阴虚发热者宜常食，有可靠的滋阴除热之效。
蛙肉	高蛋白质、低脂肪食物，性凉，味甘，有补虚滋阴之功。
龟肉	性平，味甘、咸，能益阴补血。凡阴虚发热、劳热骨蒸者宜食。

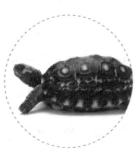

蚌肉	性寒，味甘、咸，有养阴退热的作用。
淡菜	补肝肾，益精血。肾虚有热，皆指阴虚发热而言，且多为低热潮热之症，宜多食、常食。
鸭肉	性平，味甘、咸，有良好的滋阴退热作用。故凡阴虚发热者，最宜食用，是一种极为理想的养阴退热、药食两用之品。

枸杞子　为滋肾养阴的药食两用之品。凡阴虚发热者，食之最宜。

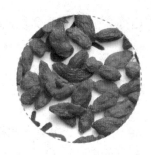

黄精　性平，味甘，有补肾润肺、益气滋阴的作用。阴虚发热者，尤其是肺结核低热潮热者，食之最宜。

桑椹　性寒，味甘，能补肝肾、滋阴液，具有养阴清热之功。阴虚发热者食之最宜。

地黄　有滋阴养血的作用。中医常用以治疗阴虚发热。除阴虚发热者适宜外，血虚发热者也宜食，因地黄也有养血之功。

此外，阴虚发热者还宜食用燕窝、银耳、何首乌、哈蟆油、醍醐、牛奶、海参、蚬肉、江瑶柱、青鱼、鲈鱼、黄花鱼、黑芝麻、白芍、蛤蜊等。

😖 忌食食物

外感发热或感染性发热者忌食以下食物：

糯米　性温，味甘，滋腻黏糯。若作糕饼，更难消化。故外感未清、火毒未消者，食之则外邪难解，火毒益甚，切勿食用。

牛肉　甘温益气之品，其补气作用犹如中药黄芪。感染性发热者宜清而忌补，故外感发热之时忌食。

狗肉　为温补食物。凡属外感发热和感染性发热者，切勿食用。

羊髓　能益阴补髓，润肺泽肌。但感冒发热或感染性发热时忌食。

鸡肉　感冒发热和感染性发热者，忌吃鸡肉。鸡肉性微温，食之更有助热生火功，加重发热者病势或引起高热动风，故凡发热者应忌食。

鸡蛋　当感冒或感染性高热时，因消化液分泌减少，各种消化酶的活力下降，应忌吃含高蛋白质、高胆固醇的鸡蛋，否则会引起食欲下降、消化不良，不利于热病的康复。

鳗鲡　性平，味甘，有补虚赢的作用，同时它又是一种高蛋白质、高脂肪食物。

凡感冒发热或感染性发热期间，不宜过食滋补食物，以防病邪不去。

鲫鱼 性平，味甘，能益气补脾。凡感冒发热或感染性发热期间则忌食。

杨梅 性温，味甘、酸。根据前人经验，发热者应忌食。

内伤发热者忌食以下食物：

炒米 性热，伤阴助火。阴虚发热者不宜食用，食之更伤阴耗液，加重病情。

狗肉 能温阳益气。所以，阴虚发热者概不宜食。

薤白 性温，味辛、苦，根据古代医家经验，发热者不宜吃，尤其是阴虚发热者切忌食用。

胡椒 历代医家均认为胡椒为辛辣刺激性食物。对发热性疾病患者来说，无论外感发热或内伤发热，感染性发热或非感染性发热，皆应忌食，以免加重病情。

肉桂 大辛大热，纯阳之物，为民间常用调味佐料。凡属中医的热证、阳证、实证，皆不宜吃。误食、多食，有助热上火、动血耗阴之弊。

丁香 五香粉调味品之一，性温，味辛，有助热动火伤阴之弊。因此，无论是感染性发热，还是非感染性的阴虚发热者，皆不宜多食。

薄荷 性凉，味甘、辛。外感风热之邪的发热者，食之为宜；但对阴虚发热者来说，则应忌食。实际上，无论是阴虚发热、气虚发热还是血虚发热，皆不可食。

此外，根据辨症，凡属气虚发热者，还应忌吃柿子、香蕉、槟榔、山楂、金橘饼、橘皮、榧子、荸荠、萝卜、茭白、竹笋、苦瓜、苤蓝、茴香等性寒、辛辣食物和破气耗气的食物；凡属血虚发热者也应忌吃辣椒、胡椒、花椒、丁香、茴香、葱蒜、生萝卜、芥菜、薄荷、菊花等生冷、辛辣食物；凡阴虚发热者还应忌吃辣椒、胡椒、茴香、白酒、肉桂、葱姜、炒米花、爆玉米花、锅焦、荔枝、桂圆、橘子、樱桃、洋葱、香椿头、砂仁、豆蔻、食茱萸、荜茇、狗肉、羊肉等辛辣温燥、耗伤阴液的食物。

饮食调养妙方

二冬烧里脊

材料 天冬20克，麦冬20克，猪里脊肉300克，红皮萝卜50克，淀粉35克，生姜、葱、盐、素油各适量。

做法

1. 将天冬、麦冬浸泡1夜，天冬切薄片，麦冬拍破，去心；红皮萝卜洗净，切长条块；生姜切片；葱切段。

2. 猪里脊肉洗净，切粗条块，用淀粉挂浆。

3. 将炒锅置武火上烧热，下入素油，把猪里脊肉炸酥，然后倒出素油，锅留油35毫升，武火烧热，下生姜、葱爆香，下猪里脊肉、天冬、麦冬、红皮萝卜、盐，加水少许，烧熟即成。

食疗服法

日常食用。

绿豆冬瓜汤

材料 冬瓜1000克，绿豆300克，鲜汤500毫升，生姜10克，盐3克，葱30克。

做法

1. 将铝锅洗净置旺火上，倒入鲜汤烧沸，撇去泡沫；生姜拍破，放锅内；葱去根洗净，挽结入锅；绿豆淘洗干净，去掉浮于水面的豆皮，放入汤锅内炖烂。

2. 将冬瓜去皮、瓤、洗净，切块投入锅内，烧至冬瓜块软而不烂，加入盐即可食用。

食疗服法

喝汤，食冬瓜、绿豆。

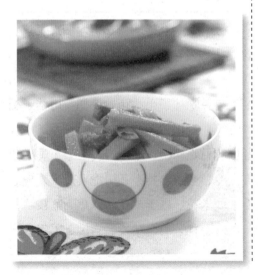

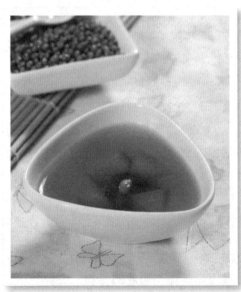

竹叶粥

（材料） 竹叶鲜者30～45克，干的15～30克，或淡竹叶30～60克，生石膏45～60克，粳米50～100克，砂糖少许。

做法

1 先将竹叶或淡竹叶洗净，同石膏加水煎汁。
2 去渣，再放进粳米煮成稀粥。

（食疗服法）

在发热期间，竹叶粥宜煮稀薄，不要稠厚，每天分2～3次服食，病愈后即止。

（专家提示）

清心火、除烦热、利小便。用于温热病口渴多饮、心烦、目赤、口舌生疮糜烂、小便黄赤短少或淋痛，以及小儿高热惊风。此外，其还可作为夏季预防或治疗中暑之用。

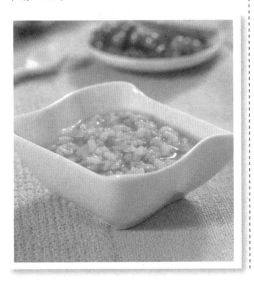

绿豆红豆粥

（材料） 绿豆、红豆各适量，粳米100克。

做法

1 先将绿豆、红豆洗净，以温水浸泡2小时。
2 然后与粳米同入砂锅内，加水1000毫升，煮至豆烂米开汤稠。

（食疗服法）

每日2～3次顿服，夏季可当冷饮频食之。

（专家提示）

清热解毒、解暑止渴、消肿、降脂，可预防动脉硬化；适用于冠心病、中暑、暑热烦渴、疮毒疖肿、食物中毒等。高温出汗可使机体因丢失大量的矿物质和维生素从而导致内环境紊乱，绿豆含有丰富的无机盐、维生素，在高温环境中以绿豆汤为饮料，可以及时补充丢失的营养物质，以达到清热解暑的治疗效果。

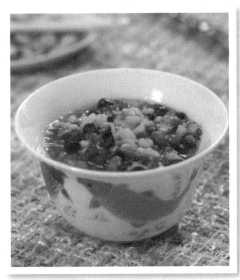

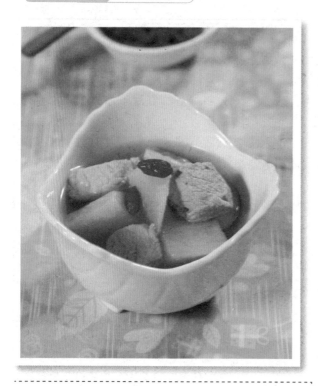

生地黄猪肤冻

(材料) 生地黄80克，猪皮300克，盐3克，粳米粉
60克，生姜汁、酱油、味精各适量。

做法

1 将猪皮去毛，洗净，放入砂锅中，文火煎煮至猪
皮熟烂。

2 加入生地黄粳米粉、生姜汁、酱油，再煮沸后加
味精，待凉后即可切块食用。

食疗服法

日常食用。

专家提示

凉血止血。用于热病后期低热不退，或热入营
血、高热心烦、发斑吐血、咽喉肿痛。西医用于感
染性疾病热退后、咽喉炎、鼻腔出血、过敏性紫
癜、肺结核咯血等病症的辅助治疗。

参芪牛肉煲

(材料) 牛肉500克，党参15
克，黄芪15克，红枣20
克，香菇25克，冬笋25
克，葱姜、枸杞子各适
量。

做法

1 将牛肉洗净，入开水中煮3
分钟捞起，切成小块，生姜
切片，冬笋切块。

2 黄芪、党参洗净后切片，放
入纱布袋中。

3 汤锅中加水约1500毫升，放
入牛肉，煮沸后加进药袋
葱、姜、红枣、冬笋块，继
续煮30分钟后，改用小火炖
2小时，至牛肉熟透，放入
枸杞子，调味后即可食用。

食疗服法

日常食用。

专家提示

牛肉性温味甘，有补脾
胃、益气血、强健筋骨、利水
消肿作用，是补益食疗佳品。
党参性平味甘，有补中益气、
养血生津、增强免疫力的作
用，对于消化功能障碍所引起
的贫血更为有效。黄芪性微温
味甘，能补气升阳、固表止
汗、利水消肿，增强免疫力。
红枣是活维生素丸。此方具有
增强体质、提高免疫力、预防
发热的作用。

生地黄粥

材料 生地黄汁约50克或干地黄60克，粳米100克，生姜2片。

■做法

1 将新鲜生地黄洗净后切段，每次榨取生地黄汁约50克，或用干地黄60克煎取药汁。

2 将粳米加水煮粥，煮沸后再加入已制好的地黄汁和生姜，煮成稀粥即可食用。

食疗服法

每日2次，连食6日，病后即停。

专家提示 📖

清热生津，凉血止血。适用于热病后期、阴液耗伤、低热不退、劳热骨蒸，或高热心烦、口干作渴、口鼻出血。此粥对于高热性疾病如流脑、乙脑、败血症或中暑等病中后期出现的热病津伤、阴虚内热等症具有一定疗效。此粥属清热性药粥，不宜长期食用，即可多用而不可频用，可暂用而不可久用。煮制时加些生姜，是为了保护胃气。另外，食用生地黄粥时要忌三白，即忌吃葱白、韭白、薤白。

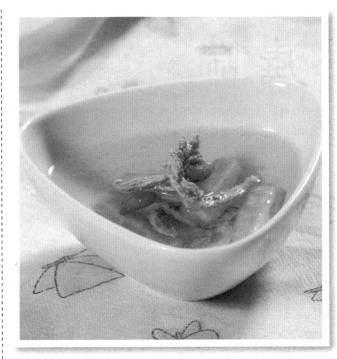

肉丝苦瓜汤

材料 鲜苦瓜200克，猪瘦肉200克，料酒15克，盐4克，葱末10克，猪油50克，肉汤750毫升。

■做法

1 将鲜苦瓜剖开，去尽肉瓤，用盐少许稍腌，放沸水锅中汆一下，捞起沥尽苦水，洗净，切条待用。

2 猪肉洗净，下沸水锅烫一下，捞出沥尽水，切丝。

3 锅置火上，烧热下猪油，放入葱末煸香，再加肉丝煸炒至水干，烹入料酒，加入盐、肉汤，烧煮至肉熟，加入苦瓜条，煮熟，盛汤盆即成。

食疗服法

佐餐食用。

专家提示 📖

此汤能清热解毒、祛暑明目。对热病烦渴、中暑目赤等症有食疗作用。苦瓜具有清热消暑、养血益气、补肾健脾、滋肝明目的功效。

虚喘

喘证是以气短、气急，甚至张口抬肩为特征。中医有虚喘、实喘之分。实喘多为肺部感染，如急性支气管炎、大叶性肺炎、肺脓肿、渗性胸膜炎、肺结核、支气管哮喘或肺癌等；虚喘多为慢性病的后期，尤其多见于重度贫血、慢性肺气肿、肺心病、肺不张、风湿性心脏病、心功能不全等患者。

宜忌原则

传统医学认为，虚喘之本在于肺与肾，多为久病肺弱，气失所主；或肾不纳气，精气内伤。所以，虚喘者的饮食，应以培补肺肾、益气定喘、补肾纳气为原则，宜常吃具有补肺气、固肾气、益精气作用的食物，忌吃辛散耗气食物以及性寒大凉食物。古人云：实喘易治，虚喘难疗。由于虚喘均为病程日久，迁延不愈，正气衰退，真元耗伤。所以，欲其完全康复，自当耐心调养，尤其贵在坚持。

宜食食物

虚喘者宜食以下食物：

海马 温通任脉。可用海马焙黄研末，每食10克，红糖汤送食；也可用海马10克，当归10克，水煎分次食用。

蛤蚧 有补肺、益肾、定喘的作用。虚喘不止者宜长期食用。可用蛤蚧1对，焙干研末，早晚各服5克。

燕窝 高级补品，有养阴益气的作用。因此，凡虚喘之证，无论是肺气肿，还是肺结核者，均宜食用，或煮粥，或炖汤，或加冰糖蒸食皆可。

胡桃 能补肾固精、温肺定喘。凡虚喘者皆宜长久食用。可用胡桃仁1~2个，生姜1~2片，一并细细嚼吃，每日早晚各1次。对肺肾两虚、虚喘久咳，包括老年慢性支气管炎、咳喘、肺气肿者尤其适宜。也可每天早晚单吃1~2个胡桃，持之以恒，颇有益处。

紫河车 具有大补气血的作用。对贫血性、肺源性、心源性气喘，只要坚持食用，颇有裨益。可将紫河车洗净后，煮沸，切片晒干研粉，或进一步做成丸药，或装入空心胶囊，每日早晚各服5克。若兼阳虚怕冷，配合服用中成药金匮肾气丸更妙。

冬虫夏草 有补肺益肾之功。历代医家均说它能补虚损、益精气，所以久病体虚气喘者均宜食用。可用冬虫夏草10~15克，鲜胎盘1个，洗净剁碎如糜隔水炖熟吃。

灵芝 有益心气、益肺气、益肾气、益精气的作用，具有一定的滋养和强壮作用，但效果产生较慢。适宜慢性气管炎气喘、支气管哮喘、心脏性气喘者长期食用。

白果 性平，味甘、苦、涩，归肺、肾经，能敛肺气、定喘嗽。但由于本品有小毒，故必须炒熟或煮熟食用。

人参 有大补元气之功，也补益肺气。虚喘者食之最宜。

黄芪 补中益气，可治一切气衰血虚之证。

猪肺 性平，味甘，能补肺。凡肺气虚弱而喘者，有以肺补肺之效。可用猪肺1具，切片，麻油炒熟，同煮食用。

山药 性平，味甘，能补肺、益肾、健脾。无论是肺虚气喘，或久病及肾的肾虚气喘者，经常食用，最为适宜。可用山药捣烂半碗，入甘蔗汁半碗，和匀，炖热食用。

哈蟆油 能补肾益精、润肺养阴。慢性肺结核久病虚喘者，食之尤宜。

此外，虚喘者还宜常食松子、红枣、桃子、栗子、花生、银耳、蜂乳、党参、太子参、牛肉、牛奶、芝麻等。

忌食食物

虚喘者多为肺肾不足，气血亏虚，忌食以下食物：

山楂　有消食积、行结气之功效，为破气耗气
食物。因此，虚喘者切忌常食、多食。

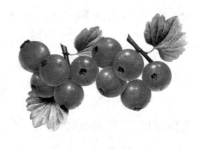

萝卜　耗气破气食物。体弱气虚咳喘者忌食。
其叶俗称萝卜缨，功同萝卜，亦为消食
理气之品。所以，凡属虚喘者切忌食
用，食之则虚喘难平。

金橘　性温，味甘、辛。虽有理气化痰之功，但亦属耗气破气之物，故虚喘者
食之则不宜。

荸荠　性寒，味甘。为消积化痰食物，有破积滞和清热的作用。因此，虚劳气
喘者亦切忌食用。

胡椒　大辛大热、下气耗气食物。凡虚喘者，无论何病，皆当忌食。

紫苏　既为中药，亦为调味食品，能解鱼蟹毒。中医虽用以治咳喘之病，但多
属寒喘实喘，虚喘者应当忌食。

西瓜　性大凉，古有"天生白虎汤"之称。根据虚喘的宜忌原则，凡性寒大凉
食物皆当忌食。所以，凡体虚或久病气喘者，无论是何疾病，皆应忌食
西瓜。

柿子　性大寒，味甘、涩，有清热润肺的作用。故热咳热喘者虽宜，而寒喘虚
喘者切忌食用。

石榴　性温，味酸、甘，能生津止渴，但有损耗肺气之弊。根据古代医家经
验，肺虚气喘者不宜多食。

薄荷　性凉，味甘、辛。根据古代医家经验，凡属虚喘者切勿食用。

　　根据虚喘的宜忌原则，还应忌吃辛散耗气的花椒、辣椒、蔻仁等辛辣调味
品，也应忌吃性凉大寒的田螺、蚌肉、螃蟹、菊花脑、茼蒿、苦瓜、地耳、香
蕉、莼菜、金银花、白菊花、胖大海以及香烟、白酒等。

饮食调养妙方

百合桂圆煲鸡蛋

材料 百合50克，桂圆肉30克，陈皮1片，鸡蛋2个，素油2毫升，盐1克。

做法

1 将百合、桂圆肉、陈皮分别洗净；鸡蛋去壳，打散，搅匀成蛋浆状。

2 锅烧热，放素油烧六成热时，放入鸡蛋浆，文火煎熟待用。

3 将瓦煲内加适量清水，用武火烧开，然后放入鸡蛋、百合、桂圆肉、陈皮，改用中火继续煲90分钟，加入盐即成。

食疗服法

日常食用。

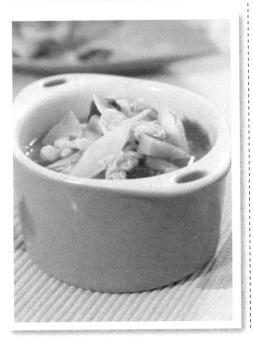

虫草红枣老鸭煲

材料 冬虫夏草10克，活老鸭1只，料酒10毫升，鸡精2克，红枣8枚，生姜5克，鸡油30克，葱10克，盐3克，味精2克。

做法

1 将冬虫夏草用料酒浸泡2小时，洗净；活老鸭宰杀后，去毛、肠杂及爪，洗净；红枣去核，洗净；生姜拍破；葱切段。

2 将老鸭、冬虫夏草、红枣、料酒、生姜、葱同放煲内，加入清水约2800毫升，置武火上烧沸，再用文火炖煮30分钟，加入盐、鸡精、鸡油、味精即成。

食疗服法

日常食用。

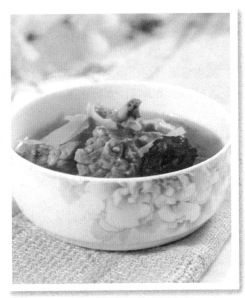

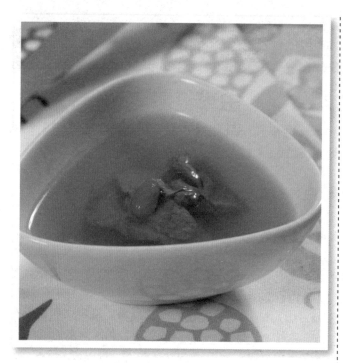

羊乳山药羹

材料 山药30克，鲜羊乳
200毫升，料酒10
毫升，葱10克，盐
1~2克，鸡精2克，
味精2克。

做法

1 将山药在锅中炒至微
黄，轧为细末。

2 鲜羊乳在锅中煮沸加入
山药末、料酒、葱、
盐、鸡精、味精，调匀
即可食用。

食疗服法

日常食用。

专家提示

此汤能平补三焦、益
气养阴。适用于口渴多
饮、倦怠、食少、便溏
或便秘、呃逆、肺虚喘、
遗精、尿多、病后体虚等
症。西医用于糖尿病、慢
性肾炎、胃肠神经官能
症、肠易激综合征，使用
免疫抑制剂或细胞毒药物
冲击后及放、化疗后呕吐
等的辅助治疗。

桂皮羊肉汤

材料 桂皮9克，栗子18克，生姜9克，羊肉75克，盐、
味精、料酒各适量。

做法

1 将羊肉洗净，切块，同桂皮、栗子、生姜、料酒同放
入砂锅中。

2 加水适量共炖，用小火炖至羊肉烂熟时，弃药渣，加
入盐和味精调味，食肉饮汤。

食疗服法

每日1剂，连服3~5日。

专家提示

此汤适用于治疗肾阴虚所致的更年期综合征。有补
元阳、暖脾胃、除积冷、通脉止痛和止泻的功效。适用
于肾阳不足的畏寒、肢冷、腰膝冷痛，亦可用于肾不纳
气的虚喘、气逆。

心悸

心悸是自觉心中跳动不安的一种症状，俗称心慌、心跳。中医又称之为惊悸、怔忡，可见于冠心病、高血压、风心病、肺心病、心功能不全、各种心律失常、心脏神经官能症等多种功能性或器质性心脏病以及贫血、甲亢者。

宜忌原则

根据中医传统理论，心悸可分为心血不足、心气虚弱、阴虚火旺、痰火上扰、气滞血瘀五种类型，故其饮食宜忌的原则也应有所选择。

心血不足型： 常表现为心悸不宁、面色少华或萎黄、夜寐不安，或多梦、胆小善惊。此类患者宜食具有养血安神作用的食物，忌食辛辣香燥食物。

心气虚弱型： 常感心悸气短，动则汗出或自汗、面色苍白、倦怠乏力、胃纳减少，或四肢不温、舌淡苔白。宜常食温阳益气食物，忌食生冷滋腻食物。

阴虚火旺型： 经常心悸而烦、咽痛口干、手足心热、夜寐不安而烦躁，或有盗汗、舌红少苔。宜食生津养阴安神食物，忌食香燥辛散食物。

痰火上扰型： 常感心悸心慌、胸闷不安、烦躁不眠、头晕口苦，或痰多恶心、舌苔黄腻。宜食清热化痰食物，忌食煎炸熏烤、滋腻肥甘食物。

气滞血瘀型： 自觉心悸心痛、胸闷不舒、憋气隐痛如刺或胀、舌紫。宜食化瘀通络、行气活血食物，忌食寒凉生冷酸涩食物。

宜食食物

凡心悸者，除积极对症治疗外，宜食以下食物：

红枣 可用红枣煎水服，或用红枣煮粥食，或早晚空腹嚼食。红枣中含有大量造血不可缺少的营养素铁和磷，是一种天然的补血剂。对各种贫血、体弱、产后虚弱、手术之后心血不足所致的心悸者，最为适宜。

酸枣仁 酸枣仁可以宁心安神。配合龙眼肉和芡实，对心血不足型心悸者颇有裨益。若无芡实或龙眼肉，亦可单用酸枣仁，捣碎后同粳米煮粥食用。

柏子仁 可用柏子仁，稍捣烂，同粳米煮粥，待粥将成时，加入少许蜂蜜，稍煮1~2沸即可食用，宜作早晚餐食用。此法适宜心血不足型心悸者，因柏子仁本身有养心安神之效。

桂圆 可用桂圆肉泡茶常饮，或煮桂圆粥食用。它有益心脾、补气血、安心神的作用，尤其适宜心血不足型心悸者。

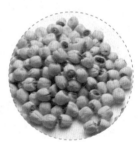

百合 选用鲜百合50~60克，或干百合30克，煎水后加入适量冰糖食用。此法适宜心血不足型或阴虚火旺型心悸者，包括体质虚弱、妇女更年期，以及神经官能症所致的心悸者食用。

莲子 先将干莲子磨粉，每晚取莲子粉50克，桂圆肉30克，同粳米50~100克煮成稀粥，然后加入冰糖适量，临睡前食用1小碗。或用干莲肉50克，桂圆肉30克，冰糖少许，一同煎服。此法适宜心血不足型心悸者食用。

莲子心 每日用干莲子心1.5克，开水冲泡代茶饮用。适宜阴虚火旺型和痰火上扰型心悸者食用。

麦冬 选用干麦冬20克，煎水代茶饮用。或再配合沙参30克，一并煎汤饮用。此法适宜阴虚火旺型心悸者常饮。

西洋参 单以西洋参5克，泡茶常饮。适宜心血不足或阴虚火旺型心悸者食用。

猪心 用猪心1个，切后同姜、葱、细盐适量煮食。因猪心补心，可治心悸怔忡，适宜心血不足、心气虚弱型心悸者食用。也可用不落水猪心1个，剖开，连猪心血，加入朱砂6克，重汤炖约2小时，分3次食用，连吃上3~4个。此法适宜痰火上扰、惊悸发狂者食用。

薤白	每次用干薤白10克，配合栝楼仁10克，煎汤喝，每日2～3次。此法适宜气滞血瘀型心悸者，包括冠心病、心绞痛、心悸心痛者食用。
山楂	可用野生山楂，每天煎水代茶饮用。此法适宜气滞血瘀型心悸者，包括高血压病、高脂血症、冠心病、动脉粥样硬化性心脏病、心绞痛以及阵发性心动过速者心悸时食用。
人参	可用人参4克，切片，每天泡茶饮用。适宜心气虚弱、产后病后体虚者心功能不全而心悸时食用。
黄精	单用黄精，或同枸杞子一起，各取12克煎水代茶频饮。适宜心血不足、病后产后体虚心悸者食用。

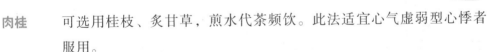

小麦	宜用小麦60～100克，同红枣10枚，炙甘草8克，一同煎水代茶频饮。此法尤其适宜女性体虚心悸，或心脏神经官能症心悸不安者食用，可以起到养心安神止心悸的效果。
苦瓜	性寒，味苦，有清心火的作用。这对痰火上扰或心火偏旺的心悸者，食之尤宜。
肉桂	可选用桂枝、炙甘草，煎水代茶频饮。此法适宜心气虚弱型心悸者服用。
驴肉	性温，味酸、甘，有补血、益气、安心神的作用，对气血不足、心气虚弱之心悸者，食之颇宜。
牡肉	性凉，味甘、咸，有滋阴养血的作用。对心阴虚、心火旺的心悸烦躁者，食之颇宜。
鹿血	性温，味甘、咸，能补虚和血，年迈体虚心悸之人宜食之。
金橘	性温，味甘、辛，有理气、解郁、化痰的作用。因此，痰阻心络和气滞血瘀型心悸者，包括由高血压病、血管硬化、甲亢、冠心病或心律失常

引起的心悸者，食之颇为适宜。可煎汤饮，亦可泡茶饮。

葡萄　葡萄中所含的葡萄糖、有机酸、氨基酸、维生素都很丰富，对大脑神经有补益和兴奋作用。葡萄干的糖分和铁的含量也较高，这对体弱贫血者也有补血效果。因此，心血不足型和心气虚弱型心悸者，以及神经衰弱及贫血体弱、心悸心慌者，常食尤为适宜。

海蜇　性平，味咸，能清热、化痰、消积，又能扩张血管、降低血压，还能防止动脉硬化。所以，痰热偏盛的高血压病、冠心病引起的心悸者宜常食。

黑木耳　性平，味甘，有滋阴、养胃、活血、润燥的作用。因此，凡心血管疾病导致的心悸者，宜经常食用，颇多裨益。

银耳　性凉，味甘、淡，能滋补健脑、益肺强心。它不仅是一种滋补品，同时也是一味扶正强壮剂，是心气虚弱型心悸者和心血不足型心悸者理想的食疗品。与红枣、莲子等一同炖服，最适宜神经衰弱的心悸者和肺源性心脏病患者早晚空腹食用。

蜂乳　性平，味甘、酸，能滋补、强壮、益肝、健脾，对细胞具有再生作用，可增强造血功能。心气虚弱型和心血不足型心悸者，经常食用蜂乳，尤为适宜。

灵芝　性平，味甘，有治疗虚劳的作用。心气虚弱型心悸者，常食颇宜，包括冠心病、神经衰弱、心律失常、体质虚衰等引起的心悸者，皆宜食。

紫河车　俗称胎盘，为血肉有情之品，能大补气血。凡体质虚弱、气血两亏、心气虚弱的心悸者，食之最宜。

　　此外，心血不足型心悸者还宜食用菠菜、阿胶、松子、当归、何首乌等，心气虚弱型心悸者还宜食用党参、黄芪、蜂蜜、西洋参、炙甘草、羊心、牛心等，阴虚火旺型心悸者还宜吃些竹叶茶、白茅根茶等，痰火上扰型心悸者还宜吃些旱芹、白菊花、冬瓜、丝瓜、萝卜、菊花脑、槐花等。

忌食食物

凡心悸者均应忌烟忌酒，也应避免不分证型而乱服滋补食物：

桂皮　　性温，味辛，容易助火伤阴。阴虚火旺型心悸者和痰火上扰型心悸者应忌食。

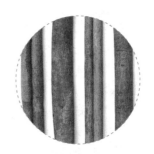

胡椒　　明李时珍曾说："胡椒，大辛热，纯阳之物，辛走气，热助火，此物气味俱厚。"凡心悸者皆当忌食。

萝卜缨　　耗气伤气的蔬菜。心血不足型及心气虚弱型心悸者，切勿多食。尤其是萝卜籽，破气之力更甚。

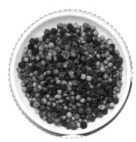

蚌肉　　性寒，味甘、咸。因其性大凉，凡阳气不足之证均当忌食。

柿子　　性寒，味甘、涩。凡大凉之物，易伤人之阳气，虚寒之体应当忌食。心气虚弱型心悸者不宜多食。

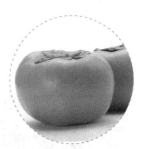

阿胶　　性平，味甘，能滋阴补血。心血不足型心悸者食之颇宜。心悸缘于痰火上扰，或气滞血瘀者，应当忌食。

狗肉　　为温补气血的食物。痰火上扰型心悸者和阴虚火旺型心悸者，应当忌食。

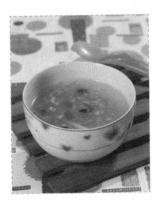

此外，心血不足型心悸者应忌食辣椒、花椒、茴香、丁香等辛辣香燥食物，心气虚弱或心阳不振型心悸者应忌食西瓜、红薯、河蟹、蚌、螺蛳、柿饼、莴苣、绿豆等耗伤阳气食物；痰火上扰型心悸者又当忌食龙眼肉、荔枝、红枣、人参、黄精、猪油、肥肉等滋腻黏糯、生火助痰的食物。

饮食调养妙方

小麦粥

材料 小麦30~60克，粳米100克，红枣5枚。

做法

1 将小麦洗净后加水煮熟。

2 捞出小麦取汁，再加入粳米、红枣同煮，或先将小麦捣碎，同枣、米同煮粥食用。

食疗服法

　　此粥以3~5日为一疗程，每日温热服食2~3次。

专家提示

　　中医食疗常用于心气不足、神经性心悸、怔忡不安、失眠、女性脏躁症、多哈欠、喜悲伤欲哭、自汗、盗汗、脾虚泄泻。

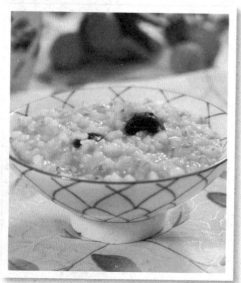

生蚝瘦肉汤

材料 新鲜生蚝肉250克，猪瘦肉250克，生姜10克，葱10克，盐3克，味精2克。

做法

1 新鲜生蚝肉洗净；猪瘦肉洗净，切成小块；葱洗净，切葱花；姜洗净，切片。

2 把生蚝肉、猪瘦肉、姜片一起放入锅内，武火煮沸后，文火煲约半小时，放入葱花，加盐、味精调味即可。

食疗服法

　　日常食用。

专家提示

　　此汤能养血、宁心、安神。适用于心悸、怔忡、不寐等症。

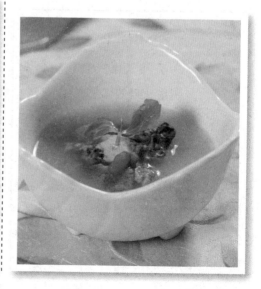

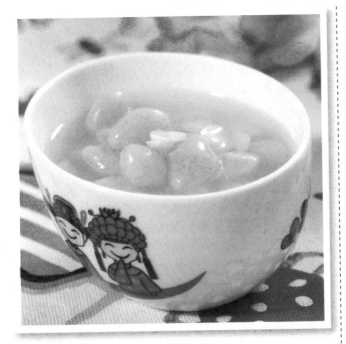

山药枸杞子鲜蚝汤

材料 山药50克，枸杞子20克，玉竹30克，鲜蚝500克，盐5克。

做法

1 将山药、枸杞子、玉竹洗净，浸泡1小时；鲜蚝洗净，沥干水。

2 上锅烧油，将鲜蚝放入干爆5分钟，铲起备用。

3 将清水1600毫升放入瓦煲内，煮沸后加入所有用料，武火煲滚后，改用文火煲2小时，加盐调味。

食疗服法

日常食用。

专家提示

此汤具有健脾补血、养血安神作用。适用于心肌劳损引起的心悸、眩晕、失眠者。山药健脾补气；枸杞子补血；玉竹滋阴生津；鲜蚝滋阴养血，宁心安神，而且味道鲜美，是药食同源的食疗佳品。

珍珠炖白果

材料 珍珠粉5克，白果5克，杏仁50克，冰糖20克，粳米50克。

做法

1 将杏仁洗净，去皮；冰糖打碎成屑；白果去壳、去心、去衣，洗净。

2 将粳米淘洗干净，放入锅内，加入清水适量，置武火上煮沸，加冰糖、白果、珍珠粉，改文火同煮，八成熟时加入杏仁煮至粥熟即可。

食疗服法

日常食用。

专家提示

安神定惊，养血益气，润肺定喘。适用于心悸怔忡、神志不宁、小儿气血未定、遇触即惊、肺燥咳喘、肌肤不润者食用。西医用于冠心病、肺气肿、慢性支气管炎、神经官能症的辅助治疗。

参芪白莲粥

材料 人参6克，黄芪30克，红枣15枚，白莲子去心及粳米各60克。

做法

1 先将人参、黄芪洗净，用清水300毫升，文火煮取200毫升，去渣取汁。

2 入红枣（去核）、莲子、粳米共煮为粥。

食疗服法

每日1次，连服1周。

专家提示

益气摄血。适用于神疲倦怠、食欲不振、气短心悸、舌质淡、脉沉虚无力。人参能大补元气、复脉固脱、补脾益肺、生津止渴、安神益智，也是老年人保健的上好食材。

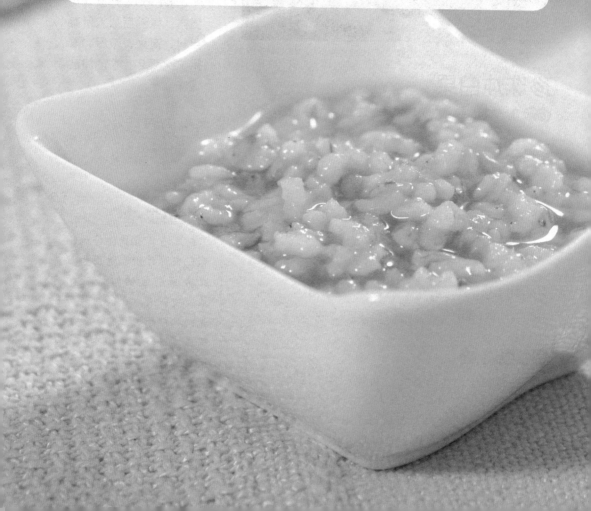

眩晕

　　祖国传统医学认为，眩晕有虚实之分，一般是属于虚者居多。如阴虚则肝风内动，血少则脑失濡养，精亏则髓海不足，均易导致眩晕；实者多为肝火偏旺、肝阳上扰，或为痰浊中阻、蒙蔽清阳而致眩晕发作。现代医学认为，眩晕是一种常见的自觉症状，一般分为旋转性和非旋转性两种。前者是由于内耳迷路或前庭神经的病变，椎、基底动脉供血不足以及链霉素、奎宁、酒精等中毒所致；后者可由高血压、低血压、脑动脉粥样硬化、贫血等引起，或是因神经官能症、更年期综合征等高级神经活动紊乱的表现。

宜忌原则

　　眩晕症患者应根据病情虚实而分别选择宜食食物。气血不足眩晕者，眩晕而见面色虚浮无华、发色不泽、唇甲淡红、心悸少寐、体倦懒言、神疲乏力、饮食不香，或在大失血之后，宜吃具有补益心脾、养血补气作用的食物；忌吃寒凉、生冷、耗气的食物。肾精亏损眩晕者，眩晕而见精神委靡、记忆力减退、腰酸腿软、视物昏花、遗精耳鸣，宜吃具有滋养肝肾、填精补髓作用的食物；忌吃辛辣、温燥、伤阴的食物。肝阳上亢眩晕者，眩晕每因烦劳或恼怒而增剧，面色潮红、急躁易怒、口苦多梦，宜吃具有清泻肝热、养阴平肝作用的食物；忌吃辛辣香燥、性热助火的食物。痰浊中阻眩晕者，眩晕而见头昏头重、胸闷恶心欲呕、少食困倦、舌苔厚腻，宜吃具有化痰、健脾、和胃作用的清淡食物；忌吃滋腻肥甘、黏糯助痰和荤腥的食物。

宜食食物

眩晕者宜食以下食物：

芝麻　　性平，味甘，能补肝肾、润五脏。凡眩晕属虚者，无论是肝肾不足的眩晕，还是气血亏损的眩晕，皆宜食用。

桑椹　　既能补肝肾，又能益气血。虚证眩晕者宜常食之。尤其是对用脑过度、神经衰弱的眩晕症患者更为适宜。

胡桃　　体质虚弱、气血不足、肝肾亏损的慢性眩晕症患者，宜常食。

淡菜　有补肝肾、益精血的功效。对虚证眩晕者尤为适宜。

猪脑　虚证眩晕患者最宜食用。猪脑补虚，不仅老年人，凡男女小儿属虚弱眩晕者，均宜食用。可用猪脑髓、天麻、枸杞子，共蒸汤食用。

旱芹　性凉，味甘、苦，有平肝清热、祛风利湿的作用。对非旋转性眩晕，尤其是高血压眩晕者最为适宜。

海蜇　具有清热、化痰的作用，适宜痰浊中阻所致的眩晕和肝阳上亢眩晕患者食用。高血压头昏脑胀眩晕者，宜用海蜇，漂洗去咸味，同荸荠等量煮汤食用。

白菊花　性凉，味甘、苦，能疏风、清热、平肝。高血压头昏或肝阳上扰的眩晕症患者，常用白菊花三五朵，泡茶频饮。

松花粉　有祛风、益气的作用。可治疗头旋眩晕病。《元和纪用经》中有一松花酒方，医治风眩头晕。就是单用松花粉适量，绢袋盛，酒浸7～10天，每次饭后食用少量。

松子　有养液、熄风的功效。体虚眩晕者宜食。虚弱眩晕者宜用松子同胡桃仁等量，捣研和匀后空腹食用。

枸杞子　性平，味甘，能补肝肾、明耳目。适宜肾精亏损眩晕者食用。

天麻　有平肝熄风的作用。对眩晕、目花发黑、天旋地转、面色通红、头重脚轻等肝阳上亢和风痰上扰引起的眩晕症，最为适宜。对虚证眩晕，可用天麻同老母鸡或瘦猪肉煨食，亦颇适宜。

何首乌　有补肝肾和养血的作用。肾虚血虚、头晕目眩、腰膝酸软、面色萎黄者，宜用何首乌粉经常调服。可用首乌粉和山药粉一同食用。

紫河车　大补元气，养血益精。对体质虚弱、气血不足，或贫血，或白细胞减少所致的眩晕症最为适宜。对肝肾不足、神经衰弱的眩晕症，也十分有益。

人参　有大补元气、治疗一切虚损的功效。对气血不足的眩晕症患者最为适宜。但对肝阳上扰的眩晕，或是肝肾阴虚的眩晕，则不相宜。

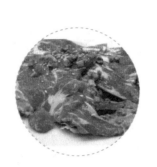

龙眼肉　有补气血、益心脾的作用。气血不足的眩晕症患者宜食，贫血及神经衰弱的眩晕患者，亦颇适宜。痰浊眩晕及肝火眩晕者忌食。

牛肉　高蛋白质、低脂肪食物，中医认为它有补脾胃、益气血的作用。气血不足眩晕者适宜常吃。

驴肉　性平，味甘、酸，能补血益气，故凡体虚者、气血不足而眩晕者宜食。

牛肚　能补虚、益脾胃。气血两虚型眩晕患者宜常食之。

狗肉　有补中益气、温肾助阳的作用。因此，凡身体虚弱的眩晕者，皆宜食。

阿胶　性平，味甘，有补血养血的功效。凡贫血、头晕目眩者，用阿胶与红枣或龙眼肉一同蒸食，更为适宜。

海参　能补肾、益精、养血。因此，凡体虚年迈者，无论是气血不足眩晕，还是肾精亏损眩晕者，皆宜经常服食。

荸荠　性寒，味甘，有清热、化痰的作用。对实证眩晕，尤其是肝阳上亢眩晕及痰浊中阻眩晕，食之尤宜。

金橘	能理气、解郁、化痰。痰浊中阻眩晕症者食之为宜。
橘饼	能化痰、宽中、下气。痰浊中阻眩晕者宜食之。另外，橘皮、橘红、橘络皆有化痰利气的作用。痰湿偏重的眩晕者，食之皆宜。

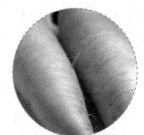

萝卜	有化痰热、消积滞的作用。痰浊中阻眩晕者食之则宜。
枸杞头	能补虚益精、清肝明目。春夏之季，肝肾不足、肝阳偏旺的眩晕者，最宜食之。
菊花脑	性凉，有清热凉血的作用，也能降血压。尤其是在春夏季节，血压偏高、肝火偏旺的眩晕者，食之尤宜。既可炒食，更宜煎汤食用。
发菜	性寒，能清热、软坚、化痰。痰浊中阻眩晕症，或高血压、肝阳上亢的眩晕症患者，尤宜食之。
马兰头	性凉，能凉血、清热、利湿。高血压的头痛眩晕者，中医辨证属肝阳上亢眩晕症，食之颇宜，有平肝凉血的效果。
荷叶	能清暑利湿、升发清阳。高血压病、高脂血症的眩晕者，或是夏季炎热中暑头昏眩晕者，食之颇宜。
何首乌	性微温，味苦、甘、涩，无毒，有滋养、强壮、补血以及收敛精气、乌须黑发的作用。气血不足眩晕和肾精亏损眩晕者，常食为宜。
决明子	能清肝热。对肝阳上亢眩晕者，包括高血压病、高脂血症所引起的眩晕，最为适宜。可以炒黄，水煎代茶饮用。
鱼鳔	有补肾益精和滋补强壮的作用。肾虚眩晕和产后血晕以及脑震荡后遗症的头昏眩晕者，食之最宜。

此外，虚证眩晕者还宜选食银耳、蜂乳、燕窝、猪心、猪肾、乌骨鸡、乌贼鱼、石首鱼、牡蛎肉、蚌肉、红枣、山药、荠菜、牛奶以及禽蛋类、鱼类、瘦肉类、豆制品类、食用菌类等，实证眩晕者还宜选食丝瓜、冬瓜、瓠子、黄瓜、莴苣、绿豆芽、金针菜、空心菜、茭白、槐花等。

忌食食物

眩晕者应根据各自症情忌食以下食物：

蜂蜜 性平，味甘，虽有补中益气的作用，但有黏腻壅滞之弊。因此，体虚眩晕者食之颇宜，但痰浊中阻眩晕者则应忌食。

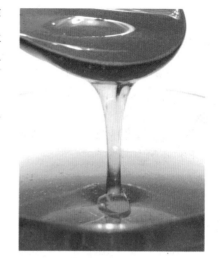

红枣 性温，味甘，能补气益血。气血不足眩晕者相宜。但红枣滋腻助痰，痰浊中阻眩晕者食之则加重痰湿，故当忌食。

黄精 据记载，黄精为滋腻之品。若脾虚有湿者，不宜食用。因此，痰浊中阻、清阳不升之眩晕者，切勿食。

荠菜 虽有豁痰利气作用，但易生热助火。因此，肝火内炽、肝阳上亢眩晕者忌食。

槟榔 一种破气耗气的食物。因此，凡气血不足、体弱的眩晕者，切勿食用。

萝卜缨 能理气、消食，又易耗气伤正。因此，体弱多病、气血不足眩晕者，应当忌食。

荷叶 性平，味苦、涩。虽有清头目风热、止眩晕的功效，但气血不足眩晕者应当忌食。

此外，体虚型眩晕者还应忌食葱、姜、辣椒、胡椒、桂皮、萝卜、茶叶、白酒等辛辣香燥、破气耗气的食物，痰湿型眩晕者还应忌食桂圆、肥肉、黄芪、鹅肉等滋腻、助湿、生痰的食物，肝阳型眩晕者还应忌食狗肉、公鸡、辣椒、肉桂、人参、川芎、紫河车等甘温辛辣、助热上火的食物。

饮食调养妙方

清眩明目茶

材料 泽泻、白术各8克，茶花根皮9克，菊花6克，佩兰叶3克，荷叶蒂5个。

做法

1 将上述各味均洗净入锅，加水适量。

2 用旺火煮沸后弃渣取汁即成。

食疗服法

每日分服多次，频频代茶饮用。

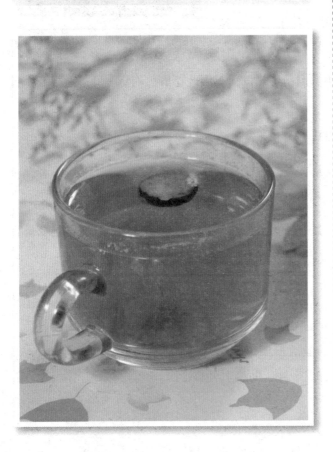

防眩晕茶

材料 绿豆皮、扁豆皮各10克，茶叶5克。

做法

绿豆皮、扁豆皮上火炒黄，与茶叶一起，开水冲沏即可。

食疗服法

代茶饮用。

专家提示

清热化湿。适用于头晕、目眩等症。也可用于冠心病、高脂血症、食物及药物中毒的辅助治疗。

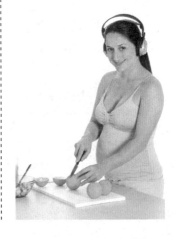

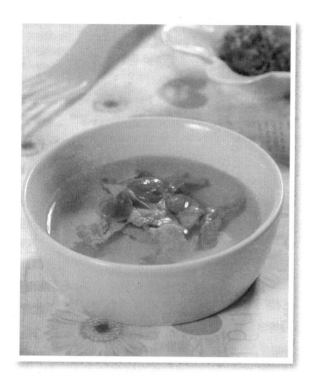

天麻川芎蒸鲤鱼

材料 天麻25克，川芎10克，茯苓10克，活鲤鱼1000克，料酒10毫升，生姜5克，葱10克，盐3克，味精2克。

做法

1 将川芎、茯苓洗净，切片，与天麻一同放入二次淘米水中浸泡4～6小时，捞出天麻，置米饭中蒸熟透，切片。

2 再将天麻片放入去鳞、鳃、内脏的鱼腹中，置盆内，加生姜、葱、少量清水，隔水武火蒸30分钟。

3 将川芎、茯苓放入锅内，加适量清水煎煮，加入盐、味精制作羹汤，浇于鱼上即成。

食疗服法

日常食用。

专家提示

平肝宁神、活血止痛。用于肝阳头痛、眩晕、失眠等症。西医用于高血压、梅尼尔综合症、更年期综合征、神经官能症辅助治疗。《本经》说："川芎主中风入脑头痛，寒痹，筋挛缓急，金创，妇人血闭无子。"

金雀花瘦肉汤

材料 金雀花50克，瘦猪肉100克，盐适量。

做法

1 将猪肉洗净，切小块。

2 同金雀花加水适量及盐少许，炖煮至肉熟烂。

食疗服法

日常食用。

专家提示

此汤能适用于眩晕、头痛。金雀花根有滋补强壮、活血调经、祛风利湿的作用，用于高血压病，头昏头晕，耳鸣眼花，体弱乏力，月经不调，白带，乳汁不足，风湿关节痛，跌打损伤。《上海常用中草药》载："活血祛风，止咳，强壮。治头晕头痛、耳鸣眼花、肺虚久咳、小儿疳积。"

枸杞子炒白菜梗

材料 枸杞子20克，白菜梗500克，料酒10毫升，素油35毫升，鸡精、生姜、白糖、盐、葱、味精各适量。

做法

1 将枸杞子去杂质、果柄；白菜梗洗净，切长条块；生姜切片；葱切段。

2 将炒锅置武火上烧热，加入素油，烧六成热时，下入生姜、葱爆香，随即下入白菜梗、料酒炒熟，加入盐、味精、鸡精、枸杞子、白糖即可。

食疗服法

日常食用。

专家提示

适用于头晕、目眩、目昏多泪、虚劳咳嗽、消渴、遗精、口干烦渴、便秘、尿不畅等症。

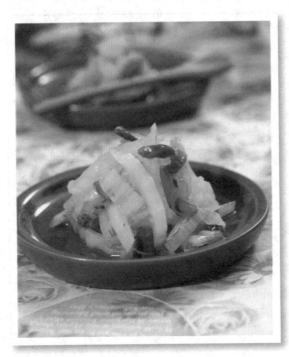

菊花炒肉丝

材料 鲜菊花100克，猪瘦肉丝400克，鸡精2克，料酒10毫升，生姜5克，芡粉25克，葱10克，鸡蛋1个，素油35毫升，盐3克，味精2克。

做法

1 将鲜菊花撕成瓣状，用清水浸泡后，沥干水分，猪瘦肉切丝，用沸水汆一下，捞起沥干水分，生姜切片，葱切段。鸡蛋清打入碗内，加入芡粉、盐、鸡精、料酒，加入少许水，搅匀，备用。

2 将炒锅置武火上烧热，加入素油，烧六成热时，下生姜、葱爆香，随即加入挂好芡粉的猪肉丝、料酒，炒熟，加入盐、味精、鸡精、鲜菊花即可食用。

食疗服法

日常食用。

专家提示

疏风、清热、明目、解毒。适用于头痛、眩晕、目赤、心胸烦闷、疔疮肿毒等症。西医用于结膜炎、白内障、高血压、疥疮、疖肿、偏头痛、更年期综合征等病症辅助治疗。

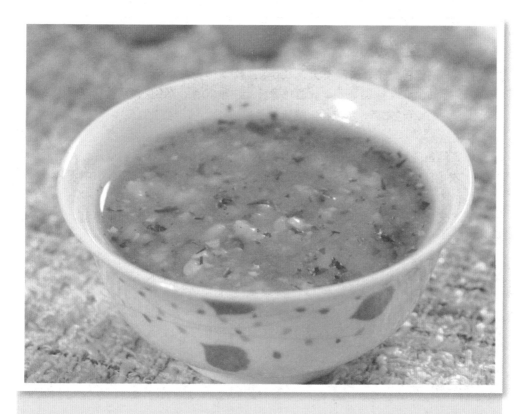

米醋花生粥

材料 花生米、大米各40克，嫩花生叶50克，米醋20～30毫升。

做法

1 取花生米、大米各40克共研为末，取嫩花生叶50克捣泥。

2 将上述材料加清水750毫升煮粥1碗，粥成放入米醋20～30毫升即成。

食疗服法

每晚睡前顿服。

专家提示

适用于治疗神经官能症。症见头晕隐痛、心悸气短、失眠多梦。花生含有维生素E和锌，能增强记忆、抗老化、延缓脑功能衰退、滋润皮肤。在花生的诸多吃法中以炖吃、煮粥为最佳，这样既避免了营养素的破坏，又具有不温不火、入口易烂、易于消化的特点，老少皆宜。

天麻鱼头汤

材料 活鲤鱼一条，去皮鲜天麻100克，茯苓10克，川芎、姜末各6克，酱油、麻油各10毫升，黄酒15毫升，白糖20克，葱9克，精盐、味精、胡椒粉各3克，水淀粉、鲜汤各适量。

做法

1 将鲤鱼去鳞、鳃和内脏，洗净，装入盘内；将川芎、茯苓切成片，用二次淘米水浸泡数小时，再将天麻放入泡过川芎、茯苓的淘米水中浸泡1～2小时，捞出天麻切成薄片待用。

2 将天麻片放入鱼头和鱼腹内，置盆中，然后放入葱、姜，加水适量，上笼蒸30分钟出锅待用。

3 用水淀粉、鲜汤、白糖、精盐、味精、胡椒粉、酱油、麻油等调料，在锅内烧开勾芡，浇在鱼头上即成。

食疗服法

佐餐食用。

专家提示

活血祛风，养血生发，健脾和中，补益肝肾。适用于生发护发，此适用于肝肾阴虚、肝阳上亢所致头痛、目眩肢麻、高血压、神经衰弱等症的辅助食疗。

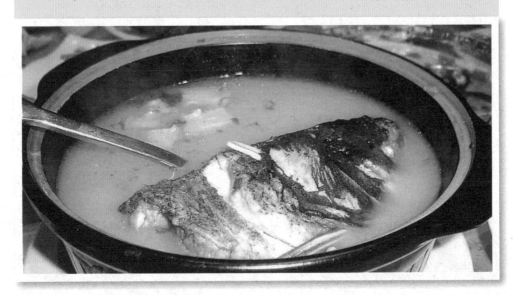

健忘

健忘是由于神经衰弱导致记忆力减退、遇事善忘的一种病症。中医称之为喜忘或善忘，多由心脾不足、肾精虚衰而起。因为心脾主血，肾主精髓，如果思虑过度，伤及心脾，则阴血损耗；或房事不节，精亏髓减，则脑失所养，皆能令人健忘。至于年老神衰而健忘，多系生理减退现象，则当别论。

🌢 宜忌原则

健忘者除适宜多吃、常吃些富含蛋白质、维生素以及微量元素的食物外，还宜根据体质与病情，选择具有补益心脾或滋肾填精的食物。忌吃刺激性的食物和动物脂肪及烟酒。

✺ 宜食食物

健忘者宜食以下食物：

猪脑　能健脑，故适宜脑神经衰弱健忘者。用猪脑1个，山药30克，枸杞子10克，加水一同炖熟后食用。

鸽蛋　补肾气。适宜肾亏健忘、头晕耳鸣、腰膝酸软者常食。可用鸽蛋5个，桂圆肉、枸杞子各15克，冰糖25克，放在一起蒸熟，一次食用，每日2次。

鹌鹑蛋　营养价值很高，超过所有禽蛋，特别是鹌鹑蛋中含有丰富的卵磷脂，是高级神经中枢不可缺少的营养物质。对神经衰弱健忘者尤为适宜。可于每日早晚各冲服鹌鹑蛋1~2个，连续食用。

胡桃仁　有补肾固精、滋养强壮的作用。它含有人体所需的多种维生素和微量元素，对人的大脑神经有益，是神经衰弱健忘者的辅助治疗剂。凡健忘者可坚持每天早晚吃1~2个胡桃，也可经常用胡桃仁50克同适量大米煮粥食用。

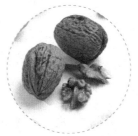

桂圆肉 有益心脾、补气血、健脑的作用。桂圆肉含有丰富的葡萄糖、蔗糖、维生素、维生素类物质，这些物质能营养神经和脑组织，从而调整大脑皮质功能，改善甚至消除健忘并增强记忆力。所以，桂圆肉尤其适宜心脾两虚、气血不足的健忘者经常食用。可用桂圆肉、白糖各300克，拌匀，隔水炖至膏状，即为桂圆膏，早晚各吃10~15克。也可用桂圆肉15克，红枣3枚，粳米100克煮成稀粥食用。

莲子 滋补性食物。可用莲子煮粥，也宜用莲子、红枣、白糖煨烂后食用。

何首乌 能补肾、养血，并有强壮神经的作用。卵磷脂在动物中枢神经系统中有着重要的作用，而何首乌中卵磷脂含量较多，这对神经衰弱颇为有益。健忘者宜经常用何首乌30克开水煎汁调服。

红枣 能补气血、健脾胃。适宜心脾两虚、气血不足的健忘者食用。红枣还含有较多量的并为造血不可缺少的矿物质——铁和磷。体质虚弱的健忘者，均可常用红枣煎汤喝，或蒸熟后食用。

蜂蜜 是一种滋补强壮的营养剂，含有各种维生素以及铁、钙、铜、锰、磷、钾等多种微量元素。蜂蜜可与柏子仁一同炖服，有增强记忆力、改善健忘的作用。

枸杞子 能补肾健脑。可用枸杞子50克，羊脑1副，加清水适量，隔水炖熟，调味食用；或用枸杞子50克，山药50克，猪脑1副，加水炖食；或用枸杞子50克，红枣10个，鸡蛋1只同煮，鸡蛋熟后去壳再煮15分钟，吃蛋饮汤。适宜神经衰弱健忘者食用。

冬虫夏草 能补虚损、益精气。适宜肾虚健忘者食用。可用冬虫夏草、鸡肉共炖。不能吃鸡者也可用瘦肉共炖，对肺肾阴虚者的记忆力减退、头脑昏沉者有很好的补益作用。

哈蟆油 是一种滋补强壮剂，有补肾益精的功效。适宜体虚神经衰弱健忘者食用。可用哈蟆油同燕窝蒸食；或用哈蟆油与银耳蒸食；或用哈蟆油、冰糖适量，加水入瓦罐，文火煨，均有补肾健脑、增强记忆力的作用。

紫菜　含有比较丰富的胆碱，它是神经细胞传递信息不可缺少的化学物质，常吃紫菜对记忆力衰退有改善作用。因此，健忘者宜常食。

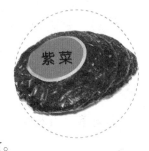

63

黄鳝　鳝鱼中的脂肪和卵磷脂含量很丰富，前者对脑的发育有好处，后者又是脑细胞不可缺少的营养素，能温补强壮，补气养血。凡健忘者宜常食。

蜂乳　有滋补、强壮、健脾的功效。常食蜂乳对细胞具有再生作用，主要是新生细胞代替衰老细胞，促进新陈代谢。体虚者和神经衰弱健忘者，常食蜂乳有益。

黑芝麻　含维生素和丰富的卵磷脂，能延缓细胞的衰老。神经衰弱以及年老体虚的健忘者，经常食用，颇为适宜。

芡实　性平，味甘、涩，为药食两用之品，有固肾涩精、补脾止泄的作用。凡健忘者，以芡实配合莲子、枸杞子、胡桃仁之类一同食用，颇为适宜。

鱼鳔　性平，味甘，能补肾益精。因此，体弱健忘者，常食补肾填精益髓之品，最为适宜。

玉米　玉米中蛋白质含有多量的谷氨酸，能帮助和促进脑细胞进行呼吸，有利于脑组织中氨的排出，故有健脑的作用。健忘者常食颇宜。

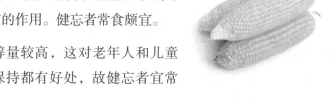

小麦芽　小麦芽中的含锌量较高，这对老年人和儿童的智力发育和保持都有好处，故健忘者宜常食。

黄豆　含多量的蛋白质，还含丰富的天冬氨酸、谷氨酸及各种人体必需氨基酸，这些物质对加强人的脑细胞发育、增强记忆力和儿童发育都有好处。所以，健忘者宜常食黄豆制品。

鸡蛋 可以帮助中老年人增强记忆力。它所含的卵磷脂在人体内转化为乙酰胆碱，是人脑记忆保持旺盛所不可缺少的物质。所以，没有高脂血症的中老年人食之颇宜。

此外，健忘者还宜经常吃各种禽蛋、鱼类、黄豆制品、燕窝、人参、黑木耳、栗子、酸枣仁、金针菜、食用菌类、紫河车、黄精等。

忌食食物

健忘者忌食以下食物：

大葱 根据前人经验，健忘不宜多吃、久吃大葱。

香菜 不可多吃，多吃了令人的记忆力减弱，如《千金方·食治》中记载："芫荽（即香菜），不可久食，令人多忘。"

健忘者多半为神经衰弱、气血不足、心脾两虚或肾虚精亏，或是大病之后，或为用脑过度，所以，还应忌吃刺激性的生姜、大蒜、辣椒、浓茶、浓咖啡、可可、香烟和烈酒等。

饮食调养妙方

益脾定志猪肚

 薏苡仁15克，红枣30克，党参15克，茯神10克，远志12克，猪肚1个，细盐、生姜丝、酱油、香油、料酒、味精各适量。

做法

1 将薏苡仁、红枣、党参、茯神、远志装入纱布袋中，扎口；猪肚洗净，切片。

2 将药袋置大瓦罐之中，加清水，先用旺火煎沸，改文火煎30分钟后加入猪肚片、生姜丝、细盐、料酒，改文火，再煨60分钟。

3 起锅，去药袋，汤中加酱油、味精、香油即可。

食疗服法

喝汤，吃猪肚，每日1剂，连服10剂为一疗程。

专家提示

远志为通心肾、安定神志、益智强识之佳品；茯神味苦性平，有补脾益心、宁志安神等功效，常用于心神不安、健忘等症。

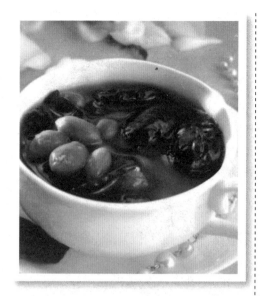

核桃花生粥

材料 核桃仁8克，花生仁30克，粳米50克，白糖20克。

做法

1 将核桃仁、花生仁洗后，浸泡2小时，核桃仁剥去外皮。

2 将粳米淘洗干净，加入清水适量，将核桃仁、花生仁、粳米放锅内，武火煮沸，转用文火煮至米熟粥稠，加入白糖搅匀，略煮即可食用。

食疗服法

日常食用。

专家提示

此粥能温肾助阳、养血、润肤。核桃有健胃、补血、养神等功效。西医用于贫血、老年性记忆力减退的辅助治疗。

花生红枣汤

材料 花生50克，红枣15克。

做法

将花生、红枣洗净后同放锅内，加适量清水，文火煮至烂熟即可食用。

食疗服法

日常食用。

专家提示

此汤能健脾补血、养心健脑。适用于儿童神疲乏力、记忆力减退等症。西医用于脑性瘫痪、注意力缺陷、多动症、甲状腺功能减退、贫血、血小板减少性紫癜、血友病、先天性遗传性毛细血管扩张出血症等病症的辅助治疗。

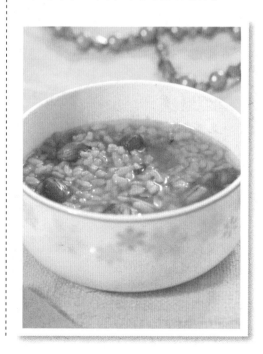

五味子烧鲈鱼

材料 五味子50克,鲈鱼1
条,盐2克,料酒10
毫升,胡椒粉3克,
葱10克,生姜5克,
猪油50毫升。

做法

1 将五味子去杂、洗净。

2 鲈鱼去鳞、鳃、内脏后
洗净,放入猪油锅煎至
金黄色。

3 放入料酒、盐、葱段、
生姜片、五味子和适
量清水,武火烧沸后改
文火炖至鱼肉熟烂,再
用武火收浓汤汁,拣去
葱、生姜,用胡椒粉调
味即成。

食疗服法

日常食用。

专家提示

此菜健脑益智,补肾
宁心。五味子含有丰富的
有机酸、维生素、类黄
酮、植物固醇及有强效复
原作用的木酚素。它也是
兼具精、气、神三大补益
的少数药材之一,能益气
强肝,增进细胞排除废物
的效率,供应更多氧气,
营造和运用能量,提高记
忆力及性持久力。

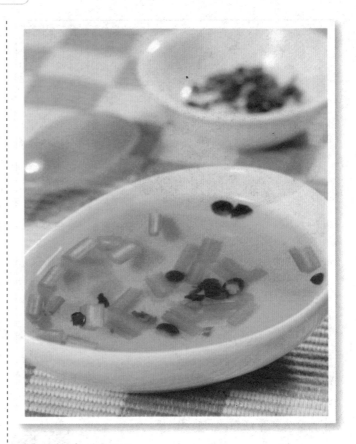

芹菜枣仁汤

材料 鲜芹菜90克,酸枣仁9克。

做法

将芹菜洗净切段,同酸枣仁一起放入锅中,加适量水共
煮为汤。

食疗服法

睡前饮用。宜常服。

专家提示

此汤能平肝清热、养心安神。适用于虚烦不眠、神
经衰弱引起的失眠健忘、高血压时的头晕目眩等病症。
芹菜中有一种碱性成分,对动物有镇静作用,对人体能
起安定作用,有利于安定情绪、消除烦躁。

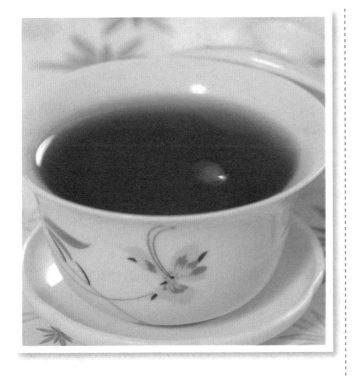

健脑刺五加茶

材料 枸杞子、酸枣仁各10克，刺五加15克，红糖适量。

做法
将枸杞子、酸枣仁、刺五加放锅中，加水适量煮15分钟，去药渣，用红糖调味即成。

食疗服法
每日1剂，分2次饮用。

专家提示
此茶有补养肝肾、健脑明目作用。适用于阴虚精亏、头晕眼花、心烦意乱、心悸不宁、记忆力减退、失眠神疲者饮用。刺五加味辛性温，有较好的养心益智、健脾补肾作用。对失眠多梦、记忆力差，头昏头胀及儿童智力发育不良等有较好的疗效。

萱草忘忧汤

材料 黄花菜20克，合欢花10克，蜂蜜30克。

做法
将黄花菜、合欢花同置锅内，加水适量，煎煮30分钟，取汁，加入蜂蜜，即成。

食疗服法
每日1次，睡前温服。

专家提示
本方中取黄花菜除烦安神，合欢花安神解郁，共奏除烦解郁安神之效。用于虚烦不安、闷闷不乐、夜不能眠。也适用于记忆力下降。

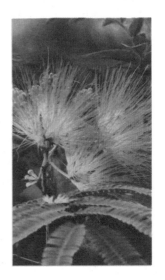

咳 嗽

咳嗽是呼吸系统疾病最为常见的症状，通常可分为急性咳嗽与慢性咳嗽。急性咳嗽多为病毒性感冒、上呼吸道感染、急性支气管炎、急性肺炎等急性呼吸系统疾病的主要表现。中医一般分为外感风寒型咳嗽、外感风热型咳嗽，以及肺燥型咳嗽。慢性咳嗽多为久咳失治，或治而不当，或饮食宜忌不分，致使咳嗽迁延不愈，转为慢性。慢性咳嗽多见于慢性气管炎、支气管扩张、肺结核、支气管哮喘等慢性呼吸系统疾病。

宜忌原则

咳嗽患者的饮食宜忌至关重要。宜忌得当，可以不药而愈；宜忌失当，反致久咳不止。中医将咳嗽分型论治，是完全符合科学辩证法的。所以，凡是咳嗽者的饮食宜忌，应当分别选择。

风寒型咳嗽：初起咳嗽痰稀或咳痰白黏，或兼有鼻塞流涕，或兼头痛，舌苔薄白。其饮食宜吃辛温散寒或化痰止咳的食物，忌吃生冷黏糯滋腻的食物。

风热型咳嗽：也可称为肺热型咳嗽，咳痰黄稠，咳而不爽；或兼有口渴咽痛，或发热声哑，舌苔薄黄。此类咳嗽患者宜吃具有清肺化痰止咳作用的食物，忌吃辛热黏滋补益的食物。

肺燥型咳嗽：干咳无痰，或痰少不易咳出，或鼻燥咽干，舌苔薄而少津。燥咳者宜吃具有润肺生津止咳作用的食物，忌吃香燥煎炸温热辛辣的食物。

宜食食物

风寒型咳嗽者宜食以下食物：

生姜　性温，味辛，能发散风寒之邪，宣肺化痰止咳。可用鲜生姜9克，切片，同红糖少许，开水冲泡后代茶饮用，连饮2～3天。也可用生姜10克，萝卜250克，切片煎水趁热频饮。

葱白　性温，味辛，能宣肺散寒止咳。适宜风寒感冒引起的咳嗽。可用新鲜葱白3～4根，每根约7厘米长，洗后切细。先用粳米50克，如常法煮成稀粥，待粥将熟时，再放入葱白，稍煮后即可食用。

紫苏 不仅能解腥，还具有宣肺散寒止咳的效果。可选用粳米50克煮粥，煮熟后加入新鲜紫苏叶片，或加入用紫苏30克、干姜3克煎成的水，再稍煮后加些红糖即可食用。

香菜 能化痰宣肺。风寒咳嗽者宜食之。可用新鲜香菜10～15克，同葱白10克煎水后乘热当茶喝，每日3次，连吃7天。

豆豉 适宜风寒感冒咳嗽者食用，它有宣肺解表作用。可将豆豉30克，干生姜30克，一同放入搪瓷锅内，加清水适量，煮沸后用文火煎熬，煎到1小时后，去渣，再用文火熬至浓稠。然后加饴糖约120克，继续煎熬，直到用筷子挑起糖丝时停火，倒入涂有植物油的搪瓷盆内。摊平稍凉后切成小块，当糖果吃，每日3次，每次3小块。

白萝卜 能化痰行气止咳。可用白萝卜1个，切片，梨子1个，切块，白胡椒7粒，白蜜50克，一同放入碗内，隔水蒸熟。适宜风寒型咳嗽者食用。

杏 能止咳。咳嗽者宜食。也可用杏仁6～9克，同生姜3片，白萝卜100克煎水喝，适宜伤风咳嗽者。

金橘 性温，味辛、甘，能理气化痰。适宜风寒咳嗽者食用。或煎汤，或泡茶。

橘饼 性温，味辛、甘，能温肺散寒、化痰止咳。适宜风寒咳嗽者食用。可用橘饼1～2个，生姜3片煎服。

橘皮 性温，味辛、苦，具有化痰止咳的作用，尤以橘子果皮的外层红色部分作用更强。又叫橘红，风寒咳嗽痰多色白者食之最宜。

鲤鱼 性平，味甘，有下气止咳的作用。对风寒咳嗽者更为适宜。

此外，风寒型咳嗽者还宜吃些花生、赤砂糖、南瓜、大蒜、薤白、砂仁、桂皮、香醋、咖啡等。

风热咳嗽或肺热咳嗽者宜食以下食物：

梨　性凉，味甘，能清热化痰。热咳者宜食之。可将梨子削皮后，将梨核掏出，放入川贝母粉1～3克，隔水炖食，1日2次，每次1只。

罗汉果　清肺止咳。肺热咳嗽和风热咳嗽者宜食。可用罗汉果1个，柿饼15克，水煎食用。

柿子　性寒，能清热、消痰、止咳。故热咳者宜食之。柿子确有祛痰和镇咳效果，且祛痰作用强于镇咳。

枇杷　性凉，味甘，能润肺化痰止咳。适宜热咳吐黄脓痰者食用。

无花果　性平，味甘，能清热、化痰、理气。适宜风热型咳嗽多痰、胸闷者食用。可用无花果15克，水煎调冰糖，治肺热咳嗽声音嘶哑。

荸荠　能化痰、清热。对热性咳嗽吐脓痰者尤宜。每次可用鲜荸荠200克，洗净削去皮，用沸水烫一下，生吃，早晚各1次，连吃2～3天。

萝卜汁　可选用红皮辣萝卜新鲜者500克，洗净不去皮，切成薄片，放于碗中，上面放饴糖（麦芽糖）调羹，搁置一夜即有溶出的萝卜汁，频频饮用，有清热化痰止咳效果。适宜风热或肺热咳嗽者食用。

丝瓜　善于清热化痰，对咳嗽痰多、痰稠色黄的热咳者尤为适宜。这是由于丝瓜的植物黏液里含有一种皂素，具有除痰化痰的功效。凡属肺热或风热犯肺的咳嗽者，常吐脓痰，宜用丝瓜煎汤服，更宜用丝瓜与豆腐同烧食用，有利痰开胸愉膈的好处。

薄荷　性凉，味辛，善于疏散外感风热。风热感冒咳嗽或肺热咳嗽者，以薄荷代茶饮颇宜。

胖大海　有清热、润肺、止咳的作用。

生藕　有清热的作用。可用藕汁、梨汁各半杯，拌匀饮用。尤其是在夏季肺热咳嗽时，食之最宜。

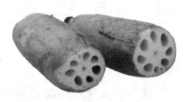

竹笋　性寒，味甘，有清热化痰的作用。风热咳嗽或肺热咳嗽者，最宜食用。

马兰头　善能清热。风热感冒咳嗽者宜食。

冬瓜　性凉，味甘、淡，有清热消痰的作用。尤其在夏季，风热咳嗽和肺热咳嗽、咳痰黄稠者，食之最宜。此外，冬瓜子性凉，味甘，能润肺化痰清热，也是中医治疗痰热咳嗽常用之品。故肺热咳嗽的大叶性肺炎、肺痈（肺脓肿）、支气管扩张等咳嗽吐黄脓痰者，食之尤宜。

西瓜　性寒，味甘，有清热解暑、除烦利尿的作用。凡暑热感冒咳嗽或肺热咳嗽、痰黄稠、口中烦渴者，宜食。

鸭蛋　性凉，味甘，能清肺热。凡肺热咳嗽者宜食。

茼蒿　有润肺、消痰、止咳的作用。尤其是在炎热夏季，经常感到肺热痰多，常饮茼蒿汤不但能消痰止咳，还可清热除烦。

青菜　性平，味甘，能解热除烦、通利肠胃。凡属肺热咳嗽或是夏季风热外感咳嗽者宜食。

海藻　性寒，味咸，有消痰泻热的作用。尤其是肺热咳嗽、咳吐黄脓痰的急慢性气管炎患者，食之最宜。

紫菜　性寒，味甘、咸，能化痰软坚清热。可用紫菜研细末，炼蜜为丸，每服6克，1日2～3次，饭后服。凡属肺热咳嗽或风热咳嗽吐痰黄稠腥臭者，食之皆宜。

芦根　性寒，味甘，有清肺热、除脓痰的作用。凡肺热咳嗽、吐痰黄稠腥臭者，食之最宜。也可配合生薏苡仁、蕺菜、冬瓜子等，则更为适宜。

豆腐皮　有清热润燥的作用。可用豆腐皮1张，冰糖适量，加水煮熟后食用，对肺热咳嗽也有治疗效果。

蕺菜　能清热解毒、泻肺火。适宜肺热咳嗽，包括大叶性肺炎、肺脓肿（肺痈）者食用。可用蕺菜30～50克，煎水代茶饮用。

海蜇　性平，味咸，有良好的清热化痰效果。肺热咳嗽、痰脓黄稠者，宜用海蜇与荸荠等量煨汤喝，极有疗效。

白菊花　性凉，可以散风热、清肺火。热性咳嗽患者宜用白菊花泡茶喝。

金银花　能清热解毒。凡属肺热咳嗽，包括风热型感冒咳嗽、大叶性肺炎咳嗽、肺脓肿咳嗽者，均适宜用大剂量金银花，可用煎水代茶频饮。

　　此外，风热型咳嗽者还宜食用苹果、草莓、菠萝、橄榄、椰子浆、菊花脑、瓠子、节瓜（小冬瓜）、苦瓜、红薯、黄瓜、菜瓜、榧子、莴苣、茭白、蕹菜、芹菜、绿豆芽等。

肺燥型咳嗽、干咳无痰或少痰者宜食以下食物：

百合　能润肺止咳。可用鲜百合100～150克，加冰糖适量煎汤喝。也可用新百合120克，蜂蜜50克，拌和蒸熟后食用。

甘蔗　有生津、润肺、止咳的功效。肺燥咳嗽者尤为适宜。可单饮甘蔗汁，或用蔗浆和粳米或糯米煮成稀薄粥食用。

蜂蜜　善于润燥，可治肺燥咳嗽。凡干咳无痰、燥咳不愈者，单用蜂蜜15～30克，开水冲饮，早晚各1次。可用蜂蜜50克，熟猪油50克，同熬匀后备用，每日早晚开水冲饮调羹。

花生　有润肺止咳的作用。适宜燥咳者食用。可用花生仁、红枣、蜂蜜或冰糖各30克，水煎，吃花生和枣并饮汤，每日2次，对干咳无痰或少痰者颇宜。

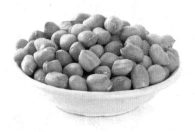

饴糖　凡燥咳无痰或少痰者，宜用饴糖30克，同白萝卜汁100克，搅匀后蒸熟，分次服用，连服3～5天，有很好的润肺止咳效果。

银耳　能滋阴、润肺、生津、止咳。适宜肺燥干咳无痰者食用。

柿霜　有润燥、化痰、止咳的作用。能治肺热燥咳。

北沙参　能养阴清肺、祛痰止咳。适宜肺热燥咳者煎水喝。可用北沙参、麦冬、川贝母同煎服。

松子　能润肺燥。肺燥干咳者宜食。可用松子30克，胡桃仁100克研末，和熟蜜15克收之成膏。每日3次，每次服10克，开水冲服，10次为一疗程。

白砂糖　能润肺、生津。肺燥咳嗽者宜食。由白砂糖煎炼而成的冰块状结晶，也同样有润肺止咳的作用，或含化，或煎水饮，对燥热者均宜。

橄榄　有清肺、生津、止咳的作用。由于橄榄能润肺滋阴生津液，故燥咳者宜食之。橄榄又有清肺消痰的作用，所以肺热咳嗽者亦宜。

榧子　有润肺燥、止咳嗽的作用。燥热型咳嗽者食之最宜。

燕窝　性平，味甘，有养阴润燥的作用，燥热咳嗽、久咳无痰或少痰者，食之尤宜。

芝麻　性平，味甘，有润五脏的作用。故肺燥干咳者宜食。

黄精　性平，味甘，能润肺养阴生津，故肺燥型咳嗽久咳无痰者宜食之。

猪肉　有滋阴、润燥的作用。尤其是肥猪肉，干咳燥咳者宜食。

柿饼　性凉，味甘、涩，可用柿饼2个，川贝母末9克，柿饼挖开去核，纳入川贝母末，饭上蒸熟，一次食尽，每日服2次，对肺燥型咳嗽者颇宜。

阿胶　性平，味甘，能滋阴润燥。肺燥干咳和肺阴虚所致的久咳不止者，食之尤宜。

甜杏仁　性平，味甘，能润肺止咳平喘。对燥咳虚喘者尤宜。

　　此外，肺燥型咳嗽者还宜吃牛奶、胖大海、青菜、无花果、梨子、桑椹、枇杷等。

忌食食物

凡咳嗽者均应根据中医理论区分的不同类型而相应地忌食。

　　风寒咳嗽者忌食以下食物：

薄荷　性凉，味甘、辛。风热咳嗽者宜食，但风寒感冒咳嗽和寒痰咳嗽者（包括慢性支气管炎咳痰清稀色白有沫者），概当忌食。

香蕉　性寒，味甘，属大凉水果。风寒型咳嗽者宜食辛温之物，故应忌食。

李子　味甘、酸，酸性能收敛。故凡风寒型咳嗽者，寒邪未解、咳痰色白者应忌食。

乌梅　味酸。凡急性咳嗽者，外邪未解、咳嗽痰多者切忌之。因乌梅味酸敛肺，食之咳嗽难愈。

林檎　俗称花红、沙果，性平，味酸。风寒型外感咳嗽、痰多色白而黏者，食之咳嗽益甚，切忌之。

橘子　性凉，味甘、酸。虽有止渴润肺之功，但风寒咳嗽者应忌食。

梨　性凉果品。风热咳嗽者宜食之，但风寒型咳嗽者则应忌食。

蚌肉　性寒，味甘、咸，大凉食物。风寒型咳嗽者，外寒未解、咳痰色白者应忌食。

螃蟹　性寒，味咸，大凉食物。风寒型咳嗽者，外邪未解、咳嗽痰多色白者，应当忌食。

　　此外，还忌食味酸性凉的葡萄、橙子、猕猴桃、芒果、木瓜、枇杷、柿霜、罗汉果、生萝卜、生红薯、西瓜、生黄瓜、生荸荠、薄荷、银花、菊花等，也忌食黏糯滋腻的糯米、龙眼肉、红枣、银耳、蜂蜜等。

风热型咳嗽和肺热型咳嗽者忌食以下食物：

龙眼肉　甘温滋补食物，热咳者切忌。故凡外感风热初起，以及肺热咳嗽、咳痰黄稠或带血者，皆应忌食。

胡桃仁　又称核桃肉，性温，味甘，无论是风热型咳嗽还是肺热型咳嗽者，均应忌食。

樱桃　性温，味甘，风热型咳嗽和肺热型咳嗽、咳痰黄稠者，忌食之。

| 桃子 | 性温，味甘、酸，对风热型咳嗽或肺热型咳嗽者，多食桃子，弊多利少，有助热、生热之虞，应当忌食。 |

桃子 性温，味甘、酸，对风热型咳嗽或肺热型咳嗽者，多食桃子，弊多利少，有助热、生热之虞，应当忌食。

狗肉 属温热食物，易助热生火。只宜虚寒之体，不宜热性病症。故属肺热咳嗽和风热型咳嗽者当忌食。

桂皮 为辛温的常用调味食物，其性大热。一切热病之人皆应忌食。故在风热咳嗽和肺热咳嗽期间，饮食中切忌加入桂皮或肉桂调味。

荜茇 为辛热调味食物。风热型咳嗽和肺热型咳嗽者，应当忌食。

茴香 无论大茴香还是小茴香，其性味皆辛温。肺热咳嗽者均忌食。凡咳嗽吐黄痰脓痰者，切忌以之作调味品食用。

此外，风热咳嗽者忌食温热滋补食物，如牛肉、羊肉、鹅肉、鸡肉、虾子、红枣、糯米、荔枝、松子、栗子、洋葱、带鱼、鲂鱼、鲩鱼、生姜以及葱、人参、黄芪、黄精、冬虫夏草、紫河车、砂仁、烟酒等。

肺燥型咳嗽者忌食以下食物：

橘皮 性温，味苦、辛，有温燥伤津之弊。凡属肺燥干咳无痰者应忌食。故风寒咳嗽多痰者宜食，但燥咳无痰者当忌食。

生姜 常用调味品，性温，味辛。无论肺热型咳嗽还是肺燥型咳嗽者，均当忌食。

砂仁 为常用调味食物，性温，味辛，香燥伤阴。肺热型咳嗽者忌食，肺燥型干咳者也应忌食。

桂皮 为民间常用调味食物，辛温助火之物。肺燥型咳嗽者多因阴虚有火，故当忌食。

人参 大补元气，但易助火伤阴。凡肺热咳嗽和肺燥干咳者切忌食用。

此外，肺燥型咳嗽者还应当忌食辣椒、胡椒、炒花生、炒葵花子、炒蚕豆、炒黄豆、爆米花、爆玉米花及烟酒等。

饮食调养妙方

杏梨饮茶

材料 苦杏仁10克，大鸭梨1个，冰糖少许。

做法

将杏仁去皮尖，打碎；鸭梨去核，切块；加适量水同煮，待熟后入冰糖令溶即可。

食疗服法

代茶饮用，不拘时。

专家提示

润肺止咳。适用于燥热型急性气管炎、咳嗽。苦杏仁中含有苦杏仁苷，苦杏仁苷在体内能被肠道微生物酶或苦杏仁本身所含的苦杏仁酶水解，产生微量的氢氰酸与苯甲醛，对呼吸中枢有抑制作用，达到镇咳、平喘作用。

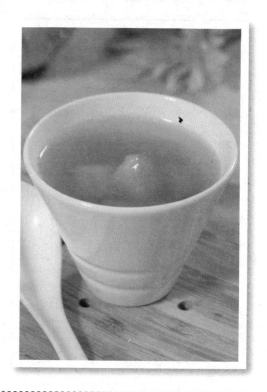

百合粉粥

材料 百合粉30克（鲜百合60克），粳米100克，冰糖适量。

做法

百合干后研粉。先将粳米洗净，加水煮粥，米开后放入百合粉、冰糖，再煮1~2沸即可。

食疗服法

供早餐或点心眼食，每日1~2次。

专家提示

润肺止咳、养心安神。适用于老年慢性气管炎、肺热或肺燥干咳、涕泪过多；热病后期余热未清、精神恍惚、坐卧不安，以及神经衰弱、肺结核、妇女更年期综合征。

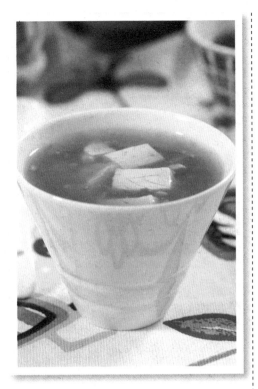

桃仁粳米粥

材料　桃仁150克，粳米100克。

■ 做法

将桃仁去皮尖，用2000毫升水研汁，再与淘洗好的粳米同煮成稀粥。

食疗服法

早、晚餐各1次，温热服食。

专家提示

此粥能活血化瘀、止咳平喘。适用于上气咳嗽、胸膈痞满、气喘等症。桃仁中的苦杏仁苷有镇咳平喘及抗肺纤维化的作用。

砂锅杏仁豆腐

材料　优质豆腐120克，杏仁15克，麻黄3克，盐、味精、芝麻油各适量。

■ 做法

1 先将杏仁、麻黄洗净，共装入纱布袋，用线将口扎紧。

2 然后将豆腐切成3厘米见方的块和药袋一起放入砂锅，加适量水，先用旺火烧开，后改用文火，共煮1小时，最后捞出药袋，后加入盐、味精、芝麻油调味即成。

食疗服法

食豆腐、喝汤，每日2次，连服3日为一疗程。

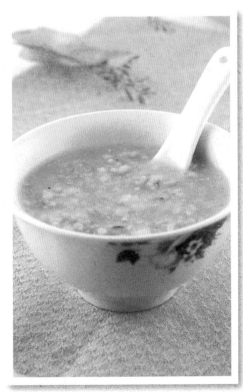

甜杏仁鲫鱼汤

材料 甜杏仁10克，鲫鱼1尾，红糖适量。

做法

先将鲫鱼去鳃、内脏及鳞，洗净放锅中加水与甜杏仁、红糖共煮30分钟，至鱼熟即可。

食疗服法

食肉，饮汤。

专家提示

此汤能健脾益气、滋阴理肺。适用于气阴两虚型慢性支气管炎，有痰咳不爽、动辄喘促气短者的调补食疗。《四川中药志》中载："（甜杏仁）能润肺宽胃，祛痰止咳。治虚劳咳嗽气喘，心腹逆闷，尤以治干性、虚性之咳嗽最宜。"

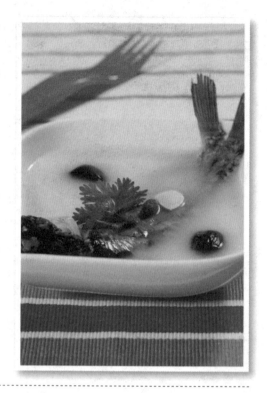

冬瓜子豆腐汤

材料 冬瓜子30克，豆腐500～1000克，冰糖2大匙。

做法

将豆腐切成块，与冬瓜子、冰糖同入砂锅内，加适量水煮20分钟即可。

食疗服法

食豆腐，饮汤。

专家提示

此汤能化痰止咳。主治咳嗽多痰、慢性气管炎。冬瓜子能润肺化痰，利水除湿，消痈排脓。

冰糖蒸鸭梨

材料 鸭梨5个，冰糖50克。

做法

将鸭梨洗净去核、蒂后切块，放入碗中，并加入冰糖、水，隔水入锅蒸至梨熟软即成。

食疗服法

分早、晚两次服完，连服5日为一疗程。

专家提示

清心润肺、化痰、定喘、止咳。适用于肺虚型哮喘患者。

杏仁猪肺汤

材料 新鲜猪肺1副，生姜汁60毫升，甜杏仁60枚，蜂蜜250克。

做法

1 将猪肺洗净；甜杏仁用温水浸泡2小时，去皮，捣烂，取出同生姜汁、蜂蜜一起拌匀，塞入猪肺管内，扎好管口备用。

2 将猪肺放入砂锅，加水适量，先用武火烧沸，后改用文火炖150分钟即可。

食疗服法

每天1~2次，趁热空腹喝汤1小碗，连服7日。四季均可饮用。

专家提示

此汤能补肺，化痰，止咳。猪肺有补虚、止咳、止血之功效。《随息居饮食谱》上说：补肺，止虚嗽。治肺痿、咳血、上消诸症。可用于治疗肺虚咳嗽、久咳咯血等症。适用于老年人慢性支气管炎及久咳不愈者。

附子干姜粥

材料 猪肺250克，附子片10克，干姜5克，葱白2茎，红糖5克，粳米100克。

做法

1 先将猪肺洗净，加适量水，煮七成熟，切成丁块备用。

2 再以粳米、猪肺丁、猪肺汤适量，与附子片共煮为粥。

3 粥将熟时加入葱、姜、红糖即成。

食疗服法

早、晚酌量，温热食用。

专家提示

温阳散寒，化气行水。适用于阳虚咳嗽、咳嗽反复发作、痰涎清稀、心悸畏寒、肢体沉重、舌质淡、苔白润等。

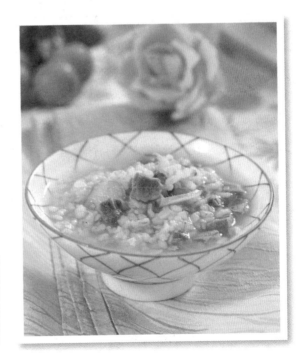

支气管哮喘

支气管哮喘是因支气管痉挛、黏膜水肿、分泌物增多而引起支气管阻塞的过敏性疾病，表现为阵发性气急、胸闷、呼吸困难、哮鸣、咳嗽和咳痰。其诱发因素除粉尘、花粉，或冷空气、油烟、化学性气味等之外，饮食不宜也常常会导致哮喘发作。

祖国传统医学认为，哮喘的发生，以痰为内因，由于宿痰内伏，每因感受外邪或其他因素而诱发。由于成痰之因不一，所以，中医又将哮喘分为寒哮与热哮两大类型。

宜忌原则

由于哮喘主要是内伏之痰遇诱因而触发，所以，除了注意避免接触过敏原之外，还应该注重饮食宜忌，尤其是酸咸甘肥、生冷海腥之物。具体饮食宜忌又当分清是寒哮还是热哮而选择。

寒哮者呼吸急促，喉中有痰鸣声，咳痰清稀而少，色白呈黏沫状，胸膈满闷如室，面色晦滞带青，口不渴，或渴喜热饮，舌苔白滑，或兼有头痛恶寒、发热无汗之症。寒哮者平素宜吃具有温肺、散寒、豁痰、利窍作用的温热性食物，忌吃生冷性寒食物；忌吃过咸和油腻食物；忌吃海腥和烟酒。热哮者也是呼吸急促，喉中有哮鸣音，但咳痰浊黄胶黏而稠，排吐不利，胸膈烦闷不安，面赤自汗，口渴喜饮，舌质红，苔黄腻，或兼有头痛、发热、有汗等症。热哮者宜吃性冷清热、清肺化痰的食物，忌吃辛辣温燥、性热上火、油煎爆炒食物；忌吃甘肥滋腻和烟酒。至于哮喘发展到后期，正气受损，肺脾肾俱虚，表现为气喘为主。

宜食食物

支气管哮喘者分别宜食以下食物：

豆腐　清肺热，止咳，消痰。适宜肺热型哮喘者食用。凡属痰火热哮，包括急性支气管哮喘发作，可用豆腐、饴糖、生萝卜汁，混合后煮沸，一日3次分服。也可用鲜豆腐，与中药麻黄、杏仁一同加水煮1小时，去药渣，吃豆腐喝汤。

花生	对热哮者，可用生花生米、冰糖、冬桑叶，加水同煮至花生熟后，去桑叶，食花生喝汤。
黑芝麻	适宜老年哮喘者食用。可用芝麻炒熟，鲜生姜洗净后榨取姜汁，取冰糖、蜂蜜各适量，溶后混合均匀，将芝麻与姜汁浸拌，再炒一下，冷却后与蜜糖混合拌匀，放瓶中，每日早晚各服2汤匙。
蝗虫	将蝗虫捕捉后，先用开水将它烫死，再以酱油煎炒作菜，味如虾仁。适宜哮喘者食用。
梨子	热哮者宜食。梨能清热、化痰。可用梨子1个，剜去梨核，纳入中药麻黄绒、浙贝田粉，隔水炖熟食用。
胡桃仁	寒性哮喘者宜食。胡桃仁性温，能温肺止喘，配合生姜尤宜。每晚临睡前以5个生胡桃仁，连胡桃仁的紫衣，与两片生姜同细嚼，嚼烂后咽下，若同时加片生晒参同嚼更佳。
萝卜	能化痰热、止痰喘。适宜热性哮喘者食用。可用经霜白萝卜适量，水煎代茶饮用。
芥菜	能宣肺豁痰。适宜痰气内盛、痰多哮喘者食用。
桂花	能化痰止喘。适宜寒性哮喘者煎水代茶饮，对痰饮哮喘者有益。
灵芝	无论寒哮或热哮者，均宜食用。有补虚损、止哮喘的功效。
柿霜	能清热化痰。热性哮喘者宜食。
橘饼	具有下气化痰的作用。适宜寒性哮喘者食用。每日可用橘饼数个，合生姜数片，水煎服。
紫河车	性温，味甘、咸，对支气管哮喘颇有效验。经常食用，可以减少发作，甚至还可痊愈。可将紫河车晒干或烘干研粉，装入空心胶囊，每日早晚空腹服食2粒。

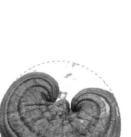

大蒜　性温，味辛。寒性哮喘者宜食。可将大蒜捣烂如泥，放入红糖调匀，在砂锅内加水适量熬成膏，每日早晚各服3汤匙。

冬瓜　有消痰、清热的作用，并能润肺消痰、止咳。所以，支气管哮喘者宜食。可将小冬瓜剖开（不去瓤），填入30克冰糖后合好，蒸熟食用，连吃5天为一疗程。

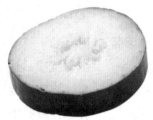

丝瓜　能清热化痰。适宜热性支气管哮喘者食用。每年夏季可常用鲜嫩丝瓜切碎后水煎，只喝汤。

南瓜　适宜寒性支气管哮喘者食用。可用南瓜切碎加等量饴糖，略加水放陶器锅中，煮至极烂，去渣，将汁再煮，浓缩后再加生姜汁，每日3次，每次30克，开水调服。

鹌鹑蛋　其营养价值超过其他禽蛋。据国外报道：吃生鹌鹑蛋，可以保证在几个星期，甚至几个月内，不会发生过敏反应。因此，国内曾有介绍，每天早上冲服鹌鹑蛋，可治疗支气管哮喘。所以，凡患有支气管哮喘者，无论热哮或冷哮，食之颇宜。

白果　能敛肺气、定喘嗽。可用白果仁，加水煮熟，加入砂糖或蜂蜜，连汤食用。

狗肉　为温补食物，冬令尤宜。慢性寒性哮喘者，冬季常吃狗肉，再加生姜，最为适宜。

蛤蚧　能补肺益肾止喘。支气管哮喘久治不愈者，必致肺肾两虚，属于中医虚喘之证。可配合人参，或配合冬虫夏草，更为有益。

柚子　有下气化痰的作用。支气管哮喘属热性哮喘者，食之尤宜。

佛手柑　有理气化痰的作用。可用佛手柑15克，藿香9克，姜皮3克，加水煎饮，有效治疗哮喘。

燕窝　性平，味甘。适宜冷哮、热哮者。燕窝既能补虚扶正，又能消痰涎，久患支气管哮喘者、体弱哮喘者，最宜食用。

海蜇 能清热化痰。适宜热哮者，若配合荸荠一同食用则更妙。

冬虫夏草 能补虚损、益精气，又能止咳化痰。中医也多用于痰饮喘嗽之病，尤其是慢性支气管哮喘、迁延不愈、久喘体弱的冷哮者，食之最宜。

此外，支气管哮喘者属寒哮者还宜食用生姜、葱白、羊肉、人参、黄芪、蜂乳等温补散寒食品；属热哮者还宜食用荸荠、百合、白果、西洋参、沙参、胖大海等。

忌食食物

支气管哮喘若属中医寒性哮喘者，忌食以下食物：

橘子 性凉，味甘、酸，虽有润肺润燥、生津止渴的作用，但冷哮者乃寒痰为患，故当忌食。

枇杷 性凉，味甘、酸，有润肺止渴的作用。多食枇杷能助湿生痰，但其性又凉，故冷哮寒喘者忌食。

香蕉 性寒，味甘，虽有清热润肠之功，并无化痰之用，其性又属大凉，故支气管哮喘属中医寒哮者，切忌食用。

甘蔗 性寒，味甘，虽有清热、生津、润燥的作用，但寒性支气管哮喘者并不适宜。

螃蟹 性大凉，味咸，民间视之为发物。支气管哮喘者不宜食用，寒性哮喘者尤禁。

蚌肉 性寒，味甘、咸，是为大凉食品。支气管哮喘属中医寒哮者，切忌食之。

蚬肉 性味与蚌肉相同，均属寒凉之物。寒性支气管哮喘者食用宜慎。

此外，寒性哮喘者还应忌食绿豆、田螺、螺蛳、鸭蛋、西瓜、荸荠、甜瓜、苦瓜、生红薯、豆腐、蘑菇、金针菇、草菇、生菜瓜、地耳、莼菜、海带、菠菜、莴苣、马兰头、生萝卜、茄子、竹笋、蕹菜、金银花、菊花、薄荷等大凉食物，以及带鱼、黄鱼等海腥发物。

支气管哮喘者辨证属于中医热哮者，忌食以下食物：

虾子　性温，味甘、咸。无论热哮或寒哮者，皆当忌食。因虾为诱发病气之发物，凡患有支气管哮喘者，切勿食用。

鸡肉　性温，味甘，乃温补食物。尤其是公鸡肉，更是被视之为发物，热哮者应当忌食。

带鱼　性温，味甘，能补气养血。但它又是一种高蛋白质、高脂肪的海腥食物，民间也视之为发物。无论寒哮或热哮，凡有支气管哮喘者，皆不宜食，否则有触动宿疾、诱发哮喘之弊。

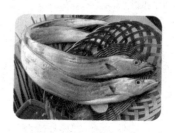

雪里蕻　性温，味辛，民间也视为发物。多食动风，热性哮喘者切忌食用。

香椿头　历代医家及民间中皆视为发物。因此，无论是热哮或是寒哮，凡患支气管哮喘者应当忌食。

黄精　虽能补中益气、润心肺、强筋骨，但有滋腻碍痰之弊。支气管哮喘、气喘痰多者，均当忌食。

樱桃　性热，味甘，虽有益气健脾之功，但根据古代医家经验，支气管哮喘者，尤其是热哮者，切忌多食，以免诱发或加重病情。

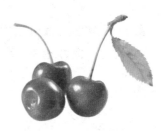

石榴　无论是甜石榴或是酸石榴，其性皆温。支气管哮喘病宿根在痰，石榴助火生痰，或恋膈成痰，这对病情不利，切勿多食。

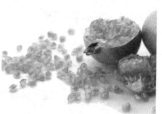

黄鱼　民间皆视之为海腥发物，有发动病气之力。支气管哮喘者，无论寒哮或热哮，均应忌食发物，黄鱼尤忌。

鲚鱼　虽有补气虚、健脾胃之功，但易动气发病，有发疥发疮、动痰助火之弊。支气管哮喘，尤其是热哮者切忌食用。

白鱼　　性平，味甘，能健脾开胃。但根据前人经验，白鱼属于发物，多食能使肺气上逆，加重咳喘之症，故哮喘者切勿多食。

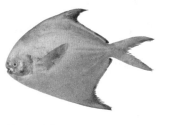

鲥鱼　　性平，味甘。虽能补虚损、益脾肺，但根据民众及古代医家经验，鲥鱼属于发物。支气管哮喘正是属于宿根痼疾，无论寒哮或热哮，均当忌食。

鲳鱼　　性平，味甘，能补脾益气。据前人经验，鲳鱼属海鲜发物，患有哮喘者应忌食，以免诱发或加重病情。

杏子　　性温热，不可多食，容易造成膈热烦心、内热加深。支气管哮喘者，尤其是热哮者，切勿多食。否则会导致病情加重，或诱发哮喘。

龙眼肉　其性温热，甘甜滋腻，易助痰助火。所以，支气管哮喘若属中医热哮者，切忌食用。

　　此外，热性支气管哮喘者还应忌吃荔枝、红枣、胡椒、花椒、辣椒、茴香、桂皮、胡荽、章鱼、鲢鱼、乌贼鱼、人参以及烟酒等。

饮食调养妙方

紫苏粳米粥

 紫苏叶15克，粳米50克。

做法

先将洗净的粳米煮成稀粥，粥成后加入紫苏叶，稍煮即可。

食疗服法

每日2次，温热服。

专家提示

　　开宣肺气，发表散寒，镇喘祛痰。适用于寒喘，症见喘促气短、喉中痰鸣、痰液稀白、恶寒无汗、头痛身酸、舌苔薄白。紫苏叶能散表寒，发汗力较强，用于风寒表症，见恶寒、发热、无汗等症，常配生姜同用。

双仁姜汁蜜

材料 核桃仁30克，甜杏仁10克，生姜少许，蜂蜜
　　　5克。

做法

1　将核桃仁、杏仁、生姜一起洗净、捣烂，放入
　　碗中，加入蜂蜜拌匀。
2　将碗置锅中隔水蒸约20分钟即成。

食疗服法

　　佐餐，每日分两次服用，连服10日为
一疗程。

专家提示

　　甜杏仁能滋养肺肾、止咳平喘。用于久患喘
咳，肺肾两虚，干咳无痰，少气乏力等。亦可用于
阴血虚亏，肠燥便秘或老人大便秘结。适于肾阳虚
哮喘患者服用，受凉发作者食用，疗效更为显著。

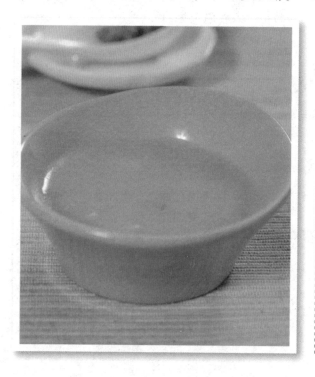

糖熘白果

材料 水发白果150克，白糖
　　　100克，淀粉25克，碱
　　　适量。

做法

1　白果去壳，放入锅中，加
　　水适量，放碱适量，置武
　　火上煮沸后取出去膜，去
　　白果心，装入碗中。
2　加适量水，将碗上笼，用
　　武火蒸熟。取出白果放入
　　清水锅中，再加白糖，置
　　火上煮沸，撇去浮沫，用
　　淀粉勾芡，略煮后上盘即
　　可。

食疗服法

　　可当糕点食用。

专家提示

　　有敛肺气、定喘嗽、止
带浊、缩小便之功。可辅治
哮喘、咳嗽、白带、白浊
等。清朝张璐璐的《本经逢
源》中载，白果有降痰、清
毒、杀虫之功能，可治疗
"疮疥疽瘤、乳痈溃烂、牙
齿虫龋、小儿腹泻、赤白带
下、慢性淋浊、遗精遗尿等
症"。

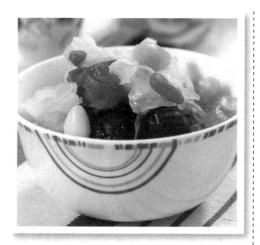

苏子降气粥

材料 苏子9克，制半夏9克，前胡6克，厚朴6克，橘红6克，当归6克，肉桂2克，陈皮3克，炙甘草4克，粳米50～100克，红糖适量。

做法

将上述药煎煮，去渣取汁，加粳米、红糖煮至米开粥稠即成。

食疗服法

每日早、晚温热食用，5日为一疗程。

专家提示

降气平喘，温化痰湿。适用于支气管炎及支气管哮喘而致痰涎壅盛、咳喘气短、胸膈满闷。

白果枸杞子甲鱼煲

材料 白果20克，枸杞子20克，甲鱼1个，银耳20克，红枣6枚，葱10克，料酒10毫升，生姜5克，鸡油25克，胡椒粉3克，菜胆30克，盐3克，味精2克。

做法

1 白果去心，洗净；甲鱼烫死后，除去内脏及爪；枸杞子洗干净，去果柄及杂质；生姜切片；葱切段；红枣去核；银耳用清水发好。

2 将甲鱼、白果、枸杞子、料酒、生姜、葱、银耳、红枣同放炖锅内，加入清水约2800毫升，置武火烧沸，再用文火炖煮30分钟，加入菜胆、胡椒粉、盐、鸡油、味精即可。

食疗服法

日常食用。

专家提示

健脾，益气，化痰。适用于脾气虚型支气管哮喘。

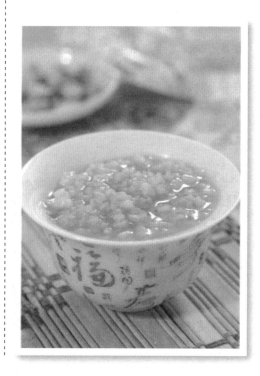

甲鱼贝母汤

（材料）甲鱼1只，贝母10克，盐、料酒、葱、姜、味精各少许。

▍做法

1　将甲鱼放滚开水内烫杀后，剖腹去除肠杂；贝母放入甲鱼腹内，随后用盐、料酒、葱、姜、味精码味。

2　将甲鱼放入炖盅并加水，置锅隔水炖2小时左右，直至肉熟软即成。

（食疗服法）

　　食肉饮汤，每日分两次服用，每隔5日服1剂。

专家提示 📖

　　此汤能滋阴补肺，益肾健胃，平喘止咳。适合肺虚型哮喘患者服用。川贝母性寒味微苦，能清肺泄热化痰，又味甘质润能润肺止咳，尤宜于内伤久咳，燥痰，热痰之证。用于肺虚劳嗽，阴虚久咳有痰者，常配沙参、麦冬等以养阴润肺化痰止咳；治肺热肺燥咳嗽，常配知母以清肺润燥化痰止咳，如二母丸。

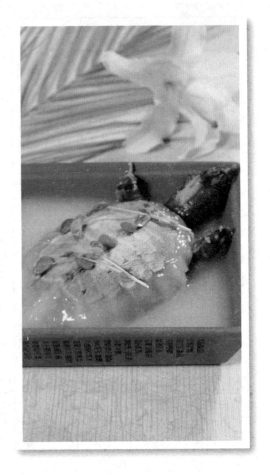

山药茯苓包子

（材料）山药粉100克，茯苓粉100克，面粉200克，白糖300克，猪油、青丝、红丝各适量。

▍做法

将山药粉、茯苓粉加水适量，浸泡成糊，蒸半小时后成糕状，调以面粉、白糖，发酵调碱制成软面，以猪油、青丝、红丝少许为馅，包成包子，蒸熟即可。

（食疗服法）

可作早餐或点心食用。

专家提示 📖

　　止咳定喘、滋阴补虚。适用于哮喘、痰嗽、白带、遗精、淋病、尿频等症。西医用于肺气肿、慢性支气管炎、盆腔炎、泌尿系统感染、肺结核等病症辅助治疗。

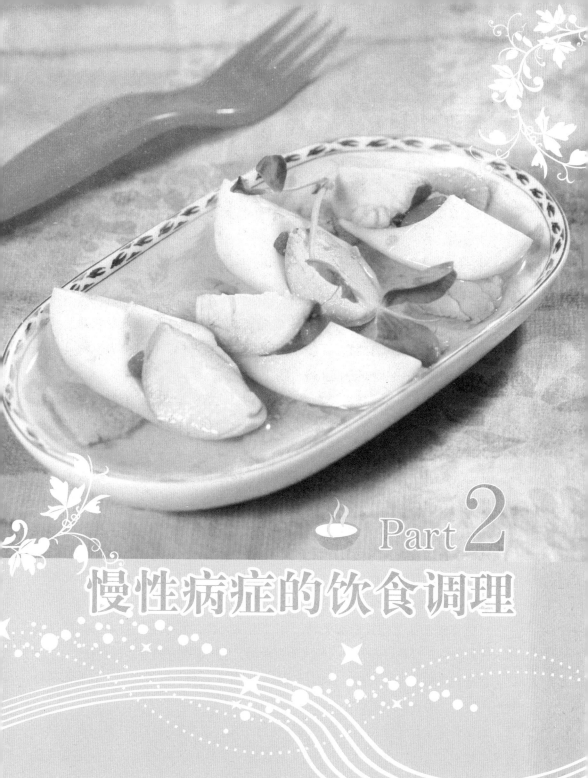

Part 2

慢性病症的饮食调理

胃痛

胃痛是一种极为常见的病症，中医又称为胃脘痛。祖国传统医学理论认为，胃痛一般可分为寒性胃痛、热性胃痛、气虚胃痛、阴虚胃痛、气滞胃痛、食积胃痛、血瘀胃痛。

宜忌原则

患有胃痛者应当根据中医传统理论，找准所属类型，选择适合的食物。

寒性胃痛俗称胃寒病。凡属寒性胃痛者，其胃痛往往是冷痛或受寒即发，或遇寒痛剧，或反清水、喜暖喜热熨，或四肢发凉、舌苔白。胃寒痛者宜吃具有温胃散寒的热性食物，忌吃寒凉性生冷食物。

凡热性胃痛者，常感觉胃部有火烧灼热感，或痞胀饱满感，有时伴有口苦口干，或口臭、舌苔多黄。胃热痛者宜吃清凉蔬食为妥，忌吃肥甘油腻、荤腥煎炸以及辛辣香燥食物。

凡属气虚胃痛者，表现为胃脘隐隐疼痛，按之痛减，进食后疼痛可缓解，饥饿则痛发，舌淡苔薄。气虚胃痛者宜多吃补气养胃食物，忌吃生冷或辛辣刺激性食物。

凡阴虚胃痛者，多表现为胃痛隐隐，口燥咽干，或口渴，大便干燥，舌红少津，脉多细弦。胃阴虚而疼痛者宜吃酸味、甜味食物。中医认为酸甘可以化阴，忌吃香燥辛辣食物。

气滞胃痛者往往感觉胃部胀痛，并常连及两胁，发怒生气后痛甚，嗳气频作，舌苔薄腻。气滞胃痛者宜吃行气消胀食物，忌吃滋腻黏糯壅滞的食物。

食积胃痛俗称伤食胃痛，多因暴饮暴食，饮食自倍，胃气受损。宜选择消食导滞的食物，忌食油腻荤腥食物。

血瘀胃痛常见于溃疡病患者，多因血行不畅、胃络阻所致。往往胃脘刺痛，疼痛有定处而拒按，食后尤甚。这类人宜食一些具有活血化瘀、和胃止痛的食物，忌食收涩性寒和辛辣刺激性食物。

宜食食物

寒性胃痛者宜食以下食物：

生姜 有温胃散寒的作用。可常用生姜切片，每日泡茶饮；或用生姜切碎，同粳米煮成生姜粥食用；也宜用生姜同羊肉煨熟后加入调味品食用。

大葱 取葱白两根，洗净切碎，糯米煮粥，煮沸后加入葱白同煮至熟，趁热早晚食用。葱粥有健胃、暖胃、散胃寒、止胃寒疼痛的效果。若再加入生姜片一同煮成葱姜粥食用，亦颇适宜。

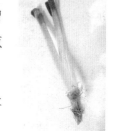

胡椒 胡椒炖猪肚为民间良方，是取白胡椒置入洗净的猪肚内一起炖熟食用，对寒性胃痛者尤为适宜。

荜茇 既是一种芳香性调味品，又属一味温胃散寒的中药。可将荜茇、胡椒研为极细粉末，调入煮沸的粳米或糯米粥内，稍煮后即可趁热食用。

丁香 属芳香调味品，有散胃寒的作用。可用丁香配合橘皮，煎水代茶饮，适宜胃寒疼痛伴有胃寒呃逆者。

羊肉 能暖胃补虚。可用羊肉、葱白、鲜生姜，一同煨至烂熟，最后加入细盐五香调料，吃肉喝汤。对慢性胃寒疼痛者颇为适宜。

狗肉 性属温热，适宜胃寒痛者秋冬之季食用。

小茴香 小茴香有祛寒止痛、理气和胃的功效。患有慢性胃寒痛者，可用小茴香加入细盐，同炒至枯黄后，研为细末，备用。先以糯米或粳米如常法煮粥，待稀粥将熟时，调入小茴香粉，再改为小火稍煮10分钟，供每晚睡前温热食用。连用7晚为一疗程，不愈再食用一疗程。

饴糖 适宜胃脘寒痛者，有缓解寒性胃痛的效果。每次用饴糖两匙，温开水化服。

鲢鱼 有暖胃的作用。适宜寒性胃痛者食用。可如常法烹食，且宜多加入些生姜与葱白，其效果更好。

紫苏 性温，味辛，有散外寒的作用。尤其对受凉引起的胃寒冷痛最为适宜。可与生姜、红糖共煮成汤服用。

赤砂糖 性温暖胃。凡胃寒疼痛者宜食之，若与生姜一同煎服，更为适宜。

荔枝 性温暖胃。可用荔枝肉5枚，煮酒1小杯，胃寒痛者屡服有效。

葡萄 性平，味甘、酸，能补气血、健脾胃。慢性胃炎者属中医胃寒疼痛者，宜吃些葡萄干或饮些葡萄酒。

砂仁 性温，味辛，有暖胃行气的作用。凡是寒性胃痛而不思饮食者，食之尤宜。

白豆蔻 性温，味辛，具有行气、暖胃、消食、宽中的作用。胃寒疼痛者食之最宜。

食茱萸 性温，味辛、苦，有温胃止痛的作用。寒性胃痛者食之颇宜。

此外，寒性胃痛者还宜食用羊肚、牛肚、鸡肉、酒酿、桃子、橘子、樱桃、杨梅、草豆蔻、荜澄茄等性温暖胃散寒的食物。

热性胃痛者宜食以下食物：

萝卜 生萝卜性凉，味辛、甘，能化痰热、消积滞、下气宽中。凡热性胃痛和食积胃痛者，均宜食之。《食物疗法》中曾介绍："治胃痛：白萝卜汁，每饭后饮半茶杯，服时滴入少许姜汁，温服。治胃满肚胀：消化不良，肚胀胃酸时，可随意吃些生萝卜。"

菠菜 既滑且冷，而味又甘，故能入胃清解，而使其热与毒尽从肠胃排除。所以，热性胃痛者宜多食、常食。

荸荠 性寒，味甘，可清热、生津。《日用本草》中说："泻胃热。"《本经逢原》亦云："治酒客肺胃湿热。"热性胃痛多与过吃辛辣酒食有关，适宜多食荸荠。

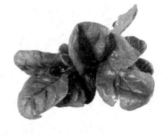

柿子 性寒，能清胃热、解酒毒。正如《别录》中所言："软熟柿解酒热毒，止口干，压胃间热。"故热性胃痛不适者宜食。

| 柚子 | 性寒，味甘、酸，可下气快膈消痰，是一种芳香健胃消食食品。《日华子本草》中说："去胃中恶气，消食。"所以，热性胃痛及食积胃痛者均宜食。 |

柚子　性寒，味甘、酸，可下气快膈消痰，是一种芳香健胃消食食品。《日华子本草》中说："去胃中恶气，消食。"所以，热性胃痛及食积胃痛者均宜食。

西瓜　性寒，有清热之功。《滇南本草》认为它"治一切热症，痰涌气滞"。胃脘灼热疼痛的热性胃痛者宜食。

菊花　性凉，味甘，有清热凉血、调中开胃的作用。适宜胃脘灼热疼痛、口干饮冷、心烦便秘者食用。

旱芹　俗称香芹、药芹。性凉能清胃，又有镇静镇痉的作用。凡胃痛者中医辨证属热性胃痛者，食之尤宜。水芹功与旱芹同，也适宜热性胃痛者食用。

丝瓜　性凉，有祛热、化痰、凉血、解毒的作用。《本草纲目》中说："煮食除热利肠。"因此热性胃痛者宜食。

冬瓜　性微寒，味甘、淡，能消痰、清热、解毒、利水。凡属热性胃痛者，食之颇宜。

苦瓜　性寒，味苦，苦能健胃寒、清火。凡属热性胃痛者食之为宜。

豆腐　性凉，味甘，有清胃热的作用。凡胃热作痛、胀满口渴者食之最宜。

蕹菜　性寒，味甘，有清胃通便的作用。所以，热性胃痛者宜常食。

芦根　性寒，味甘，有清胃热的作用。凡因胃热所致的胃痛呕逆者食之尤宜。

此外，热性胃痛者还宜吃茼蒿、金针菜、马兰头、慈姑、菜瓜、茭白、绿豆、梨子等凉性清胃食物。

气虚胃痛者宜食以下食物：

糯米　性温，味甘，能补中益气、暖脾胃。糯米煮粥食用，最养胃气，对气虚胃痛者尤为适宜。

粳米　能补中益气、健脾和胃。适宜气虚胃痛者煮粥食用。

西谷米 温中健脾养胃，治脾胃虚弱及消化不良。西谷米煮粥食用，对气虚胃痛者尤为适宜。

红枣 性温，味甘，可补脾和胃、益气。可用红枣煎服，或同粳米煮粥，或与锅巴、鸡内金一同烙饼食，对气虚胃痛者均为适宜。

鲫鱼 性平，味甘，治脾胃虚弱。适宜气虚胃痛、纳少无力者食用。

黄芪 能补中益气，治脾胃虚弱。凡气虚胃痛者，均宜选用黄芪10克，同红枣5个，煎汤服用。若食后觉胀，可用橘子皮少许，泡茶饮用即解。

党参 中医最为常用的健胃补气药。可单用党参与红枣煎服，也可配合山药、白术适量，同老母鸡煨食。

牛肉 能补脾胃、益气血。凡气虚胃痛者可用牛肉煨至烂熟，吃肉喝汤。

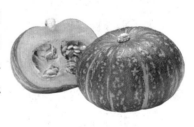

蚶肉 性温，味甘，有温中养胃的作用，凡胃气虚寒性疼痛者食之颇宜。

猴头菇 性平，味甘，有健胃、补虚及抗癌的作用。凡中医辨证属气虚胃痛者宜食，包括西医的胃溃疡、十二指肠溃疡、慢性胃炎、胃窦炎、胃下垂等，常食颇多裨益。

猪肚 性温，有补虚损、健脾胃的作用。气虚胃痛者食之，实为"以脏补脏"之法。

南瓜 甘温益气食物。明朝李时珍《本草纲目》中记载："南瓜，补中益气。"因此，气虚胃痛者适宜经常食用南瓜，并当注意煮熟后趁热食用，切忌冷食，否则易引起反酸水。

　　此外，气虚胃痛者还宜常食扁豆、山药、大麦、牛肚、羊肚、鸡肉、牛奶、红薯、花生、樱桃、太子参、兔肉、鳝鱼等。

阴虚胃痛者宜食以下食物：

乌梅　性温，味酸。中医认为"酸甘化阴"，胃阴不足胃痛者适宜用乌梅与甜食一同食用。可用乌梅加冰糖煎水当乌梅汤饮用。

番木瓜　性平，味甘，能健脾胃，助消化，治胃痛。木瓜中含有两种生物酶，一为木瓜蛋白酶，可分解蛋白质为氨基酸；一为脂肪酶，能分解脂肪。胃阴不足、胃酸缺乏的胃痛患者，食之颇宜。

沙参　性凉，味甘、淡。阴虚胃痛者宜食。可用北沙参配合石斛、冰糖，煎水代茶饮。

鸭肉　性凉，味甘、咸，有滋阴养胃的作用。阴虚胃痛者常食鸭肉颇为适宜。

银耳　性平，味甘、淡，有滋阴、养胃、生津、益气的作用。凡属阴虚胃痛、口中觉干者，宜用银耳同红枣、冰糖炖至极烂，趁热空腹食用。

柠檬　能生津养胃、酸甘化阴。适宜胃阴不足、胃酸缺乏、胃部嘈杂疼痛、口常觉干者。

石榴　性凉，肉果酸甜，有清热、健胃的作用。胃阴不足而引起的食欲不振和胃脘嘈杂隐痛者，食之颇宜。

西红柿　阴虚胃痛、口常觉干者，食之尤宜。可用红熟的生西红柿同绵白糖拌匀食用，也可用西红柿汁同土豆汁各半杯，混合后饮用，早晚各1次。

此外，阴虚胃痛者还宜食用桑椹、西洋参、枸杞子、草莓、葡萄、菠萝、李子、海棠、牛奶、羊奶及酸醋等。

气滞胃痛者宜食以下食物：

柚子　有下气快膈化痰、芳香健胃消食的作用。适宜胃部气滞作胀、疼痛、消化不良者食用。

佛手　取鲜佛手开水冲泡，代茶饮，有芳香理气、健胃止痛的作用。对肝胃气痛者最宜。

萝卜　　能健胃消食、顺气化痰。适宜气滞胃痛者煎水喝。或用鲜萝卜捣汁小杯，炖热饮用。

玫瑰花　可将玫瑰花晒干或阴干后，研细，每次10克，开水冲饮。适宜肝胃气痛者，有疏肝行气止痛的作用。

砂仁　　是一种辛香调味品，有芳香性健胃理气的作用。气滞胃痛者用砂仁捣碎后滚开水泡茶饮，有下气止痛、宽胸膈、疏气滞、化宿食的效果。

紫苏　　辛温调味品，有理气散寒的作用，故气滞胃痛者宜食。

金橘　　性温，味辛、甘，有理气化痰的功效。胃痛缘于气滞者食之尤宜。可煎汤或泡茶饮用。

　　此外，气滞胃痛者还宜吃刀豆、柠檬花、薤白、葡萄、荔枝、柑、荸荠、山楂、青菜、萝卜缨、芹菜、冬瓜、白豆蔻等。

食积胃痛者宜食以下食物：

槟榔　　性温，味苦辛，有破积下气的作用。故食积胃痛者尤宜食。

荸荠　　有消积化痰的作用。凡饮食过饱、食积不消的胃痛者，食之最宜。

荞麦　　性凉，味甘，有开胃宽肠、下气消积的作用。凡因食积胃痛者食之颇宜。

萝卜子　性平，其消积行气之力胜于萝卜。所以，食积胃痛和气滞胃痛者，食之皆宜。

鸡肫皮　性平，味甘，归脾、胃经，能健脾胃、消积滞。食积胃脘胀满疼痛者，食用鸡肫皮最为适宜。

山楂　　能消食积，尤其能消化肉积。所以，食积胃痛和瘀血胃痛者皆宜食。可用生山楂、炒麦芽各15克，水煎2次，分两次服用，连服数日。

金橘　　具有理气、解郁、化痰、醒酒的作用。食积胃痛、脘闷作胀者，适宜选用金橘煎水代茶饮，或嚼食金橘饼亦佳。

锅焦　　具有消食健胃的功效。食积胃痛者宜用锅巴炒焦后，煎水当茶饮。

大麦芽　能消食、和中、下气。故食积不消、胃脘胀痛者宜食之。

萝卜　　性凉，味辛、甘，有消积滞、下气宽中的作用。凡因食积不消引起的胃脘胀满作痛者，无论生食或熟食，均颇适宜。

胡萝卜　性平，味甘，有健脾、化滞的作用。食积胃痛者，生食或煮食皆宜。

杨梅　　性温，味甘、酸，有和胃消食、生津解渴的作用。酒席宴会过食伤胃引起食积胃脘胀满疼痛者食之最宜。

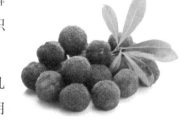

茶叶　　性凉，味苦、甘，有消食化痰之功。凡因酒食过饱而致胃脘作胀作痛者，宜用茶叶泡后顿饮，能起到消油腻、除胀痛的作用。

　　此外，食积胃痛者还宜吃萝卜缨、豆、谷芽、佛手柑、莴苣等。

血瘀胃痛者宜食以下食物：

藕　　　有凉血、散瘀的作用。血瘀型胃痛者宜常食。

山楂　　性微温，味酸、甘，有散瘀血的作用。故凡胃痛日久、瘀血作痛者，食之尤宜。

韭菜　　性温，味辛，有行气、散血、化瘀的作用。所以胃痛缘于瘀血停滞者，食之颇宜。

黑木耳　性平，味甘。既是营养丰富的食物，同时又有滋养益胃、和血养营的药用效果。因此，血瘀型胃痛者食之颇宜。

赤砂糖　俗称红糖。性温，味甘，中医认为红糖有活血化瘀的作用。所以血瘀胃痛者宜食之。

香醋　　性温，味酸、苦，有散瘀、止血的作用。所以血瘀型胃痛者宜在烧菜时加些酸醋。

　　此外，血瘀型胃痛者还宜吃些猴头菇、栗子、当归等。

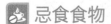 忌食食物

寒性胃痛忌食以下食物：

猕猴桃 性寒，味甘、酸。凡胃寒痛者当忌食。

甘蔗 性寒，味甘。虽有清热生津的作用，但胃寒者则不宜食。故凡胃痛属寒者当忌食。

茭白 俗称茭瓜。唐朝著名食医孟诜曾指出："茭白寒；性滑，发冷气。滑中，不可多食。"因此，寒性胃痛者应忌之。

蚌肉 性凉，味甘、咸。寒性胃痛者尤当忌食。

麦冬 性寒。故寒性胃痛者忌食。

螺蛳 性大凉。寒性胃痛者切忌。田螺性同螺蛳，寒性胃痛者亦当忌食。

螃蟹 性寒，味咸，属大凉之物。所以，寒性胃痛以及气虚胃痛者，皆不宜食用。

柿子 性大凉，味甘、涩。寒性胃痛者切忌食用，尤其不得与螃蟹一同食用。

香蕉 性凉，味甘。凡寒性胃痛者均不宜食用，否则食后即感胃冷不适，甚至引起胃痛发作，故当忌之。

苦瓜 苦寒。胃寒疼痛者忌食。

荸荠 甘寒，能清胃热，但寒性胃痛者则当忌食。凡平素胃寒之病者切不可食，否则容易引起胃痛发作。

此外，寒性胃痛者还应忌食绿豆、柿饼、生西红柿、梨、竹笋、瓠子、生菜瓜、海带、生莴苣、生萝卜、生藕、生黄瓜、生红薯、金银花、菊花、薄荷、鸭、蛤蜊、蕹菜、蕺菜、地耳、豆腐、马兰头、冷茶蛋，以及各种冷饮、冰镇食物。

热性胃痛者忌食以下食物：

胡椒 性热，味辛。胃寒证宜食，胃热证忌食。

花椒 性温，味辛。热性胃痛者应当忌食。

丁香　　性温，味辛。胃热疼痛呕逆者忌食。

龙眼肉　甘温果品，胃热当忌。因此，热性胃痛者应当忌食。

白豆蔻　辛温芳香调味食品，胃热疼痛者应忌食。

此外，热性胃痛者还应忌食辣椒、桂皮、草豆蔻、生姜、葱、洋葱、砂仁、狗肉、羊肉、白酒等。若误食这类辛辣温热食物，更会助长胃热，加重病情。

气虚胃痛者忌食以下食物：

萝卜　　性凉，味甘、辛。虽能化积消滞，但属破气耗气之物，久食则损伤正气和胃气，故气虚胃痛者应当忌食。

山楂　　消积耗气食品，多食、久食则伤胃气。气虚胃痛者尤当忌食。

金橘　　性温，味辛、甘，能理气、化痰、消食，但久食、多食则有耗气破气之弊。因此，只适宜食积胃痛者食用，而气虚体弱胃痛者应忌食。由金橘用糖腌压饼叫金橘饼，气虚胃痛者也不宜多食。

柿子　　大凉，多食伤胃。胃气虚弱者多表现出虚寒性胃痛，食之有弊无利。

薄荷　　性凉，味辛。凡体弱气虚胃痛者切不可多食、久食。

胡椒　　大辛大热之品，耗气散气食物。气虚胃痛者不食为宜。

此外，气虚胃痛者还应忌吃荸荠、苦瓜、蚕豆、螺蛳、茭白、薤白、白豆蔻、麦冬等破气耗气、寒凉伤胃食物。

阴虚胃痛者忌食以下食物：

桂皮　　辛温调味食品，尤易助火伤阴。中医认为，阴虚生内热。由胃阴不足引起的胃痛，忌食辛辣助火的桂皮及肉桂。

草豆蔻　性温，味辛，属温燥伤阴的调味食品。阴虚胃痛者久食、多食，则伤耗胃阴。

白酒　　阴虚胃痛嘈杂、灼热口干者切忌饮用。

生姜　　性温，味辛，有温胃、暖胃、散寒的作用，但易伤胃阴。生姜晒干或烘
　　　　干后称为干姜，更加辛热温燥。阴虚胃痛者应当忌食。

荜茇　　大辛大热的调料食品，有辛热耗散胃阴之弊。故凡胃阴不足、胃脘嘈杂
　　　　疼痛、口干无舌苔者，不宜食用。

　　此外，阴虚胃痛者还应忌食辣椒、胡椒、花椒、大蒜、大葱、茴香、丁香、砂
仁、荜澄茄、荔枝、槟榔、红参、萝卜、锅巴、紫苏等辛温香燥、伤阴耗气食物。

气滞胃痛和食积胃痛者忌食以下食物：

糯米　　虽有补中益气的作用，但对气滞胃痛或食积胃痛者来说，则当忌食。因
　　　　难以消化，更不宜做成糯米糕团食用。

栗子　　补肾果品，尤难消化，故气滞食积胃痛者不宜食用。尤其是儿童食积胃
　　　　痛时，尤当忌食。

红枣　　甘甜壅滞果品，胃有积滞或气滞胀满疼痛者切不可食。凡气滞胃痛和食
　　　　积胃痛者误食红枣，则胃痛胀满益甚。

龙眼肉　补脾胃宜用干果，但有滋腻壅滞碍胃之弊。气滞食积、胃脘痞满胀痛
　　　　者，应当忌食。

蚕豆　　性平，味甘，归脾、胃经。虽有益气健脾的作用，但气滞胃痛和食积胃
　　　　痛之时食之，则难以消化，此时忌食为妥。

芡实　　食积气滞胃脘痞满作痛者暂不宜食。

红薯　　气滞胃痛者食之胀痛益甚，故当忌之。

黄芪　　补气之物，气虚者宜食，但气滞胀满者勿食。《本草经疏》中早有告
　　　　诫："胸气闷，肠胃有积滞者勿用。"凡胃痛属食积气滞痞满胀痛者应
　　　　当忌食。

黄精　　性平，味甘，质润滋腻碍胃。因此，患有气滞胃痛以及食积胃痛者切不
　　　　可食。

此外，气滞胃痛和食积胃痛者还应当忌食洋葱、豌豆、黄豆、松子、柏子仁、胡桃仁、蚌肉、蚬肉、肥猪肉、鹅肉、鸡蛋、鸭蛋、麦冬、阿胶、甘草等难以消化、壅滞黏腻食物。

祖国传统医学认为：血遇寒则凝，得热则行。血瘀胃痛者应当忌食一切生冷性寒食物，如生荸荠、生红薯、生黄瓜、生山芋、生萝卜、香蕉、柿子、螃蟹、蚌、蚬、蛤蜊、螺蛳、西瓜、苦瓜等。

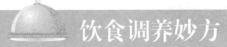

饮食调养妙方

马铃薯蜜膏

材料 鲜马铃薯1000克，蜂蜜适量。

做法

将马铃薯洗净，用绞肉机加工捣烂，再用洁净纱布绞取汁，放锅中以旺火烧沸，后改文火煎熬浓缩至稠黏时，加一倍量的蜂蜜，再煎至稠黏如膏状停火，冷却装瓶。

食疗服法

每次1汤匙，每日2次，20天为一疗程。空腹服用。

专家提示

和胃调中。可辅治胃、十二指肠溃疡。马铃薯能补脾益气，缓急止痛，通利大便。可用于脾胃虚弱，胃气不和之腹痛，大便秘结。现代用于胃及十二指肠溃疡之腹痛及惯性便秘。

莲子扁豆粥

材料 白扁豆25克，薏苡仁25克，莲子25克，红糖20克，红枣10枚，粳米200克。

做法

1 白扁豆、薏苡仁、莲子以温水泡发后煮熟，红枣洗净蒸熟。

2 将薏苡仁、扁豆、莲子、红枣放在容器底层，将熟粳米饭盖在上述原料上，武火蒸20分钟，取出把饭扣于大圆盘中。

3 将红糖加适量水熬汁，浇在饭上即可。

食疗服法

日常食用。

专家提示

养胃健脾。适用于胃痛反复发作的患者。如平时食欲差，乏力，稍劳累或饮食不节即出现胃隐痛者。西医用于胃炎、消化不良、肾炎、肾病综合征辅助治疗。

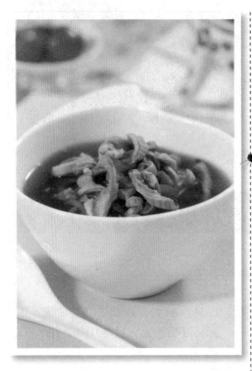

木瓜姜汤

材料 生姜30克，木瓜500克，米醋300毫升。

做法

1 将木瓜、生姜洗净，放炖锅中，加米醋和适量水，用文火煮。

2 待木瓜熟后，再烧炖一会即可。

食疗服法

分2～3次服完。2～3日1剂，可常服。

专家提示

此汤能健脾益气、温中和胃。适用于慢性胃炎属脾胃虚寒型、胃脘隐痛、喜暖喜按、食欲减退、饭后饱胀、神疲乏力等症。

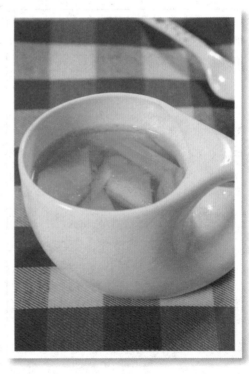

胡椒煮猪肚

材料 白胡椒10克，猪肚1个，盐、生粉各适量。

做法

1 将白胡椒洗净并研碎；猪肚用盐和生粉洗干净。

2 将白胡椒放入洗净的猪肚内，用线扎紧，煮熟即可。

食疗服法

取出胡椒晒干研末另服，趁热吃猪肚喝汤。

专家提示

温胃散寒。适用于胃寒疼痛、寒性胃炎、胃溃疡等症的辅助治疗。

甘蓝养胃汁

材料 甘蓝（洋白菜、圆白菜）适量。

做法

将甘蓝（洋白菜、圆白菜）洗净，切碎后放食品搅拌机中绞汁。

食疗服法

空腹饮用，每次半茶杯，每日1~2次，连服5~10日。

专家提示

消热和胃。适用于胃溃疡疼痛等症。甘蓝是世界卫生组织曾推荐的最佳蔬菜之一，也被誉为天然"胃菜"。有益脾和胃、缓急止痛的作用，可以治疗上腹胀气疼痛、嗜睡、脘腹疼痛等疾病。特别是含有特殊维生素U类物质，有治疗胃溃疡的作用。

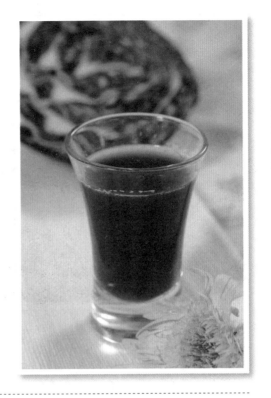

莲子桂花羹

材料 莲子60克，桂花2克，白糖适量。

做法

将莲子用清水浸泡2小时，去心，放入砂锅中，加水煮至莲子肉酥烂，再加入桂花、白糖炖5分钟即成。

食疗服法

每日晨起空腹饮用，20日为一疗程。

专家提示

补心益脾，温中散寒，暖胃止痛。主治胃溃疡，症见胸脘胀满、食欲不振、恶心呕吐、上腹疼痛等。

姜韭牛奶羹

材料 生姜25克，韭菜250克，牛奶250毫升。

做法

将韭菜、生姜切碎，捣烂，以洁净纱布绞取汁液，倾入锅内，再加入牛奶，加热煮沸即可。

食疗服法

每日早、晚趁热顿服。

专家提示

温胃健脾。适用于胃寒型胃溃疡、慢性胃炎、胃脘痛、呕吐等病症。

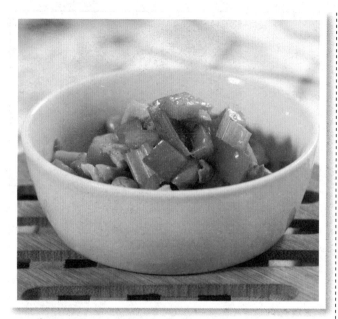

豆蔻爆肚丁

材料 白豆蔻20克，猪肚400克，盐3克，味精2克，料酒10毫升，鸡精2克，生姜5克，胡椒粉3克，葱10克，芹菜梗30克，红柿子椒30克，素油50毫升。

▌做法

1 将白豆蔻去壳，炒香，碾成细粉；猪肚反复洗干净，在沸水锅内焯一下，切成丁；红柿子椒洗净，切丁；芹菜梗洗净，切丁；生姜切碎烂；葱切丁。

2 将炒锅置武火上烧热，加入素油，烧六成热时，加入生姜、葱爆香，随即下入猪肚、料酒、白豆蔻粉炒变色，加入红柿子椒、芹菜梗丁，炒熟，加入盐、味精、鸡精、胡椒粉即成。

食疗服法

日常食用。

专家提示 📖

化湿行气，温中止呕。适用于脘腹胀痛、恶心呕吐、食欲不振等症。

丁香蒸酥肉

材料 丁香10克，猪五花肉400克，生姜5克，葱10克，盐4克，淀粉35克，素油1000毫升，鸡蛋1个。

▌做法

1 丁香去杂质，炒香，碾成细末；生姜切片；葱切段。

2 猪五花肉切成小片，将淀粉倒入碗中，磕入鸡蛋混合均匀，再将五花肉片放入裹上一层鸡蛋糊，加盐腌制10分钟。

3 将炒锅置武火上烧热，加入素油，烧六成热时，下入猪五花肉炸香，呈金黄色，捞出沥油，装入蒸碗内，置蒸笼内武火蒸15分钟即可食用。

食疗服法

日常食用。

专家提示 📖

温中止呕，暖肾助阳。适用于脾胃虚寒、呕吐、腹泻、冷痛、肾虚等症。西医用于胃炎、胃溃疡、阳痿、遗精的辅助治疗。患寒性胃痛、反胃呃逆、呕吐、口臭者宜食此菜。

便秘

便秘是指大便秘结不通，排便时间延长，或欲大便而艰涩不畅的一种消化系统常见症状，一般分为功能性（单纯性）便秘（大多为直肠性便秘）和器质性便秘（大多为结肠性便秘）。祖国传统医学则将慢性便秘分为热性便秘、气虚便秘、血虚便秘和阳虚便秘等类型。

宜忌原则

对于器质性便秘者，宜早期诊断明确，然后针对原有疾病进行治疗。对于功能性习惯性便秘者，宜多食、常食含粗纤维丰富的蔬菜和水果，以及富含B族维生素的食物，以刺激肠壁，使肠道蠕动加快增强，有利于排便畅通；宜多吃、常吃油润滋阴的食物，起到润肠通便的作用。忌食辛辣温燥的刺激性食物；忌食爆炒煎炸、伤阴助火，以及收敛酸涩的食物。

宜食食物

慢性习惯性便秘者宜食以下食物：

红薯　　多吃红薯，可治便秘，使大便畅通易解，民间多有此经验。可用鲜红薯叶200克，加油、盐炒菜吃。一次吃完，早晚空腹各吃一次，适宜大便燥结者。

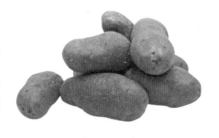

芝麻　　能润肠通便。适宜肠燥便秘者食用。

阿胶　　能滋阴补血润肠。适宜体虚便秘者食用。

香蕉　　能清热、润肠、解毒。适宜热性便秘和习惯性肠燥便秘者食用。

桑椹　　能滋液润肠。适宜体虚肠燥便秘者，也适宜慢性血虚便秘者食用。

甘蔗　　功在清热、生津、润肠。适宜热性便秘者食用。可用青皮甘蔗汁、蜂蜜各1酒盅，混匀，每日早晚空腹饮用。

松子 适宜慢性肠燥便秘者食用，有养液、润肺、滑肠之功。可用松子，每日早晚同粳米煮稀饭吃。或用松子，炒熟后捣烂，同白糖，再加适量清水，用文火熬成膏，冷却后装瓶内，每日早晚空腹食用，开水冲饮。

韭菜 可用新鲜韭菜洗净，然后捣汁，加黄酒，滚开水冲服。适宜便秘者食用。

柏子仁 含有丰富的油脂，能润肠通便。适宜肠燥便秘者食用。可用柏子仁配合松子、桃仁、杏仁、郁李仁为丸，也可用柏子仁、火麻仁各10克，微炒研细，以绢包、水煎20分钟，过滤，加白糖适量，一次顿服，每日3次，便通为度。

胡桃 适宜大便燥结者食用。可用胡桃仁、黑芝麻，炒后共捣烂研碎，早晚空腹用少许蜂蜜调服。既可补养身体，又治习惯性便秘。

萝卜 可用新鲜白萝卜，洗净后绞取萝卜汁，然后兑入少量蜂蜜，空腹饮用，每日3次。此法尤其适宜气秘。气秘者欲便不得，甚则腹中胀痛、胸胁痞满。

苋菜 能清热利窍。可用苋菜炒食，治大便秘结干燥者。习惯性便秘者也宜食用苋菜煮粥。

菠菜 慢性便秘者宜常食之，有养血润燥通便的作用。

马铃薯 适宜习惯性便秘者食用。可将马铃薯洗净后切为薄片，放入绞肉机内绞成糊状，用消毒纱布滤汁，每早空腹及午餐前各饮半玻璃杯。

芋头 便秘者宜食。它含丰富的淀粉，同时也含维生素，是一种碱性食物，可食用芋头来防治便秘。

慈姑 含维生素较多，能增强胃肠道蠕动，是预防和治疗便秘的理想食物。

海蜇 能清热、化痰、消积、润肠。适宜大便燥结者食用。

蜂蜜 能润燥清肠。适宜肠燥便秘者食用。

猪油 能润肠燥、通大便。可将猪油100毫升放入搪瓷杯内，加蜂蜜100毫升，用文火烧沸后，停火晾凉，将猪油与蜂蜜搅拌均匀。每日2次，每次1汤匙，对肠燥便秘者尤宜。

当归 既能补血调经，为妇科常用药，又能润燥滑肠。适宜大便秘结者。可用当归15克，生首乌15克，水煎服用，可养血润肠，尤其对血虚肠燥便秘者最为适宜。

肉苁蓉 有补肾、益精、润燥、滑肠的作用。尤其适宜血枯便秘和阳虚便秘者食用。可用肉苁蓉30克，水煎服用，每日1剂。

决明子 能清肝、明目、通便。适宜习惯性便秘者服用。可先将决明子炒黄，每日沸水冲泡当茶饮用。

南瓜 性温，味甘，有补中益气的作用。现代研究，南瓜不仅是一种低糖、低热量食物，而且所含丰富的纤维素有良好的通便作用。凡便秘者，尤其是中老年体弱便秘者，食之最宜。

猪肉 有补虚、滋阴、养血、润燥的作用。体弱便秘者食之尤宜。

苹果 含有多量的纤维素和果胶。经分析，每100克苹果可含粗纤维15.3～20.6克，含果胶15～18克，这两种物质都具有良好的通便作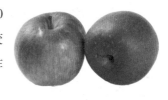用。纤维素难以消化，在肠道中增加容量，刺激肠壁蠕动而通便。所以，有习惯性便秘者常食颇宜。

牛奶 性平，味甘，能补虚润肠。故凡体质虚弱，或病后产后，或年老便秘者，皆宜食之。

海参 为清补食物，既能滋阴润燥，又能养血通便。肠燥便秘，或血虚便秘，或年老体弱便秘者，食之颇宜。

甜杏仁 性平，味甘，能润肠通便。年老体弱之慢性便秘者，食之最宜。

食盐 性寒，味咸，有清火凉血的作用。大便干燥及习惯性便秘者，每天早晨空腹喝淡盐水一茶杯最为适宜，有清肠通便的效果。

无花果　性平，味甘，有健胃清肠的作用。慢性习惯性便秘者宜常食之。

榧子　性平，味甘，有消积润燥的作用。因此，大便秘结者多食榧子，有润肠通便的效果。

梨　性凉，味甘、微酸，能清热、生津、润燥。热胜津伤的燥热便秘者，食之颇宜。

落葵　其性大凉，味甘、酸。热性便秘者食之颇宜。

首乌　有生何首乌与白首乌之分，两者均适宜便秘者食用。生何首乌有通便的作用，白首乌能补虚润肠。

锁阳　性温，味甘，有温肾、润肠、通便的作用。凡阳虚便秘及血虚便秘者，食之最宜。

燕麦　含膳食纤维高，口感好，其可溶性膳食纤维（β-葡聚糖）含量达到5%～7%，是预防便秘的最佳食物之一。

草莓　不仅含有丰富的维生素，而且含果胶，能润燥生津，调理胃肠，降血脂，防止便秘。

此外，便秘者还宜食用猪大肠、杨梅、茼蒿、青菜、青芦笋、甜菜、海带、羊栖菜、香菇等。

忌食食物

便秘者忌食以下食物：

糖　能减弱胃肠道的蠕动，使病情加重。

柿子　食用后可以减少肠液分泌而发生便秘，习惯性便秘患者不宜食用。

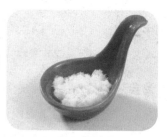

糯米　食用后易使人生热，大便干燥、坚硬。

莲子　性平，味甘、涩，虽有补脾、养心、益肾之功，但又有涩肠之弊，故大便燥结者忌食。

栗子　性温，味甘。但生栗子难以消化，熟栗子食后易滞气，故大便干燥者不宜食用。

芡实　性平，味甘、涩，有补脾肾和固涩的作用。慢性习惯性便秘者不宜多食、久食。

高粱　性温，味甘、涩。慢性脾虚腹泻者宜食，但大便燥结者则应忌食，因其性温而涩，多食、久食，更使大便干燥难解。

此外，便秘者还应忌食大蒜、辣椒、茴香、花椒、白豆蔻、草豆蔻、肉桂、炒蚕豆、炒花生、炒黄豆、爆玉米花、炒米花等。

饮食调养妙方

红薯粥

材料　新鲜红薯250克，粳米100～150克，白糖适量。

做法

将红薯（以红紫皮黄心者为最好）洗净，连皮切成小块，加水与粳米同煮稀粥，待粥将成时，加入白糖适量，再煮二三沸即可食用。

食疗服法

每日1次，要趁热食用，冷了吃或吃后受凉，都容易引起反酸、烧心。平素不能吃甜食的胃病患者不宜多食。

专家提示

健脾养胃，益气通乳。适用于夜盲症、大便带血，便秘，湿热黄疸等。红薯俗名山芋、甜薯、甘薯，我国各地均有栽培。民间也有用新鲜红薯煮粥的习惯。红薯不仅营养丰富，还有一定的医疗价值。中医认为其可补虚乏、益气力、健脾胃、强肾阴。同粳米煮粥，更能增强健脾胃、补中气的效果。由于红薯粥香甜可口，因此老幼皆宜。

紫苏麻仁粥

材料 苏子10克，火麻仁15克，粳米 50～100克。

做法

先将苏子、火麻仁捣烂，加水研，滤取 汁，与粳米同煮成粥。

食疗服法

任意服用。

润肠通便，火麻仁能刺激肠黏膜，使 分泌增加，蠕动加快，并减少大肠吸收水 分，故有泻下作用。中医食疗用于血虚津 亏、肠燥便秘的辅助治疗，尤其适用于老 年人、产妇体虚肠燥，大便干结难解者。

补肾核桃蜜

材料 百部、夏枯草各150克，黑芝麻 300克，核桃肉1000克，蜂蜜500 克，冰糖100克，盐适量。

做法

1 将百部和夏枯草洗净，倒入大砂锅 内，加冷水浸泡半小时后，用中火烧 开，再用文火慢煎半小时，取汁，加 水再煎，2次煎取药汁一碗半。

2 黑芝麻淘净，沥干，入铁锅炒散水 气，至黑芝麻发出响声，离火盛碗； 先将盐入锅炒热，入核桃肉，翻炒至 呈嫩黄色离火，待稍凉后，用铁筛筛 去细盐，再吹去一部分核桃衣。

3 将药汁、蜂蜜、冰糖同倒入大砂锅 内，文火烧开，徐徐倒入黑芝麻、核 桃肉，不断搅拌，以防焦底，烧沸10 分钟，离火、冷却，装瓶盖紧。

食疗服法

每次1匙，日服2次。2个月为一 疗程。

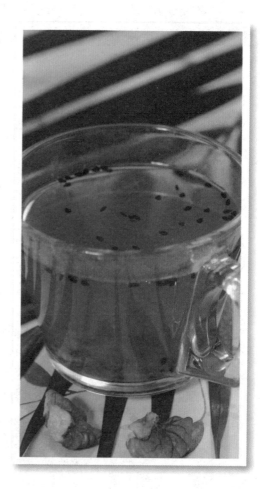

桂花核桃

材料 代代花15克，核桃仁250克，奶油100克，桂花、菠萝粒、白糖各适量。

做法

1 将核桃仁捣成浆备用。先将代代花加300毫升清水，放入锅内煮烂，放白糖搅匀。

2 加入核桃仁浆、白糖拌匀，再放入奶油搅匀煮沸，出锅后倒入容器盒中，待凉后再放入冰箱冷冻，取出用刀划成块，撒上桂花、菠萝粒即成。

食疗服法

日常食用。

专家提示

益肾补虚、养颜美容。西医用于肠燥、便秘、失眠的辅助治疗。明朝李时珍著《本草纲目》记述，核桃仁有"补气养血，润燥化痰，益命门，处三焦，温肺润肠，治虚寒喘咳，腰脚重疼，心腹疝痛，血痢肠风"等功效。

芦荟茶

材料 芦荟100克，蜂蜜10毫升。

做法

1 将鲜芦荟切成薄片，加水煮成汁。

2 加入蜂蜜饮用。

食疗服法

每日2次，每次100毫升。

专家提示

芦荟含有丰富的芦荟胶，具有调理肠胃和导泻的作用，也有很好的通便作用。研究证实，芦荟所含的蒽醌类化合物衍生物在肠道中释放出芦荟大黄素，能刺激大肠蠕动，从而有效改善胃肠道功能不佳、便秘等症状，并可排毒去火、补虚养颜。因此，自古以来芦荟就一直作为最好的缓泻剂而受到人们的称许。可以说，芦荟是治疗便秘的特效药。

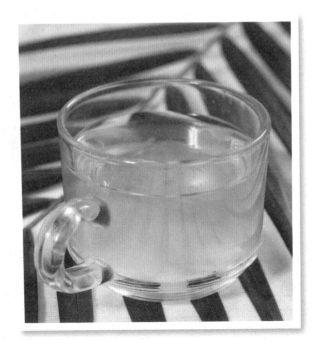

肠耳海参汤

材料 猪大肠300克，黑木耳20克，海参30克，调味品各适量。

■做法

1 将猪大肠翻出内壁用细盐搓擦，除去污秽之物，洗净切段；海参用水发好切条状；木耳温水发好洗净备用。

2 三者共放锅中加水及调味品文火炖煮30分钟，大肠熟即可。

食疗服法

饮汤，食大肠、海参、木耳。

专家提示

猪大肠有润燥、补虚、止渴止血之功效。《本草纲目》说：润肠治燥。此汤能滋阴清热，润肠通便，适宜于阴虚肠燥便秘的治疗，也可用于贫血患者的食疗。

桃仁麦冬炒肉丁

材料 核桃仁30克，麦冬20克，猪瘦肉400克，红海椒20克，黄瓜20克，鸡蛋1个，鸡精、芡粉、料酒、葱、生姜、盐、素油、味精、白糖、酱油各适量。

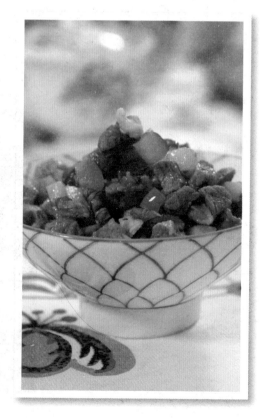

■做法

1 将核桃仁去杂质，用素油炸香；麦冬拍破，去梗；猪瘦肉用沸水氽去血水，洗净，切成肉丁，并用芡粉和鸡蛋清抓匀；红海椒洗净切丁；黄瓜洗净切丁；生姜切片；葱切段。

2 将炒锅置武火上烧热，加入素油，烧六成热时，下入生姜、葱爆香，随即下入肉丁、麦冬、红海椒、黄瓜、料酒、白糖、酱油，烧熟，加入盐、味精、鸡精、核桃仁即可。

食疗服法

日常食用。

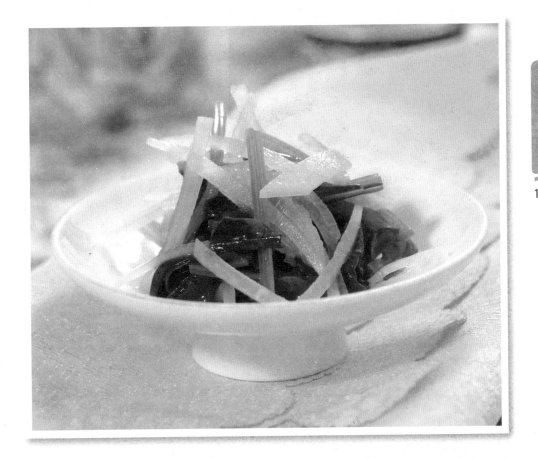

萝卜拌菠菜

材料 白萝卜50克，菠菜50克，盐、麻油各适量。

做法

1 将菠菜洗净后切成小段，入沸水中焯烫6分钟，捞起；白萝卜洗净切丝。

2 将两者同放入大碗中，加盐、麻油调味即可。

食疗服法

日常食用。

专家提示

本药膳能行气通便，也用于小儿习惯性便秘、肠神经官能症、锌缺乏症等病症的辅助治疗。

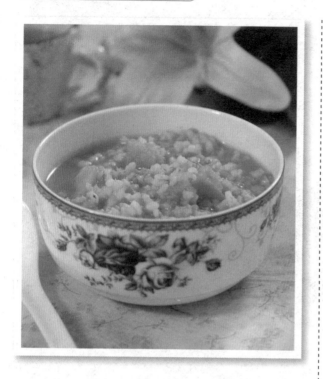

黄豆糙米南瓜粥

材料 黄豆50克，糙米100克，南瓜120克，水、盐各适量。

做法

1 黄豆洗净并泡水3~4小时；糙米洗净泡水约1小时。

2 南瓜去皮切小块备用。

3 锅中加入黄豆和6杯水，用中火煮至黄豆酥软，加入糙米及南瓜，改用大火煮开，再改小火慢慢煮至豆酥瓜香，加盐调味即可。

食疗服法

日常食用。

专家提示

南瓜润肠通便、预防便秘；糙米可促进肠道蠕动，加快排出废物，减少有害物质对人体的刺激。

桂花荸荠饼

材料 荸荠500克，枣泥馅150克，面粉50克，水淀粉15克，花生油1000毫克（实耗100毫克），白糖200克，桂花糖10克。

做法

1 用刀把荸荠拍碎，剁成细末状，用干净纱布挤出水分，放入面粉拌匀。

2 分成16等份，填入枣泥馅，制成16个丸子；待油烧至七成热时放入，炸至金黄色捞出。

3 锅留底油，放入桂花糖、白糖、清水100毫升，熬稠汁后加入炸好的丸子，稍焖，水淀粉勾芡，以锅铲按压丸子成饼状，收汁后装盘。

食疗服法

佐餐食用。

专家提示

清热润燥。可辅治老幼阴虚内热、口干舌燥、轻咳便秘等症。《罗氏会约医镜》记载："荸荠益气安中，开胃消食，除热生津，止痢消渴，治黄疸，疗下血，解毁铜。"

菊花决明子粥

材料 菊花10克，决明子10~15克，粳米50克，冰糖适量。

做法

先把决明子放入砂锅内炒至微有香气，取出，待冷后与菊花煎汁，去渣取汁，放入粳米煮粥，粥将熟时，加入冰糖，再煮沸1~2次即可食。

食疗服法

每日1次，5~7日为一疗程。

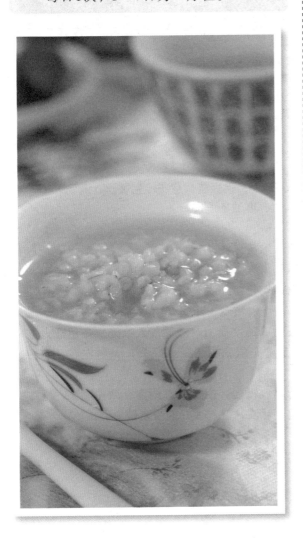

南瓜松子汤

材料 南瓜、土豆各100克，松子30克，橄榄油、盐、糖、水淀粉、鲜奶油适量。

做法

1 南瓜、土豆支皮，切薄片；松子放入锅中，以文火炒香备用。

2 锅炉中倒入橄榄油，放入南瓜、土豆及松子炒至香软，再倒入果汁机中，加入400毫升水打成南瓜汁备用。

3 南瓜汁倒入锅中煮开，加盐、糖调味，再加入水淀粉勾薄芡，盛盘，淋入少量鲜奶油。

食疗服法

日常食用。

专家提示

　　此汤中南瓜含有丰富的维生素及镁、锌等矿物质，具有补中益气、润肺软便的功效，适合患有慢性支气管炎、久咳不愈者食用。松子可滋阴，益肺，润肠，可用于治疗燥痰干咳，气血不足或肠燥便秘等。本品属补中益气、润肺清肠的好汤。适合久咳不愈和肠燥便秘者食用。

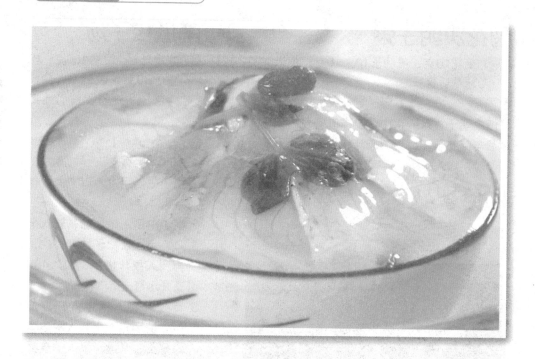

桃花鳜鱼蛋羹

材料 鳜鱼500克，桃花20朵，鸡蛋4个，豌豆苗、葱花、生姜丝、清汤、精盐、味精、黄酒、胡椒粉、醋、麻油各适量。

做法

1 把桃花瓣洗净；豌豆苗去老叶取嫩苗，洗净。

2 把鳜鱼去鳞、头尾、内脏，取肉洗净，切成薄片，加入精盐、黄酒、胡椒粉、葱花、生姜丝、味精搅拌均匀，浸渍入味。

3 把鸡蛋磕入碗内，拌匀，兑入清汤、精盐、味精、胡椒粉，调好味。

4 将浸渍好的鱼片整齐地排放在蛋液的平面上，然后放入蒸笼，先用旺火后转小火蒸6分钟，揭开蒸笼放一下气，再将笼盖好蒸10分钟左右，熟后取出。

5 将炒锅上火，下少许清汤、味精、精盐、胡椒粉，烧沸后撇去浮沫，下入桃花瓣、豌豆嫩苗，淋上醋、麻油，盛入蒸好的蛋羹碗内即成。

食疗服法

佐餐食用。

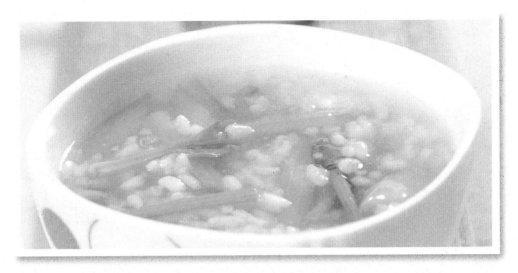

菠菜芹菜粥

材料 芹菜300克，菠菜250克，大米
100克。

做法

1. 把菠菜、芹菜择洗干净，切成4厘米长
   的段；大米淘洗干净，待用。
2. 将大米放入锅内，加清水800毫升，然
   后将锅置旺火上烧至大开，再用小火
   煮30分钟。
3. 加入芹菜、菠菜，烧沸，打开盖煮10
   分钟即成。

食疗服法
四季常食。

专家提示
此粥具有养血润燥、降低血压
的功效，适用于高血压病、便秘、
小便不利等症患者。

蜂蜜蛋花汤

材料 蜂蜜25～30克，麻油15毫升，鸡蛋1个。

做法

先将鸡蛋打入碗内，用筷子搅散，备用，再将蜂蜜加适量水放于瓷缸内，煮沸，将
碗中的蛋液冲成蛋花，再放入适量的麻油即成。

食疗服法
每日晨起饮1碗。

高血压

高血压是一种主要由于高级神经中枢功能失调引起的全身性疾病。收缩压大于或等于18.67千帕，或舒张压大于或等于12千帕即为高血压。早期临床表现有头痛、头昏、颈痛、耳鸣、失眠、心悸、乏力、面色苍白或潮红、记忆力减退或有肢体麻木及神经质等表现；晚期可导致心、脑、肾等脏器的病变，并出现心功能不全、中风和肾功能不全的表现。

宜忌原则

高血压患者的饮食宜忌，可以说与药物治疗同等重要。其饮食宜忌的原则是：限制脂肪摄入量，尤要忌吃动物性脂肪和高胆固醇食物，宜吃植物油，忌吃动物油，适量进食蛋白质食物；适宜低盐饮食，切忌过咸食物；宜适量饮茶和少量饮用果酒与啤酒，忌饮烈性白酒。总之，以低热量、低脂肪、低胆固醇、低盐饮食为妥，保持清淡饮食为宜，尤其适宜多吃新鲜蔬菜、瓜果和具有一定降血压作用的食物。

宜食食物

高血压患者宜食以下食物：

苹果　　它所含的钾，能与体内过剩的钠结合，使之从体内排出，从而调节钾、钠，使之保持平衡，有利于降血压。可将苹果洗净后挤出苹果汁，每日3次，连续食用，对高血压患者有益。

葡萄　　含钾盐较多而含钠量较低。经常食用成熟的新鲜葡萄或葡萄干对高血压患者颇为适宜。

柿子　　是一种优良的降压止血食物。可用柿饼3个水煎，一日3次分食。或用生柿榨汁，以米汤调服半杯，一日2次。适宜高血压患者及伴有脑卒中预兆者。

梨	适宜高血压头晕、目眩、耳鸣、心悸者经常食用。有降压、清热、镇静的作用。
香蕉	有清热、利尿、通便、降压的作用。适宜高血压患者经常食用。可以每日食用香蕉1~2个，也可用新鲜香蕉皮30~60克，洗净后煎水当茶喝。
西瓜	有利尿的作用，从而起到降压效果。高血压患者可经常吃些西瓜子，每日9~15克，因西瓜子仁中含有一种能降血压的成分，对高血压患者有益。
莲子心	用莲子心1.5克，每天开水冲泡当茶喝。适宜高血压引起头胀、心悸、失眠者。
荸荠	可用荸荠60~120克，海蜇60克，一同煮水，每日分2~3次喝汤吃荸荠。也可用荸荠120克，海带、海藻各60克，煎水喝，对原发性高血压患者尤为适宜。
花生	有降压和止血的功效。用生花生米浸泡在米醋中，5日后开始食用，每天早上嚼食10粒。

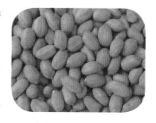

大蒜	含有一种配糖体，有降压的作用。每天早晨空腹吃糖醋大蒜，并喝醋汁。坚持食用，能使血压比较持久平稳地下降。
西红柿	有清热解毒、凉血平肝、降低血压的功效。一般人如果坚持每天生食1个西红柿，对防治高血压大为有利，尤其是高血压伴有眼底出血者，更加适宜。
芹菜	可用生芹菜（以旱芹为优）去根，用冷开水洗净，绞汁，加入等量蜂蜜，每日饮用3次，每次40毫升，饮时加温。
茄子	含有多量维生素，特别是紫茄子，维生素更多。它能降低毛细血管的脆性和渗透性，防止微血管破裂，适宜高血压患者食用。

萝卜 有稳定血压、软化血管、降低血脂的作用。可用新鲜白萝卜洗净后榨取萝卜汁，每次约10毫升，每日服3次，连服2周。适宜高血压头晕患者。

茭白 可用新鲜茭白20克，同等量旱芹菜煎水饮用，每日2~3次。适宜高血压患者常饮，有降压的功效。

洋葱 几乎不含有脂肪，而且能够减少外周血管的阻力，对抗人体内儿茶酚胺等升压物质的作用，还能保持体内钠盐的排泄，从而可使血压下降。此外，洋葱皮中所含的芦丁，能使毛细血管保持正常的功能，有强化血管的作用，对预防高血压和脑出血有益。

蕹菜 含丰富的钙质，对维持血管的正常渗透压有利。新鲜蕹菜如常法炒食，尤其适宜高血压头痛者。

菊花脑 可用鲜嫩菊花脑的苗叶或嫩头，不拘量多少，经常煎水喝。适宜高血压伴有头痛、头晕、目赤、心烦、口苦者食用，更适宜高血压患者炎夏食用，起到降血压、清头目的效果。

茼蒿 含有一种特殊的芳香气味，所含的氨基酸和挥发性精油能令人头脑清醒，兼有降压的作用。可用新鲜茼蒿适量，洗净后切碎，然后捣取茼蒿汁约50毫升，加入适量温水服用。适宜高血压头昏脑胀者。

菠菜 有活血脉、通胃肠、开胸、止烦渴的作用。经常食用对高血压伴头痛、面红、目赤者有益。

芦笋 所含的有效成分具有降低血压、加强心肌收缩、扩张血管和利尿的作用。这对高血压及动脉硬化者尤为适宜。可将新鲜芦笋煮熟后捣烂成泥状，置冰箱内贮存，每日2次，每次4汤匙，加水稀释后冷饮或热饮。亦可将芦笋配以其他素菜炒食。

黄瓜 含有较多的钾盐，有利尿和降血压的作用，并能清热、解暑。尤其适宜高血压患者夏天食用。可切片煨汤，可如常法素烧，也可洗净后生食，但不宜多食腌制过咸的黄瓜酱菜。

紫菜	有降低血压、防止动脉硬化和脑出血的功效。最常见的食用方法是用紫菜烧汤喝。
裙带菜	常食可以使血液净化和血压稳定，预防高血压。可将裙带菜作为腌、拌、煮和熬汤的食料。
香蕈	含有一种核糖类物质，可防止动脉硬化和降低血压，因此适宜高血压患者经常食用。可配合其他降血压食物如芹菜、黑木耳、萝卜、西红柿、芦笋等一同食用更好。
金针菇	一种高钾低钠食物。适宜高血压患者做汤或炒食，也可做火锅中的配料。还宜将金针菇洗净后置沸水中烫一下，捞起后细切，加入麻油、调料、酱油拌匀作为冷盘食用。
米醋	有软化血管、降低胆固醇的功效。用米醋适量，放入适量冰糖，浸泡溶化后，在饭后饮几汤匙。
枸杞	对高血压患者来说，无论是枸杞子还是枸杞头，均宜食用。枸杞子可配合白菊花一同泡茶饮用，枸杞头可于春季作为高血压患者时令佳蔬炒食为好，亦可凉拌食用。
蜂蜜	蜂蜜和蜂乳对高血压患者能起到良好的治疗作用。可用蜂蜜约3汤匙，兑入温开水中冲服。

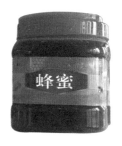

豌豆	含有丰富的钙质，能维持心跳规律，加上其他维生素和矿物质的综合作用，对预防高血压很有帮助。可用鲜嫩豌豆苗一把，洗净后捣烂，布包榨汁，每次半杯，略加温后饮用，每日3次。
木耳	有降压的功效。可以用白木耳（即银耳）10克，冰糖10克，炖服或煨烂后食用。也可用黑木耳5克，清水浸泡一夜，蒸1小时，加冰糖适量，临睡前食用。这对高血压伴有眼底出血者更为适宜。
胡萝卜	有降血压的作用。钾的多少与血压的高低有关，高血压患者饮用胡萝卜汁，可使血压降低。

甲鱼　性平，味甘，能滋阴凉血。高血压患者常表现为阴虚阳亢之证，所以适合患有血压升高者。

虾皮　含钙量特别高，而血压与含钙量有紧密的关系。适当进补含钙量高的食物，可使血压下降，并能防治脑血栓、脑出血等疾病。虾皮是补钙最好的食物之一，因此适合高血压患者。

兔肉　在畜类肉食中，兔肉所含的脂肪量最低，而蛋白质含量最高，是一种难得的高蛋白质质、高铁、高钙、高磷脂和低脂肪、低胆固醇的理想食物。对高血压患者来说，它可以阻止血栓形成，并有保护血管的作用，故宜常食。

鳗鱼　是一种能滋阴清热、益精明目的清补食物。高血压患者多见有肾精不足、肝阳偏旺、阴虚内热的表现，而鳗鱼又是一味高蛋白质质、低脂肪的保健营养品，所以非常适合高血压患者。

此外，高血压患者还适宜吃些草莓、无花果、猕猴桃、芒果、橘络、金橘、松子、胡桃、马兰头、莼菜、冬瓜、竹笋、豆腐、地耳、马铃薯、羊栖菜、猴头菇、平菇、槐花、灵芝、鸽肉、蚕蛹、何首乌、沙参、西洋参、杜仲、薏苡仁等。

忌食食物

高血压患者应忌食以下食物：

牛髓　甘温补虚之物，是一种高脂肪、高胆固醇的食物。因此高血压患者切忌多食。

狗肉　温补性食物，易助热动火。高血压患者忌食。

羊髓　由于羊的脑髓中胆固醇含量较高，因此高血压患者不宜多食、常食。

肥猪肉	肥肉含动物性脂肪特别高，可达90.8％。多吃肥肉易使人体脂肪蓄积，身体肥胖，血脂升高，以致动脉硬化，所以长期血压偏高者应忌食。
猪肝	由于猪肝中胆固醇的含量较高，常吃、多吃猪肝，对高血压及高血脂者不利，故应适当忌吃为妥。
鸡肉	性温，助热，易动风，特别易引起中风。因此高血压患者及有脑卒中先兆者忌食，尤其忌吃公鸡的头、翅、爪。
白酒	由于白酒中的酒精成分在肝脏内影响内源性胆固醇的合成，使血浆胆固醇及三酰甘油的浓度升高，造成动脉硬化。同时可以引起心肌脂肪的沉积，使心脏扩大，引起高血压和冠心病。因此，高血压患者切勿多喝烈性酒。
食盐	性寒，味咸。吃盐过多是引起高血压病的重要原因。因此，高血压患者切忌多吃盐。
人参	性温，味甘、苦，为温补强壮剂，有助热上火之弊。当高血压患者出现血压升高、头昏头胀头痛、性情急躁、面红目赤之时，切勿食人参。一般来说，凡高血压患者，没有气虚体弱之状，或体质尚佳者，皆不宜食。

此外，血压升高者还应忌吃各种蛋黄，动物脑、肝、肾，以及肥肉、猪油、虾等高脂肪、高胆固醇食物，也忌吃川芎和腌制的咸菜、辣椒等。

饮食调养妙方

香蕉酸奶

材料 香蕉1根，低脂酸奶200毫升，蜂蜜10毫升，柠檬汁少许。

做法

1 香蕉去皮，切小块备用。

2 将香蕉、酸奶一同放入果汁机中打均匀，用蜂蜜和柠檬汁调味即可。

食疗服法

日常食用。

专家提示

香蕉是一种含钾量十分高的水果，能平衡体内钠离子，而钠离子是造成高血压的帮凶，因此，香蕉是很适合高血压患者食用的水果。

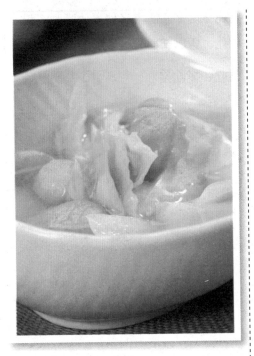

大蒜炖黑鱼

材料 黑鱼400克，大蒜100～150克。

做法

黑鱼除肠杂，大蒜剥去皮，放砂锅内加适量水，隔水炖至烂熟，不加调料。

食疗服法
每日或隔日一次。

专家提示

此菜可降血脂，润泽肌肤，养颜美容。适用于高血压、高血脂、冠心病、肥胖者。黑鱼能够补心养阴，澄清肾水，行水渗湿，解毒去热，具有补脾利水、去瘀生新、清热等功效，对高血压有很好的辅助治疗作用。

栗子炖白菜

材料 生栗子200克，大白菜300克，蒜末适量，水淀粉一大匙，盐少许。

做法

1 生栗子洗净，放入锅中，加入适量清水，煮至半熟，捞出，剥去外壳；大白菜洗净，切成长条。

2 锅中放入适量的油，烧热后放入栗子略炸，捞出沥油。

3 锅中留少许油，烧热后放入蒜末煸香，然后下入白菜，翻炒几下，加入栗子、盐和适量清水，大火烧开后转小火慢炖，熟后用水淀粉勾芡即可。

食疗服法
日常食用。

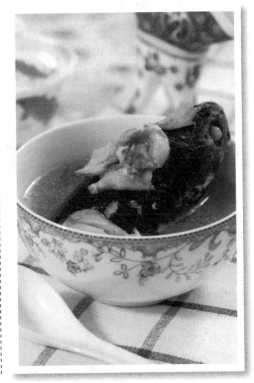

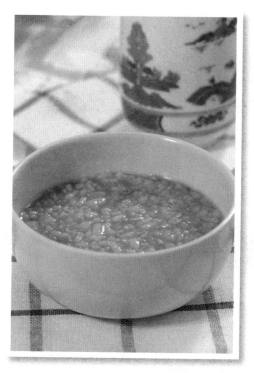

山楂粥

材料 山楂30~45克（或鲜山楂60克），粳米100克，砂糖适量。

做法

将山楂煎取浓汁，去渣；与洗净的粳米同煮，粥将熟时放入砂糖，稍煮1~2沸即可。

食疗服法

作点心热食，10日为一疗程。

专家提示

健脾胃，助消化，降血脂。适用于高血脂、高血压、冠心病，以及食积停滞、肉积不消。山楂以果实作药用，性微温，味酸、甘；归脾、胃、肝经，有消食健胃、活血化瘀、收敛止痢的功能。

牛奶红枣粥

材料 牛奶500毫升，大米100克，红枣25克。

做法

1. 将大米淘洗干净，用清水浸泡1小时左右；红枣洗净备用。
2. 汤锅置于火上，将红枣、大米和泡米水一起倒入锅内，然后加入适量清水，大火烧开，转小火熬煮至粥熟，然后加入牛奶，烧开即可。

食疗服法

日常食用。

茄子煮芹菜

材料 鲜茄子250克，鲜芹菜250克，盐2克。

做法

将茄子去皮，切成粒；芹菜洗净切细，加清水1000毫升水煎，放盐调味当茶饮。

食疗服法

日常食用。

专家提示

活血化瘀，祛风通络，降血压，适用于头痛较甚的高血压患者。

玉兰花黑鱼汤

材料 玉兰花3朵，黑鱼1尾，豌豆苗50克，盐、料酒、白胡椒粉、葱花、生姜丝、素油、鸡汤、鸡油各适量。

做法

1 将玉兰花洗净，切成丝，放入盘内。

2 黑鱼去鳞、去鳃，掏出内脏洗净，在鱼身两侧各划切两刀备用。

3 炒锅放入适量的清水烧沸，下入黑鱼烧沸捞出，剥去鱼皮。

4 炒锅放油烧热，下葱花、生姜丝煸炒透，将黑鱼煎一下，加入鸡汤、料酒、盐、白胡椒粉。

5 武火烧沸，文火煮半小时，汤浓后捞出葱、生姜，撇去浮沫，连汤带鱼倒入大汤碗内，撒上玉兰花丝和豌豆苗，淋上鸡油即成。

食疗服法

日常食用。

专家提示

降血脂，润泽肌肤，养颜美容。适用于高血压、高血脂、冠心病、肥胖者食用。

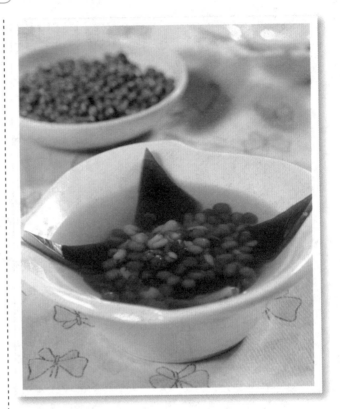

海带绿豆汤

材料 海带150克，绿豆150克，红糖100克。

做法

绿豆淘洗干净，海带浸泡，洗净，切块，与绿豆同煮至豆烂，加入红糖稍煮即可食用。

食疗服法

每日2次，可连续食用。

专家提示

此汤能清热解毒、降血压、降血脂。适用于高血压、高血脂的辅助治疗。海带中含有多种有机物和碘、钾、钙、铁等元素，还含蛋白质、脂肪酸、糖类、多种维生素和尼克酸等，对高血压、动脉硬化及脂肪过多症有一定的预防和辅助治疗作用。

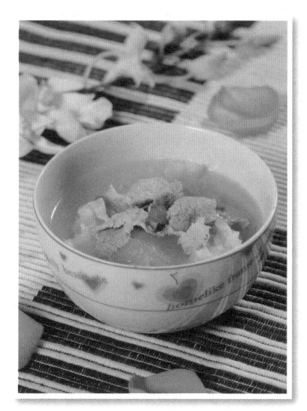

冬瓜银耳瘦肉汤

材料 瘦猪肉100克，冬瓜300克，银耳60克。

做法

1 将猪瘦肉洗净切条；冬瓜去皮，洗净，切大块；银耳用清水发透，去蒂，洗净。

2 将猪瘦肉、冬瓜、银耳同放砂锅，加清水适量，武火煮沸，文火炖煮2小时即可食用。

食疗服法

日常食用。

专家提示

冬瓜含维生素C较多，且钾含量高，钠含量低，所以最适合需低钠食物的高血压、肾脏病、水肿病等患者。

冰糖炖海参

材料 海参30克，冰糖20克。

做法

1 先将海参洗净泡发，切条块。

2 将切好的海参放在砂锅里，加适量清水，炖烂海参。

3 加冰糖再炖片刻，冰糖溶化即可食用。

食疗服法

早饭前空腹食用。

专家提示

补肾益精，养血润燥。适用于高血压患者。

高脂血症

血脂是人体血浆内所含脂质的总称，其中包括胆固醇、三酰甘油、胆固醇酯、β-脂蛋白、磷脂、未酯化的脂酸等。当血清胆固醇超过230毫克/100毫升，三酰甘油超过140毫克/100毫升，脂蛋白超过390毫克/100毫升以上时，即可称之为高脂血症。如若仅是胆固醇一项增高者，又可称为高胆固醇血症。

高脂血症可以引起全身性疾病，如动脉粥样硬化、糖尿病、肥胖症等。

宜忌原则

凡血脂偏高者适宜多吃植物蛋白质食物，如大豆、花生等，也适宜食用植物油，如菜油、花生油、麻油、玉米油、豆油等；适宜食用清淡饮食和基本上保持素食为好，也可适当食用些瘦肉、鱼类等含脂肪量少而蛋白质及维生素较为丰富的食物。

高脂血症患者忌食高脂肪食物，特别是要控制动物脂肪、内脏、禽蛋之类，以减少胆固醇和饱和脂肪酸的摄入。脂肪酸所起的作用，取决于其饱和程度，饱和的脂肪酸可使胆固醇升高，而不饱和的脂肪酸可使胆固醇下降。高脂血症患者也应忌食蔗糖和果糖，尽量少吃糖果和甜点类食物。果糖在体内比较容易合成脂肪，蔗糖与动物脂肪含量均高时，血脂的增高更加明显。

值得一提的是，长期饥饿者也会导致血清三酰甘油的增高。有的高脂血症患者采用饥饿方法以求减轻体重和高脂血症。但事实上，过度的饥饿反而使体内脂肪加速分解，血中游离脂肪酸增加，继发地增加了三酰甘油的含量。此外，高脂血症患者亦当忌烟酒。因为长期的烟酒作用于人体，也不利于高脂血症患者的康复。

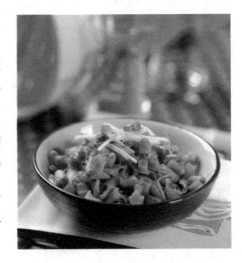

☀ 宜食食物

高脂血症或高胆固醇血症患者宜食以下食物：

玉米 可用玉米磨粉同粳米煮粥食用，也可用玉米粉做成馒头、糕饼等食用。因为玉米中含有较丰富的不饱和脂肪酸的油脂，是一种天然的胆固醇吸收的抑制剂。

燕麦 可用燕麦为原料加工成燕麦片、燕麦饼干糕点、膨化燕麦食品、速食燕麦片等。由于燕麦含丰富的不饱和脂肪酸以及维生素，故对高脂血症患者尤宜。

南瓜 可作为副食品食用。同大米煮粥吃，或切片蒸食，或切成小块同米煮饭吃。南瓜含有多量果胶，能延缓人体对脂质的吸收，并且还能和体内过剩的胆固醇黏结在一起，从而降低了血液中胆固醇的含量。

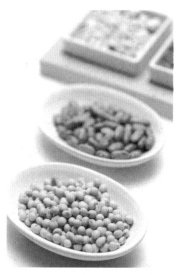

黄豆 无论制作成豆浆、豆腐等豆制品，或是直接将黄豆煮食，均为高脂血症患者的理想保健食物。因为黄豆属高植物蛋白质食物，其蛋白质含量高达37％～40％，而且所含蛋白质中，包括人体不能合成的8种必需氨基酸，营养价值极高。另一方面，黄豆几乎不含胆固醇，只含有少量的豆固醇，可以起到抑制机体吸收动物食物所含胆固醇的作用。

豌豆苗 可用鲜嫩的豌豆苗适量，洗净后用素油炒食。或用鲜嫩豌豆苗一把，洗净后捣烂，布包榨汁，每次半杯，兑入温开水饮用，每日1次。豌豆头含丰富的钙、磷和多量的蛋白质与维生素，适宜高脂血症患者。

兔肉 可用家兔或野兔肉如常法烹饪食用。兔肉属于高蛋白质、低脂肪、低胆固醇食物，故对高脂血症患者尤为适宜。

蚕蛹　是高蛋白质营养食物，所含脂肪主要是不饱和脂肪酸。可将蚕蛹洗净后，同韭菜炒食，或单独炒熟后食用。

酸奶　常食对高脂血症或高胆固醇血症患者有益。

海参　属高蛋白质、低脂肪食物。海参本身不含胆固醇，脂肪的含量低，它所含的微量元素钒又能降血脂，所以，适宜高脂血症患者经常食用。可用海参50克，加清水适量，炖烂后加入适量冰糖再炖，直至冰糖溶化为止。每日

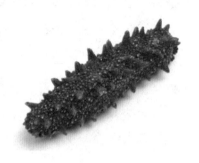

1次，且以早晚饭前食用为宜。在家庭中，可采用简易发参法：把干海参放入装满开水的暖水瓶内，盖好盖子，12小时后取出，顺腹剖开，抠除内脏，然后再放入冷水中泡一小时，即可烹调食用。

芝麻　可将黑芝麻碾细，加适量粳米，同煮为粥，分早晚两次空腹食用。

泥鳅　属高蛋白质、低脂肪食物，所含脂肪成分较低，而且胆固醇的含量更少。适宜高脂血症或高胆固醇血症患者食用。可用泥鳅洗净后烧汤喝，或用泥鳅炖豆腐食用。

苹果　含多量的纤维素。常吃苹果，能使肠道内胆固醇含量减少，防止血清胆固醇增高。可每日吃3次，每次吃1个。

红枣　可生食红枣，每日3次，每次10粒，经常食用；或用红枣30个，配合旱芹根40克，每日煎水喝汤吃枣。常食可以降低血清胆固醇。

花生　不仅营养价值高，还能有效降低胆固醇。长期食用醋泡花生，有良好的降血脂作用。可将生花生米浸泡在米醋中，5日后开始食用，每天早晨吃10～15粒。

旱芹　除用常法炒食芹菜外，还可用生芹菜150克，洗净后连同根、茎、叶一并打烂绞汁或榨取新鲜芹菜汁，然后加入蜂蜜80克，分作2次，加入温开水食用，7天为一疗程。

| 茄子 | 可将茄子洗后切块红烧，或切丝清炒，也可将茄子洗净后放在米饭锅内蒸熟，取出后拌入大蒜泥、酱油、味精、麻油，调和均匀后食用。 |

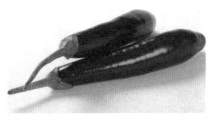

| 洋葱 | 可以生食，也可炒食，还可以用洋葱来做沙拉。 |

| 芦笋 | 青芦笋含丰富的蛋白质和糖类，还含有特别成分——芦丁，既有极高的营养价值，又有益于高脂血症患者。 |

| 大蒜 | 含有配糖体，能降低血液中的胆固醇。可取鲜嫩大蒜头500克，放入醋适量，以能浸没为度，再加入红糖100克，浸泡在糖醋中，15天后食用，每日2次，每次吃1个大蒜头。 |

| 黄瓜 | 高脂血症患者宜食糖醋黄瓜，取嫩黄瓜300克，白糖50克，香醋30毫升，大蒜头1个。先将黄瓜洗净，切成薄片，用细盐稍稍腌一下。取出后挤去水分，放入盘中，然后将香醋、白糖及少许味精拌浇在黄瓜上，最后将大蒜泥和入，即可食用。黄瓜中娇嫩的细纤维素可促进肠道中腐败食物的排泄，并能降低胆固醇。 |

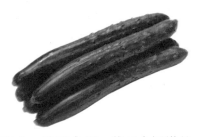

| 豆腐 | 富含蛋白质，糖分较少，不含胆固醇，有益于高胆固醇血症患者。常吃豆腐，有降低胆固醇、防止血管硬化的作用。 |

| 海带 | 可以做汤、烧肉、炒菜，还可以拌菜食用。在食用油腻过多的动物脂肪膳食中掺点海带，可以减少脂肪在体内的积存，会使脂肪在人体内的蓄积趋向于皮下和肌肉组织中，同时会使血液中的胆固醇含量显著降低。 |

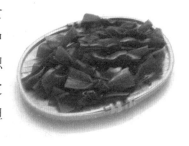

香菇　含有一种核糖类物质，可以有效地抑制血清和肝脏中胆固醇含量。食用香菇，可炒、炖、煨、烧，既可单独烹食，也可配合其他降血脂食物作菜。

草菇　其营养价值较高，含大量的维生素和蛋白质，而脂肪含量低，又不含胆固醇，同时还具有降低血中胆固醇的作用。所以，草菇是高脂血症和高胆固醇血症患者的理想保健食品。

槐花　能有效地降低肝脏内、主动脉内及血中的胆固醇含量。可用新鲜槐花适量和面粉烙饼食用，或用槐花晒干后泡茶饮用。

甲鱼　性平，味甘，能滋阴补虚。既是一种清补之物，又是一种高蛋白质、低脂肪的营养品。

乌鱼　性寒，味甘，能补脾利水。同时，又是一种高蛋白质、低脂肪食物。每100克乌鱼肉中含蛋白质高达19.8克，而脂肪含量仅为1.4克。所以，血脂偏高者宜食。

竹笋　性凉，味甘，是一种高蛋白质、低脂肪、低淀粉、多纤维素的食物。因此，凡高脂血症和高胆固醇血症患者宜常食。

青鱼　性平，味甘，能补气、健脾、化湿，是一种高蛋白质鱼类。100克青鱼肉含19.5克蛋白质，同时也是高脂肪食物，每100克中含5.2克脂肪。青鱼肉中的脂肪虽然也是动物脂肪，但不同的是，一般的动物脂肪多为饱和脂肪酸，胆固醇高，可促进血管硬化。而青鱼的脂肪含有多种不饱和脂肪酸，具有降胆固醇的作用。所以，血脂偏高者或高胆固醇血症患者可吃青鱼。

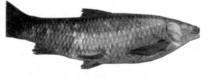

　　此外，高脂血症患者还宜食用黄鳝、松子、橘子、金橘、橄榄、荸荠、草莓、无花果、猕猴桃、胡桃仁、胡萝卜、菊花脑、白菊花、枸杞头、冬瓜、裙带菜、燕窝、猴头菇、平菇、米醋、西洋参等。

忌食食物

高脂血症患者应忌食以下食物：

牛髓 一种高脂肪食物。在每100克的牛髓中，含动物性脂肪量高达95.8克，所含胆固醇的含量也较高。因此，凡高脂血症或高胆固醇血症患者，切忌多食。

羊肝 为动物内脏性食物，虽有补肝养血的作用，但动物内脏所含胆固醇含量偏高，因此，不宜多食。凡高脂血症患者应当忌食羊肝。

猪脑 在各类食物中，动物的脑所含胆固醇的量均属名列前茅，尤其是猪脑，更是排列第一。据分析，每100克猪脑中所含胆固醇量为3100毫克，所以，凡高脂血症尤其是高胆固醇血症患者切忌多食、常食。

猪肾 俗称猪腰子，虽有补肾的作用，但胆固醇含量颇高。100克猪肾含胆固醇约为405毫克，故高胆固醇血症患者忌食。

羊髓 由于羊的脑脊髓中脂肪以及胆固醇的含量颇高。因此，体质强壮而又患有高脂血症者，不宜多吃、常吃，以防加重病情。

肥肉 由于动物肥肉中含大量的动物性脂肪，常吃、多吃肥肉，极易引起人体脂肪过剩蓄积，促使血脂增高。因此，身体强壮的高脂血症患者，切忌多食。

猪肝 据分析，猪肝中胆固醇的含量颇高，每100克猪肝中含有368毫克的胆固醇，是猪肥肉中胆固醇量的3倍多。因此，患有高脂血症尤其是高胆固醇血症患者，应当忌食。

此外，凡高脂肪、高胆固醇食物，高脂血症患者均应忌食。

饮食调养妙方

苹果玉米豆粉羹

材料 苹果200克，玉米粉75克，黄豆粉25克，红糖适量。

做法

1 将苹果洗净、去皮、去核、切成细粒。

2 锅中加水，放入红糖、玉米粉、黄豆粉，先用旺火烧开，再用小火煮一会儿至豆粉没有生豆味。

3 再放入苹果细粒煮一会儿即可。

食疗服法

日常食用。

专家提示

苹果由于其可以增强记忆力，有"益智果"之称。苹果含有多种营养素，具有降脂、降压、防癌功能。近来研究发现，多吃苹果可以有助于减少体内放射性元素的积存。常食此羹，有助于降低血脂和血压，抵抗动脉硬化等降脂抗凝作用。

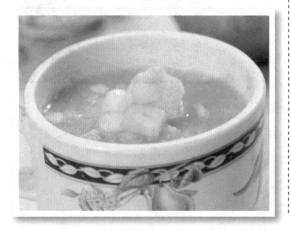

决明子粥

材料 炒决明子10~15克，粳米100克，冰糖少许，或加白菊花10克。

做法

先将决明子放入锅内炒至微有香气，取出，待冷后煎汁，或与白菊花同煎取汁，去渣，再放入粳米煮粥，将熟时，加入冰糖调味，再煮沸一二次即可。

食疗服法

每日1次，5~7天为一疗程。

专家提示

清肝、明目、通便。用于目赤肿痛，怕光多泪，头痛头晕，习惯性大便秘结等。今用于高血压病，高脂血症，肝炎及眼科急性炎症。决明子以颗粒饱满、均匀、黄褐色者为佳。味甘微苦，历代医家把它当做眼科要药，认为"久服益精光，轻身"，所以其虽非补益之品，《神农本草经》也将它列为上品。白菊花也有良好的清肝火、散风热的作用，无论是肝火或风热所致的头痛、眩晕、目赤，疗效都很好。因此其与决明子同煮粥，可以大大提高清热明目和降低血压的目的。

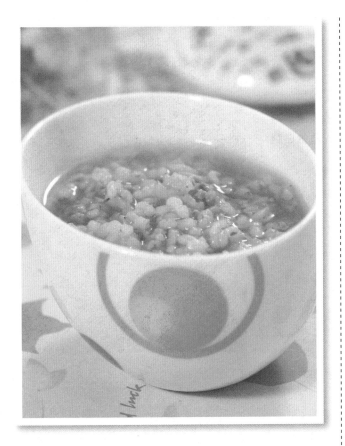

腐皮荠菜虾包

材料 鲜虾仁30克，豆腐皮3张，荠菜10克，鸡蛋4个，香菜25克，干芡粉30克，料酒25毫升，素油100毫升，盐、黑胡椒粉、生姜末、椒盐、生姜丝、食醋各适量。

做法

1 将虾仁切成黄豆大的小丁，加盐、料酒腌入味。

2 荠菜切末，加入鸡蛋清、干芡粉、黑胡椒粉、生姜末、虾仁丁制成馅；豆腐皮用刀切成3厘米见方的块。

3 虾仁馅放在豆腐皮中央，包成小包子，用鸡蛋清、湿芡粉收口。

4 炒锅放油烧至五成热，下入虾仁包，用文火炸约2分钟捞出，待油温升至五成热时放入虾仁包炸成黄色，捞出装盘即成，香菜点缀盘中，吃时可将椒盐和生姜丝、醋同时上桌。

食疗服法

日常食用。

花生壳粥

材料 花生壳、粳米各60克，冰糖适量。

做法

先将花生壳洗净煎汁，然后取汁去渣，加入淘净的粳米和冰糖同煮成粥。

食疗服法

每日2次，温热食用。

专家提示

润肺和胃，降脂降压。适用于高脂血症、高血压病等。花生壳有很好的降压作用，平时也可以将花生壳洗净冲开水代茶饮，对防治高血压病具有特殊疗效。

山楂黄精粥

材料 山楂15克，黄精15～30克，粳米100克，白糖适量。

做法

选干净的山楂、黄精煎取浓汁后去渣，再同洗净的粳米煮粥，粥成后加入适量白糖即可。

食疗服法

每日2次，温热食用。

专家提示

补脾胃，润心肺，祛瘀血，降血脂。适用于高脂血症及动脉硬化症。此方中黄精味甘性平，可补中益气、缓急止痛，由于其质润而柔，故还有润肺止咳之功，较适宜秋季养生食用。

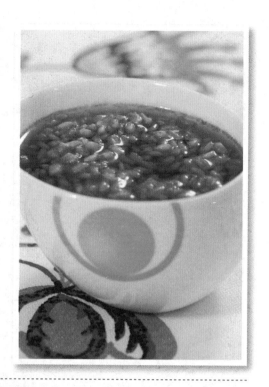

香椿豆腐煲

材料 香椿100克，嫩豆腐400克，鲜汤200毫升，素油200毫升，酱油、盐、葱花、生姜末、味精、料酒、湿淀粉、麻油各适量。

做法

1 将嫩豆腐切成方块，排放在盆中，撒上盐、味精备用。

2 香椿洗净，切去老梗，切成末。

3 炒锅放素油烧至五成热，放入豆腐，煎至两面呈金黄色，倒入漏勺沥油。

4 原锅留底油，下葱花、生姜末煸炒，放入鲜汤、盐、酱油、料酒和煎好的豆腐，烧滚后转文火焖3分钟，撒上香椿末，改武火收浓汤汁，淋上湿淀粉成薄芡，加入味精，倒入放有底油的热煲中，淋上麻油，加盖烧滚即可食用。

食疗服法

日常食用。

专家提示

降血脂，降血压，健脾益寿。适用于高脂血症、高血压、健康保健者食用。

糖尿病

糖尿病是由于体内胰岛素相对或绝对不足所致的内分泌代谢性疾病，典型病例有多饮、多尿、多食、消瘦（体重减少）而乏力，即所谓"三多一少"的症状，也有不少病例仅有"一多"或根本没有"三多"的症状，中医称糖尿病为消渴病，认为其发病均由内热化燥、伤津耗液、阴虚火旺所致。

宜忌原则

糖尿病患者除服用降糖药物治疗外，其饮食调理极为重要，也极为复杂。这是因为其饮食调理要根据患者的年龄、性别、病情轻重、活动消耗量大小、体形的胖瘦，以及各种食物中糖类、脂肪、蛋白质的含量多少而综合掌握。总的来说，糖尿病患者宜吃各种新鲜清淡蔬菜及豆制品；宜吃低脂肪饮食，尤宜食用植物油类；宜吃动物蛋白质和豆制蛋白质食物。根据中医传统理论，消渴病通常分为上消、中消和下消。上消多饮，是属肺热津伤，宜吃清热润肺、生津止渴的食物；中消多食，是属胃火炽盛，宜吃清胃泻火、养阴保津食物；下消多尿，是属肾阴不足、虚火内灼，宜吃滋阴清热、补肾固摄食物。凡糖尿病患者忌吃含糖多的糕点、饼干、蜜饯、果脯、水果之物，忌吃辛辣刺激性食物，忌吃肥腻甘甜食物，忌吃炒爆香燥、温热助火食物，忌烟酒。

宜食食物

糖尿病患者宜食以下食物：

南瓜　适宜作为糖尿病患者的特效食物。南瓜的碳水化合物主要是淀粉和糖，可作为粮食的代用品。由于南瓜含有大量维生素原，使胰脏功能增强，促进胰岛素的分泌，改善体质，故对糖尿病有效。每天可用鲜南瓜250～500克，加水煮熟食用，分两次食完，疗程不限。

苦瓜　性寒，其味甘中带苦，含有一种胰岛素样的物质，叫多肽-P，它具有同胰岛素一样的效果，适宜糖尿病患者食用，有明显的降糖作用。可用新鲜苦瓜做菜吃，每餐50克，每日1次。

西瓜皮 糖尿病患者口渴、小便混浊者，宜吃西瓜皮，它有清热、解渴、利尿的作用。可用新鲜西瓜皮炒熟做菜，也可与冬瓜皮等量煎汤喝。

冬瓜皮 消渴不止、小便多的糖尿病患者宜多食、常食冬瓜皮，有止渴作用。民间常以新鲜冬瓜皮，配合麦冬、黄连，一同煎沸，每日分3次饮用。也有用新鲜冬瓜皮、西瓜皮、天花粉各15克，煎水代茶饮用。

山药 能补肾益精、健脾益肺，而且营养极为丰富，含有植物蛋白质和19种氨基酸以及多种微量元素。每日吃山药，可以使细胞活力旺盛，对防治糖尿病有功效，尤其适宜下消肾虚的糖尿病患者食用。

黄豆 营养价值很高，而且含有植物蛋白质、多种微量元素，对糖尿病有一定的治疗作用。所以，它是一种糖尿病患者的食疗佳品。但消渴之人食用黄豆，不宜炒爆食用，以免助热上火。宜用水煮食，或制成豆浆、豆腐、百叶等各种豆制品食用。

芹菜 属含糖量很低的清淡蔬菜。民间一直流传用以治疗糖尿病。常以鲜芹菜500克洗净捣汁，分次饮用，坚持饮用，有一定效果。

蕹菜 俗称空心菜，能清热凉血，适宜消渴病患者食用。糖尿病患者因代谢紊乱，蛋白质丢失过多，蕹菜所含的丰富蛋白质能代为补充，而所含的维生素又可帮助糖的代谢作用，这对防治糖尿病有益。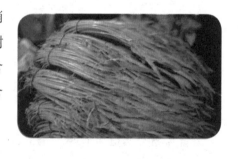

豆苗 又称豌豆头，能防治糖尿病。胰岛素失调，使血糖增高，这是糖尿病患者糖代谢紊乱所致。多吃豆苗等绿色蔬菜，可控制糖的摄入，而且豆苗所含的丰富蛋白质能补充糖尿病患者因糖代谢紊乱而失去的蛋白质，使病情逐渐得到控制。

菠菜 含用丰富的维生素及微量元素，有"绿色蔬菜之王"的美誉，适宜糖尿病患者消渴、饮水无度者食用。

豇豆 糖尿病是由于胰岛素分泌不足，不能降低血糖而引起的，从而出现多尿和口渴等情况。常食、多食豇豆，对口渴、多尿等症皆有疗效。

菊芋 俗称洋生姜，具有清热解毒的作用，对糖尿病有效。既可用菊芋腌制当小菜吃，又可用鲜菊芋30～60克，水煎作汤喝。

鲜藕 含有丰富的淀粉、鞣质、维生素和食物纤维等。鲜藕的食物纤维能刺激肠道，促进有害物质的排出，减少胆固醇和血糖值，具有预防糖尿病的作用。适宜糖尿病患者生食或饮用鲜藕汁。

蘑菇 含丰富的蛋白质、多种维生素、食物纤维，能增强身体抗病能力。常以蘑菇为菜或煮汁饮用，有益改善糖尿病症状。

金针菜 含糖量和脂肪量极低，而且富含蛋白质、粗纤维、维生素。最适宜糖尿病患者食用。

黑木耳 属低糖、低脂肪食物，而蛋白质、维生素、食物纤维的含量却很高。这对糖尿病患者极为有利，消渴者宜常食。

荠菜 是一种低糖佳蔬。其含糖量约为3.1％，故消渴病患者宜食。

小麦麸 是一种高纤维食物。糖尿病患者宜食，有治疗糖尿病的作用。

猪胰 指猪的胰脏。糖尿病患者宜食。

田螺 性大寒，能清热、止渴。适宜糖尿病患者食用。

牛奶 能补虚损、养肺胃、生津液、止消渴。牛奶是一种低糖饮食，其含糖量仅为3.4％，只相当于一些蔬菜如圆白菜、菜花等的含糖量，故对糖尿病患者血糖影响不大。牛奶所含的糖多是乳糖和半乳糖，对于钙的吸收有重要作用，对糖尿病患者有益，故适宜糖尿病患者食用。

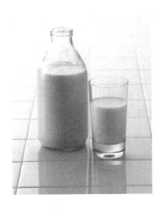

羊乳 具有温润补虚的作用。其蛋白质和脂肪含量比牛奶高，能治消渴。

茶叶 茶对于中等程度和轻度糖尿病患者来说，能使尿糖减少，或者完全消失，具有类似胰岛素的作用。对于严重程度的糖尿病患者，要使尿糖全部消失是困难的，但是可以使尿糖降低，减轻各种主要症状。

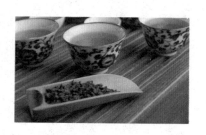

燕麦 含丰富的蛋白质和脂肪，尤其是含极丰富的亚油酸。30克精燕麦面中的亚油酸量，相当于10粒益寿灵或脉通，所以对糖尿病有辅助疗效。故适宜糖尿病患者食用。

芝麻 黑芝麻可降低血糖，增加肝脏及肌肉中糖原的含量，而本身含糖量也颇低，故糖尿病患者宜食。

蛙肉 又称田鸡肉。性凉，味咸，有清虚热、补虚劳的作用。属于一种滋阴降火的清补食物，还是高蛋白质、低脂肪、低糖食物。每100克蛙肉中，含蛋白质11.9克，脂肪0.9克，糖0.2克，非常适合糖尿病患者食用。

莴苣 由于莴苣的含糖量低，又含有较多量的烟酸，而烟酸被视为胰岛素的激活剂，因此，很适宜糖尿病患者经常食用。

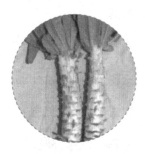

黄瓜 性寒，有生津止渴和清热的作用。黄瓜中所含的糖苷、甘露糖、木糖等糖类不参与体内糖代谢，适宜糖尿病患者经常食用，不但血糖不会升高，反而有一定的降糖作用。

　　此外，糖尿病患者还宜吃薏苡仁、豌豆、鸭肉、西施舌、蚬肉、牡蛎肉、海参、茭白、甘蓝、大白菜、竹笋、西红柿、冬瓜、羊栖菜、香菇、灵芝、冬虫夏草、黄芪、沙参、西洋参、菊花脑、茼蒿、水芹菜、胡萝卜、慈姑、豆腐、腐竹、植物油等。

忌食食物

糖尿病患者忌食以下食物：

爆米花　又称炒米。爆米花属淀粉类食物，燥热伤阴。阴虚火旺之体的糖尿病患者，切忌食用。

锅巴　烧饭时所起的焦锅巴，不仅含糖量多，而且易香燥助火。糖尿病患者应忌食。

红薯　俗称山芋。性平，味甘，含有大量的糖分，所含的糖主要是麦芽糖和葡萄糖。因此，糖尿病患者忌食。

梨　性凉，味甘微酸，含丰富的糖分，其糖类包括葡萄糖、果糖和蔗糖。所以，患有糖尿病血糖升高者忌食。

柿子　性寒，味甘、涩。因柿子中含糖量高，所以糖尿病患者应忌食。柿饼中的含糖量也很高，同样不适宜糖尿病患者食用。

红枣　又称大枣。性温，味甘，虽有益气补血的作用，但它又含有丰富的糖分。因此，糖尿病患者切勿多食。

桃子　性质温热，其中含多量的糖分，包括葡萄糖、果糖、蔗糖及木糖等，其碳水化合物的含量高达7%。因此，糖尿病患者切勿食用。

荔枝　性温，味酸甜。一方面荔枝性质温热，极易助热上火，加重糖尿病患者内热病情；另一方面，荔枝中含多量的葡萄糖、果糖、蔗糖，其葡萄糖含量高达66%。因此，糖尿病患者应当忌食。

椰子汁　性凉，味甘，有清热、解暑、生津、止渴的作用。适宜暑热烦渴或发热口渴者，但糖尿病消渴者应当忌食，因其富含葡萄糖、果糖及蔗糖。

桂圆肉　一方面由于桂圆肉性质温热，易助热上火，加重糖尿病患者的阴虚火旺病情；另一方面它又含丰富的糖，尤其是葡萄糖含量高达25%，同时又含0.2%的蔗糖。所以，糖尿病患者切勿多食。

葡萄 性平，味酸甜。葡萄中含有很多的糖分，而且主要是葡萄糖，易为人体直接吸收。尤其是葡萄干，仅含15%～25%的水分，其含糖量相对更高。凡有糖尿病者应当忌食葡萄和葡萄干。

无花果 性平，味甘，又有开胃、助消化、增加食欲的作用。无花果含糖量很丰富，而且多为葡萄糖和果糖，易为人体吸收利用。因此，糖尿病患者切忌食用。

芒果 性凉，味甘、酸，含糖量较丰富。果汁中主要含蔗糖、葡萄糖及果糖等。因此，糖尿病患者忌食为妥。

甘蔗 其性虽寒，又能清热、生津、止渴，但它同时又含有大量的糖分。对血糖高的糖尿病患者的病情是极为不利的，理当忌食或禁食。

荸荠 由于荸荠中含多量的糖和淀粉，淀粉在体内又会转化为葡萄糖。因此，糖尿病患者不宜多食。

辣椒 性大热，辛辣味很强，是大辛大热刺激性食物。它虽含糖量不高，但多吃久吃，极易伤阴助火。

西瓜 性寒，味甘、淡，虽有清热、除烦、止渴的作用，但其含糖量较高，包括葡萄糖、果糖、蔗糖。所以，血糖升高的糖尿病患者，不宜多食。

蜂蜜 性平，味甘。蜂蜜中含有葡萄糖和果糖，这两种糖都可以不经过消化作用而直接被人体吸收利用。所以，血糖偏高者不宜多吃。

糖 凡食用糖，包括白糖、红糖、饴糖、冰糖，以及各种糖的制品。糖尿病患者皆应禁食，因为食糖比其他食物更迅速地被吸收而升高血糖，从而导致病情加重。

此外，糖尿病患者还要忌吃苹果、杏子、枇杷、金橘、石榴、桑椹、樱桃、甜橙、羊桃、栗子、海枣、沙枣、土豆、胡椒、砂仁、菱角、芡实、甜瓜、肉桂、丁香、茴香、甜菜、甜酒、酒酿等。

饮食调养妙方

枸杞子豆腐炖鱼头

材料 枸杞子30克,白扁豆30克,鲤鱼头1个,豆腐250克,鲜汤800毫升,料酒、葱花、生姜末、酱油、盐、味精各适量。

做法

1 将枸杞子、白扁豆分别洗净,并用温水浸泡1小时。

2 豆腐切成小块,将鱼头去鳃,洗净,放入碗中,加酱油、料酒、盐各适量,抹在鱼头上,腌渍30分钟,用清水冲洗一下,移入大蒸碗内,放入豆腐块、葱花、生姜末,并将浸泡的枸杞子、白扁豆分散放入蒸碗内,加鲜汤,上蒸笼蒸30分钟,待鱼头、白扁豆熟烂取出,加味精调味即成。

食疗服法

日常食用。

专家提示

滋补肝肾、健脾益胃、止渴降糖。适用于糖尿病、消化功能不良、健康保健者食用。《本草经疏》说:枸杞子,润而滋补,兼能退热,而专于补肾、润肺、生津、益气,为肝肾真阴不足、劳乏内热补益之要药。老年人阴虚者十之七八,故服食家为益精明目之上品。

赤豆煮南瓜

材料 赤豆30克,南瓜300克,浓缩橙汁10毫升,蜂蜜适量。

做法

1 将赤豆择去杂质,清水浸泡4小时,南瓜去皮、籽,洗净,切长条。

2 将赤豆放入锅中,加适量清水,武火烧沸,煮至熟烂,放入南瓜,煮熟,倒入浓缩橙汁、蜂蜜,拌匀即可食用。

食疗服法

日常食用。

专家提示

南瓜中的果胶能调节胃内食物的吸收速率,使糖类吸收减慢,可溶性纤维素能推迟胃内食物的排空,控制饭后血糖上升。果胶还能和体内多余的胆固醇结合在一起,使胆固醇吸收减少,血胆固醇浓度下降。因而南瓜有"降糖降脂佳品"之誉,糖尿病患者常取本品佐餐,不仅可以果腹,而且还可以降糖降脂,可谓一举数得。

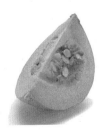

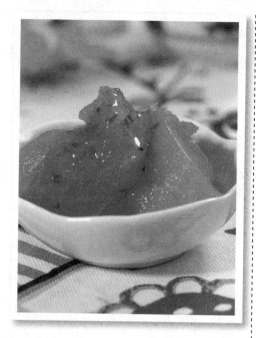

蜂乳西红柿

材料 蜂乳60克，西红柿4个，蜜玫瑰2克。

做法

1 将西红柿洗净，放入锅中，倒入沸水烫约2分钟，捞起放入清水内冷却，撕去外皮，切开成六瓣，去皮、蒂、子。

2 蜂乳倒入碗中，加冷开水调散，淋于西红柿瓣上浸匀，撒入蜜玫瑰即成。

食疗服法

日常食用。

专家提示

蜂乳又叫蜂王浆，含有人体必需的维生素达10种以上，能平衡脂质代谢和糖代谢，可降低肥胖者的高血脂和高血糖，非常适合肥胖型糖尿病患者。

天山降糖羹

材料 天花粉12克，山药30克，白糖、水各适量。

做法

1 将山药、天花粉洗净，切成薄片，共入锅加适量水旺火煮沸后，改用文火煨至天花粉、山药熟软。

2 捞出用匙压成泥状后再入锅，同时加入白糖搅匀，继续煮沸即成。

食疗服法

每日1次，连服2周为一疗程。

专家提示

具有清热、补脾胃、滋肺肾、生津止渴、降血糖之效。适用于糖尿病患者食用。天花粉为葫芦科植物栝楼的根，临床上常用它与滋阴药配合使用，以达到标本兼治的作用。

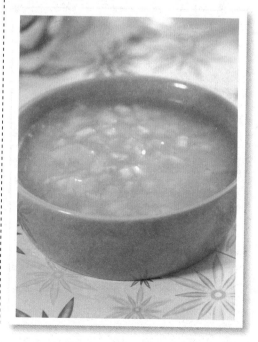

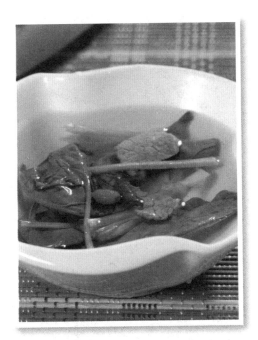

菠菜猪胰汤

材料 菠菜连根200克，猪胰1个，鸭蛋2枚。

做法

将洗干净的猪胰放清水中煮至将熟时，放入菠菜及搅匀打碎的鸭蛋液，熟后可适当加入调味品。

食疗服法

每日1次。

专家提示

此汤能养阴润燥、补益肺脾。适用于阴血亏虚之咽干口燥、面色萎黄。今用于1型糖尿病。

菠菜根粥

材料 鲜菠菜根250克，鸡内金10克，大米适量。

做法

1 菠菜根洗净，切碎。

2 将菠菜与鸡内金放入锅中，加水适量煎煮半小时，再加入淘净的大米，煮烂成粥。

食疗服法

顿服，每日1次。

专家提示

利五脏，止渴润肠。适用于糖尿病。

沙参玉竹粥

材料 沙参15克、玉竹20克，粳米100克，冰糖少许。

做法

1 先将新鲜沙参、肥玉竹洗净，去掉根须，切碎煎取浓汁后去渣。

2 放入粳米，加水适量煮为稀粥，粥成后放入冰糖，稍煮1~2沸即可。

食疗服法

每日2次，5~7日为一疗程。

专家提示

滋阴润肺，生津止渴。适用于糖尿病、高热病后的烦渴、口干舌燥、阴虚低热不退。

蘑菇冬瓜汤

材料 蘑菇50克，冬瓜100克，食盐3克。

做法

冬瓜去皮、瓤，切成薄片；蘑菇洗净切丝，加水同煮，将熟时加食盐即成。

食疗服法

日常食用。

专家提示

此汤具有清热降糖、补虚利水作用。适用于糖尿病患者夏季作为食疗汤菜。蘑菇中含有人体难以消化的粗纤维和木质素，可保持肠道内水分平衡，还可吸收余下的胆固醇、糖分，将其排出体外，对预防便秘、肠癌、动脉硬化、糖尿病等都十分有利。

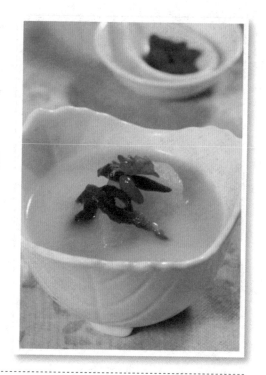

苦瓜蚌肉汤

材料 苦瓜250克，蚌肉90克，盐适量。

做法

活蚌用清水养2天除泥味后取肉，同苦瓜煮汤，以盐调味。

食疗服法

喝汤吃苦瓜和蚌肉。食用天数酌情而定。

专家提示

此汤适用于上消型，能养阴清热、润燥止渴。苦瓜中的苦瓜素被誉为"脂肪杀手"，能减少摄取脂肪和多糖，适用于轻型糖尿病。

菠菜根银耳汤

材料 鲜菠菜根150克，银耳30克。

做法

将菠菜根去杂质、洗净，银耳用冷开水浸泡至变软；将两者同放锅中，加适量水煮30分钟即可。

食疗服法

食银耳，饮汤。每日1次，可连续食用1周。

专家提示

此汤能滋阴润燥、软化血管。适用于糖尿病兼有脑血管硬化的患者，作为日常食疗调补之用。

失眠

　　失眠是以经常不易入寐为特征的一种病症，祖国传统医学称之为不寐。其中有初就寝即难以入寐；还有寐而易醒，醒后不能再寐；亦有时寐时醒，寐而不实，甚至整夜不能入寐者。

🌿 宜忌原则

　　根据失眠的不同症情，其病因病机通常可分为心脾两虚、阴虚火旺、心胆气虚、肝胃不和四种类型，但以心脾两虚和阴虚火旺型最为多见。心脾两虚的失眠，常常多梦易醒、心悸健忘、体倦神疲、饮食无味、面色少华、舌淡苔薄，适宜食用益气补血、养心健脾的食物；阴虚火旺的失眠，常常心烦不寐、头晕耳鸣、口干津少、五心烦热、舌红少苔，适宜食用生津养阴、清心降火的食物。凡失眠患者忌吃辛辣温燥、伤阴耗气的食物以及香烟、浓茶、咖啡等。

💡 宜食食物

失眠患者宜食以下食物：

龙眼肉　能开胃益脾、补心长智、安神养血。适宜心脾两虚失眠者食用。可以龙眼肉煎水喝，也可与红枣，或银耳，或莲子一同炖服。

红枣　能补脾益气、养血安神。心脾两虚失眠患者宜食。

银耳　有滋阴生津、益气和血、补脑润肺的作用。适宜阴虚火旺失眠者食用。可用银耳与百合、冰糖一同炖食或煎服。

灵芝　具有养心气、补肾气、益精气的滋养强壮作用和镇静镇痛效果。所以，无论是心脾

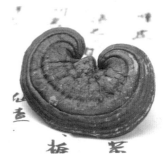

两虚失眠，或是阴虚火旺失眠，皆宜食用。

百合　能清心安神。适宜神经官能症及神经衰弱、睡眠不宁、惊惕易醒者食用。一般用生百合和蜂蜜，拌和蒸熟，临睡前食用。

啤酒花　具有一定的镇静作用。可用啤酒花50克，开水冲泡代茶饮用，有利尿安神效果，适宜神经衰弱失眠者食用。

金针菜　具有除烦热、安心神的功效。适宜阴虚火旺失眠症。通常用干金针菜30克水煮半小时去渣，加冰糖5克再煮3分钟，睡前1小时饮用。

莲子　能养心安神、补脾益肾。失眠患者宜食，尤其是睡眠不实、夜寐多梦者宜食。故凡心肾不交、阴虚火旺者宜煮食，或同糯米煮莲子粥食用。

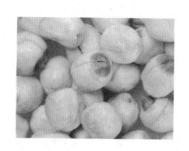

桑椹　补肝肾，滋阴血。取桑椹15克，水煎常服，可治疗失眠。

蜂乳　对人体的生理功能具有明显的调节作用，它能滋补身体、增强食欲、镇静安神。适宜神经衰弱所致的失眠，食用后大脑功能得到明显改善。

蜂蜜　益气补中。神经衰弱的失眠者，临睡前饮蜂蜜水1杯很有效。

酸枣仁　养肝、宁心、安神。适宜阴虚火旺、虚烦失眠者食用。可用酸枣仁3~6克，加白糖研和，临睡时用温开水调服。

牡蛎肉　有滋阴养血的作用，对阴虚火旺而失眠、烦热、盗汗、心神不安者，食之尤宜。

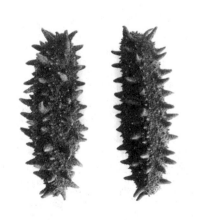

海参　益精，补肾，养血。因此，心血不足、心脾两虚的失眠患者宜食。

此外，失眠患者还宜多吃些小麦、芝麻、松子、葵花子、水芹菜、枸杞子、山药、干贝、核桃仁、糯米、阿胶、海带、海蜇以及谷类、豆类、奶类、动物心类、鱼类和适量酒类等。

忌食食物

凡失眠患者忌食以下食物：

茶叶　　具有清头目、提神益思的作用。多睡善寐者宜饮，但失眠不寐者忌之。

咖啡　　性温，味甘、苦，有强心兴奋、提神醒脑之功。咖啡中所含的咖啡碱，能刺激中枢神经系统，加重失眠症。故凡失眠患者切勿多饮，尤其是在临睡前更不可饮。

此外，凡失眠患者，在临睡前还应忌吃辣椒、大葱、胡椒、桂皮、芥末、巧克力等，忌喝可可饮料和忌抽香烟。

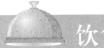

饮食调养妙方

珍珠蒸羔蟹

材料　珍珠5克，羔蟹1只，鸡蛋6个，胡椒粉适量，料酒10毫升，生姜10克，葱10克，盐3克，味精2克。

做法

1　将羔蟹宰杀，揭开蟹盖，除去肠杂，留羔，洗净。

2　打鸡蛋取清，放入盘内，加入盐、味精搅匀，把蟹放入鸡蛋清盘内，撒上珍珠粉，将蟹盖复原，仍成蟹状。

3　将蟹放入蒸笼内，置武火蒸笼内蒸20分钟即成。

食疗服法

佐餐食用。

专家提示

滋阴补血、调经安神。适用于气血两亏致心悸、失眠、月经不调、神经官能症辅助治疗。珍珠具有安神定惊、明目去翳、解毒生肌等功效，现代研究还表明，珍珠在提高人体免疫力、延缓衰老、去斑美白、补充钙质等方面都具有独特的作用。

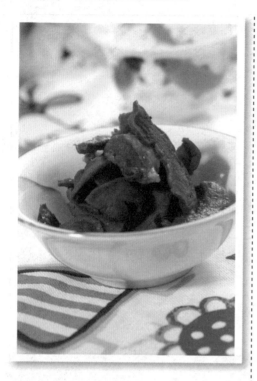

莲子龙眼煨猪肉

材料 莲子50克，龙眼肉20克，猪瘦肉250克，食盐3克，料酒15毫升，味精1克，葱、姜各适量。

做法

1 将莲子去心，用清水把莲子、龙眼肉洗净；猪瘦肉切成长3厘米、厚1.5厘米的块。

2 将莲子、龙眼肉、猪肉放入砂锅内，加适量水，再加入葱、姜、盐、料酒，用武火烧沸，改用文火炖至肉熟烂即可。吃时加入味精，吃猪肉、莲子、龙眼肉并饮汤。

食疗服法

日常食用。

玉竹卤猪心

材料 玉竹50克，猪心500克，卤汁适量。

做法

将玉竹洗净切片后，分2次煎取药汁1500毫升左右，再以药汁煮猪心至六成熟后，捞出猪心放入卤汁内制成卤猪心。

食疗服法

佐餐食用。

专家提示

能宁心安神、养阴生津。适用于心阴亏损、心悸失眠，或肺胃阴虚、干咳烦渴等症。西医用于甲状腺功能亢进、神经衰弱、神经官能症等所致失眠以及冠心病、肺心病等引起的心力衰竭的辅助治疗。

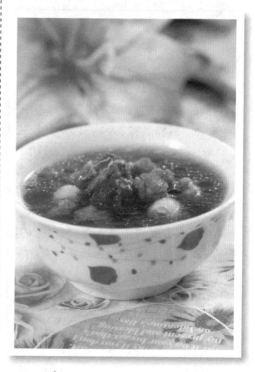

桂圆鸡蛋羹

材料 龙眼肉20克，枸杞子10克，鸡蛋2个。

做法
将龙眼肉、枸杞子加水煮沸，再将鸡蛋去壳调匀并冲入桂圆枸杞子汤中，略煮。

食疗服法
临睡前1次食完。

专家提示
此羹能滋阴降火、宁心安神。

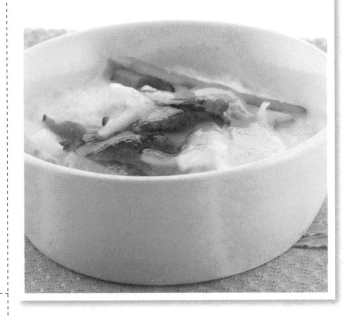

鸡子黄百合汤

材料 鸡子黄2个，生地黄15～20克，百合12克，珍珠母18克，白芍10克，川莲5克。

做法
先水煎珍珠母，后加入生地黄、百合、白芍、川莲，去渣留汁，再调入鸡子黄，煮熟即可。

食疗服法
每日1剂，分2次服。

专家提示
此汤能滋阴、清热、安神。适用于阴虚内热之心烦失眠、手足心热等症。

藕丝羹

材料 嫩鲜藕500克，鸡蛋清3个，京糕100克，蜜枣100克，青梅100克，白糖200克，湿玉米粉25克。

做法
1 将嫩鲜藕洗净泥土，削掉皮，切成1.5寸长的细丝，放入开水锅焯一下捞出；京糕、蜜枣、青梅均切成与藕同样的细丝。
2 把鸡蛋清放在碗内，加入相当鸡蛋清分量一半的水，蛋清与水混在一起，用筷子打匀，倒在大盘内，放到屉中，用武火蒸5分钟，即成为1寸厚的白色固体蛋羹，然后把各种丝分为5条摆在蛋羹上，两端为藕丝，中间为京糕、蜜枣、青梅丝。
3 把炒锅放在武火上，放入开水200毫升，再倒入白糖，水沸后，加入湿玉米粉勾成白色甜汁，浇到羹上即可。

食疗服法
当点心食用。

腹泻

　　腹泻是指排便次数增多，而且粪便稀薄，甚至泻出水样便，一般不带脓血，腹痛或有或无。腹泻可分急性腹泻和慢性腹泻。急性腹泻者大多为肠道感染所致，慢性腹泻多为腹泻反复发生，或迁延数月至数年，经久不愈，其病因较复杂。中医称腹泻为泄泻，通常分为寒湿（风寒）型泄泻、湿热（暑湿）型泄泻、伤食型泄泻、脾虚型泄泻、阳虚型泄泻、肝脾不调型泄泻。

宜忌原则

　　无论是急性腹泻或是慢性腹泻，都应尽可能地查明病因，然后针对病因积极治疗。同时，注意饮食宜忌，分类型对症调理。

　　寒湿（风寒）型泄泻者，多因受了风寒或寒湿之邪，导致泄泻清稀便，伴有腹痛肠鸣，或肢体酸痛之症。宜吃温中散寒、祛风化湿的食物，忌吃生冷油腻、性寒黏糯食物。

　　湿热（暑湿）型泄泻者，多发生于夏秋之际，腹痛即泻，泻下臭秽，肛门有灼热感，粪色黄褐，心烦口渴，小便短赤，舌苔黄而厚腻。宜吃清热化湿、淡渗利湿食物，忌吃辛辣温燥、黏糯滋腻食物。

　　伤食型泄泻者，多因宿食停滞，食物不化而腐败，腹痛肠鸣，泻下粪便臭如败卵，泻后腹痛减轻，痞闷嗳气，舌苔垢浊。宜吃消食化积、导滞清淡食物，忌吃荤腥油腻、辛热温燥食物。

　　脾虚型泄泻者，是因脾胃气虚，消化吸收功能薄弱，大便时溏时泻，水谷不化，不思饮食，面色萎黄，神疲乏力。宜吃补气健脾的食物，忌吃生冷伤胃、耗气破气的食物。

　　阳虚型泄泻者，多属脾肾阳虚，命门火衰，表现为黎明前肠鸣即泻，泻后则安，腹部畏寒，下肢觉冷。宜吃热性温暖食物，忌吃寒性生冷食物。

　　肝脾不调型泄泻者，每因愤怒，即发生腹痛泄泻，平时常有胸胁痞闷，嗳气食少。宜吃疏肝健脾食物，忌食荤腥油腻食物。

☀ 宜食食物

各种腹泻患者宜食以下食物：

糯米　适宜脾虚泄泻者食用，有补中益气止泻的作用。可用糯米配莲子、红枣、山药煮粥，加适量红糖食用。

扁豆　有健脾和中与消暑化湿两大功用。所以，既适宜脾虚型腹泻，又适宜暑湿型泄泻。凡脾气虚弱所致的腹泻，可用炒扁豆30克，山药50克，茯苓10克，炒白术10克，一同煎水内服，功效更为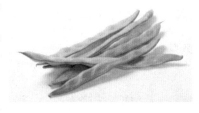显着。或用白扁豆、山药同大米煮粥食用亦佳。对暑湿型泄泻者，宜用生白扁豆50克，煮汁分次食用。或用白扁豆研粉，每次服15克，每日3次，温水送服。

乌骨鸡　可补虚劳羸弱，能治脾虚滑泄。用豆蔻50克，草果2枚放入鸡腹内，扎定煮熟，空腹食用。

苹果　有治疗轻度腹泻和便秘的作用。治疗腹泻时，只吃苹果泥，不吃其他东西，一两天内即可恢复正常。因为苹果中含有鞣酸和有机酸，两者有收敛作用。

荔枝　能补脾益血，又能壮阳益气。适宜脾虚泄泻和阳虚腹泻者食用。可用荔枝干果和红枣各10个，水煎服，治疗脾虚久泻症。可用荔枝干，每次5粒，舂米一把，合煮粥食，连服3次，配加山药或莲子同煮更佳。

乌梅　有收敛止泻之功。适宜久泻不愈者食用。

芡实　味甘、涩，性平，功在补脾止泻。适宜脾虚型大便泄泻者食用。治疗慢性泄泻可用芡实、莲肉、山药、白扁豆等磨研成细粉，每次10克，加白糖蒸熟作点心吃。也可单用芡实研粉，每次30克，同粳米早晚煮成稀粥食用。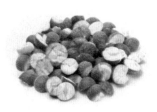

莲子　味甘、涩，性平，能补脾涩肠。故适宜脾虚久泻者食用。选用莲子（去心）、芡实（去壳）各60克，鲜荷（手掌大）1块，以适量糯米煮粥，亦可加砂糖适量食用，对脾虚便溏者尤宜。

榛子　能益气力，补脾胃。用榛子仁，炒焦黄，研细末，每次2匙，每日3次，空腹以红枣汤调服，适宜脾虚型泄泻者食用。

山药　功在健脾。适宜脾虚型泄泻者经常食用。除煮粥外，吃山药糊也可以。

苋菜　性凉清热。适宜湿热（暑湿）型泄泻者食用，包括夏季急性肠炎腹泻者，均宜食用，但慢性脾虚或阳虚腹泻者不宜食用。选用新鲜苋菜叶，煎水频饮。

石榴　善治滑泻久泄。适宜慢性腹泻和久泻不愈者。可用酸石榴适量捣汁饮用，或每日3次，每次吃1个。石榴皮止泻效果比石榴果实更佳，可用石榴皮15克，水煎后加红糖适量，1日2次，饭前服。也可将石榴皮晒干研末，每日早晨服10克，加红糖适量，米汤送服。

草莓　有清暑解热、生津止渴和利水止泻的作用。尤其是夏季大便水泻者，食之最宜。

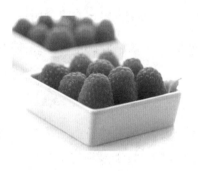

马齿苋　性寒，味酸，能清热解毒。只适宜湿热（暑湿）型腹泻者食用。可用干马齿苋或鲜品，同干扁豆花，水煎代茶频饮。

胡椒　大辛热，纯阳之物。所以，凡属寒湿（风寒）型腹泻者宜食胡椒。可用白胡椒、生姜、紫苏各15克，水煎服。也有用胡椒研成末，以黄酒饮用，对寒湿腹泻者也颇宜。

荜茇　是一种芳香调味品，能温中散寒。适宜寒湿（风寒）型泄泻者食用。可单用荜茇，水煎代茶饮。

花椒　适宜阳虚型腹泻和寒湿（风寒）型腹泻。

肉桂　适宜阳虚型腹泻。肉桂能补元阳，暖脾胃，对阳气不足、腹冷泄泻者尤宜。

鹌鹑　性平，味甘，能益气补虚。慢性脾虚型腹泻者食之最宜。

林檎　又名山红、沙果。性平，味酸、甜，有收敛止泻的作用。可用林檎半熟者10枚，以水2升，煎至1升，和林檎空心食，对急慢性水泻便稀者尤为适宜。

无花果　性平，味甘，无毒，既能润肠通便，又能健胃止泻。可用无花果5～7枚，水煎服。

人参　为甘温益气之品，有健补脾胃之功。脾虚型腹泻，尤其是慢性久泻者食之最宜。也包括慢性脾虚久痢者，皆宜食。

锅巴　又称锅焦，为烧干饭时所起的焦锅巴。对慢性脾虚型泄泻和伤食型泄泻者颇为适宜。

蚕豆　性平，味甘，有健脾利湿的作用。适宜脾虚腹泻者。

生姜　性温，味辛，有温中散寒的作用。故受凉引起的泄泻或称胃肠型感冒者，食之尤宜。

荷叶　有清暑利湿、升发清阳的作用。暑湿型泄泻者食之颇宜。

荜澄茄　能温暖脾肾，健胃消食，对寒湿型泄泻和阳虚型泄泻者皆宜。

食茱萸　性温，味辛，有温中燥湿的功效。寒湿型泄泻者食之最宜。

茶叶　具清火、化痰、消食的作用。对暑湿型或称湿热型泄泻者为宜。急性肠胃炎出现腹泻者，饮浓茶一杯，可缓解症状。

金樱子　味酸、涩，有涩肠的作用。脾虚久泄者食之尤宜。

除上述食物之外，脾虚型腹泻者还宜吃豇豆、羊骨、白鲞、菱角、党参、白术等；寒湿型腹泻者还宜吃大蒜、大葱、丁香、豆蔻、砂仁等；湿热型腹泻者也宜吃西瓜，因西瓜有清热利湿的作用，还宜吃薏苡仁、绿豆等；阳虚型腹泻者宜多吃羊肉、狗肉、羊骨等；伤食型腹泻者宜吃山楂等，也宜吃些金橘饼、槟榔等；肝脾不调腹泻者宜吃木瓜、米醋等。

忌食食物

凡腹泻便溏者，无论是哪种类型的腹泻，均应忌食以下食物：

松子 性温，味甘，所含的脂肪油有润肠通便的作用，故便秘者宜食而腹泻者应忌食。

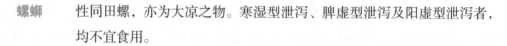

胡桃仁 有润肠通便的作用，故无论何种腹泻者均当忌食。

蚌肉 性大凉。故除脾虚型泄泻者应当忌食外，寒湿（风寒）型泄泻者和阳虚型泄泻者，也不宜食用。

螺蛳 性同田螺，亦为大凉之物。寒湿型泄泻、脾虚型泄泻及阳虚型泄泻者，均不宜食用。

梨 性凉，味甘微酸。寒湿（风寒）型泄泻和脾虚型泄泻、阳虚型泄泻者，皆不宜食用。

桑椹 性寒，味甘。凡各种腹泻者皆不宜食，尤其是脾虚型泄泻者更应忌食。因为桑椹中含有胰蛋白酶抑制物，能使胰蛋白酶的活性降低，从而影响蛋白质的消化吸收，加重腹痛、腹泻病情。

香蕉 性寒，味甘，既清热又润肠。故寒湿泄泻、脾虚泄泻及阳虚型泄泻者，皆不宜食，食之会影响胃肠道的功能。因为香蕉中所含的糖分在胃中发酵，会加重腹泻便溏。

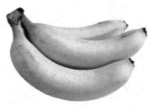

柿子 性寒，一切泄泻者皆不宜食，更不宜和螃蟹一同食用。因为柿与蟹性质皆属寒凉，同食易使螃蟹的蛋白质凝固结块而积聚于胃肠道之中，出现腹痛大泻等症。

苦瓜 性寒，味苦、甘，能损伤脾胃之气。脾虚型泄泻、寒湿型泄泻及阳虚型泄泻者，均当忌食。

菠菜	性冷滑利，能润肠通便。故便秘者宜食，而腹泻者忌食，食之过多，更易腹泻便溏。
蜂蜜	具有润肠通便的作用。无论急性腹泻和慢性腹泻者，均当忌食。
阿胶	性平，味甘。虽有滋阴润肠之功，但腹泻便溏者应当忌食。无论是急性腹泻还是慢性腹泻，包括现代医学的急慢性肠炎患者，皆不宜食。
甲鱼	为滋阴凉血的清补食物。多食、久食，易损脾胃之阳。所以脾虚久泄者，包括各种慢性肠炎、腹泻便溏者，皆不宜食。
蛤蜊	能滋阴，化痰，软坚，但其性大凉。脾胃虚寒者，包括慢性肠炎腹泻便溏者，不宜多食、久食。
牡蛎肉	性质偏凉，易伤脾胃阳气。多食、久食会导致脾胃虚寒之症，加重消化吸收功能的障碍。所以，患有脾虚的慢性肠炎和慢性腹泻便溏者，切忌多食、常食。
茄子	性凉。慢性虚寒型腹泻便溏者切忌多食。
茼蒿	根据前人经验，茼蒿虽是平性菜蔬，但急慢性腹泻便溏者不宜多食、常食。它有利肠胃、通便秘的作用。
当归	中医认为，当归有润肠通便的作用，这是因它含丰富的挥发油。所以，大便燥结者宜食，而腹泻便溏者理当忌食。
肉苁蓉	能润肠通便。故便秘者宜食，腹泻者忌食。无论是急性腹泻或是慢性腹泻者，皆不可食。

此外，凡腹泻患者还应忌吃芝麻、鸭肉、螃蟹、蚌肉、海参、鳗鲡、牛奶、马奶、莼菜、甜瓜、木耳菜、菊花脑、黄瓜、生菜瓜、生何首乌、薄荷、枸杞子、百合、决明子、锁阳等。

饮食调养妙方

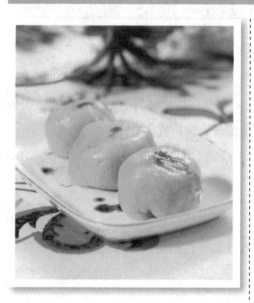

山药桃

材料 鲜山药500克，白砂糖250克，面粉150克，水淀粉25克，牛奶、白瓜子仁、核桃仁、冬瓜条、红枣各适量，桂花酱、红色素各少许。

做法

1 将面粉放碗里，上笼蒸熟；鲜山药洗净上笼蒸烂，剥去皮，揉成泥，再放入熟面、牛奶揉成面团；瓜子仁、核桃仁、冬瓜条、红枣剁成碎末，放入白砂糖150克，桂花酱少许，调匀做馅；剩余糖与水淀粉勾成糖汁。

2 用山药面包馅做成8个桃形，桃尖抹上红色素，蘸上糖汁，上笼蒸熟。

食疗服法

作主食吃。

茯苓芡实粥

材料 茯苓10克，芡实15克，粳米100克。

做法

1 将茯苓、芡实捣碎，加适量清水，煎煮至软烂。

2 与淘洗干净的粳米一同煮成稀粥。

食疗服法

日常食用。

专家提示

有益气健脾、止泻的功效。中医食疗常用于脾虚有湿之泄泻、消化功能不良、食欲欠佳、疲乏无力、小儿腹泻、遗尿等病症的辅助治疗。

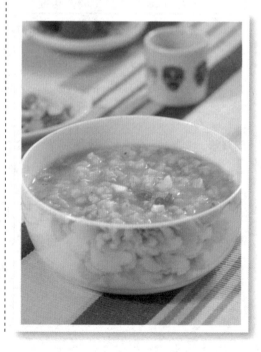

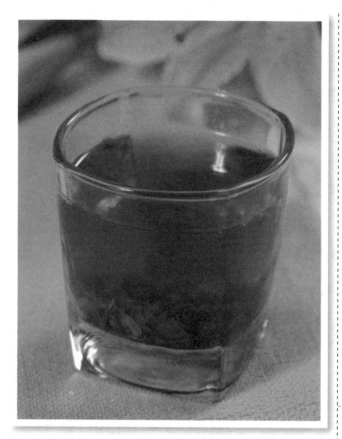

干姜粥

材料 干姜1～3克，高良姜3～5克，粳米100克。

做法

先将干姜、高良姜煎取汁，去渣，再入粳米同煮为粥。

食疗服法

以3～5日为一疗程，早晚食用。

专家提示

温补脾胃，散寒止痛，适用于脾胃虚寒所引起的脘腹冷痛、喜热喜按、呃逆反酸、食欲不振、肠鸣泄痢的寒症。

荔枝山药粥

材料 干荔枝肉50克，山药、莲子各10克，粳米50克。

做法

将前三味加水煮至酥，再加入淘净的粳米，煮成粥。

食疗服法

每日1次，临睡前食用。

专家提示

此粥能温肾健脾、固肠止泻。

石榴槐花饮

材料 石榴花10克，槐花10朵。

做法

将石榴花、槐花混匀，分2次放入瓷杯中，以滚烫开水冲泡，温浸片刻，候冷。

食疗服法

每日1剂，代茶饮用。

专家提示

石榴花有清热止血的功效，具有明显的收敛作用，能够涩肠止血，加之其具有良好的抑菌作用，所以是治疗痢疾、泄泻、便血及遗精、脱肛等病症的良品。

芦根冬瓜皮菊花饮

材料 菊花、芦根、冬瓜皮各30克。

做法

将菊花、芦根、冬瓜皮放入砂锅中，加适量水煎熬，代茶饮用。

食疗服法

每日2~3次。

专家提示

冬瓜产于夏季，从食物的性质来说，属性微寒，具有利水化湿的功效。历代本草也有记载，冬瓜能治肿胀、消热毒、利小便。现代药理学研究：冬瓜皮富含糖类、蛋白质、维生素C，对腹泻患者有较好的食疗作用。

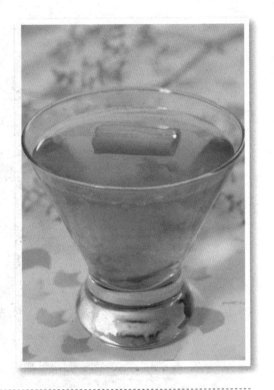

补骨脂鸡蛋

材料 鸡蛋3枚，补骨脂30克，肉豆蔻15克。

做法

先将鸡蛋用清水煮沸，捞出打破外皮，与补骨脂、肉豆蔻同煮15分钟即可。

食疗服法

每日1剂，趁热将鸡蛋食完。

专家提示

温肾暖脾，固肠止泻。

枸杞子白果饮

材料 枸杞子30克，白果10克。

做法

将白果、枸杞子放入砂锅中，加水用文火煎熬，代茶饮用。

食疗服法

每日2~3次。

专家提示

有敛肺气、定喘嗽、止带浊、缩小便之功。可辅治小儿腹泻、哮喘、咳嗽、白带、白浊等。

腹胀

腹胀是患者自觉脘腹胀满不适的一种常见的症状，可见于多种疾病。此处是指排除肠梗阻、肿瘤、肝硬化腹水、肠结核、结核性腹膜炎等内外科疾病，而单纯以腹胀为主的胃肠道功能性病症。

宜忌原则

中医对腹胀，一般分为气滞型腹胀和食滞腹胀两种类型。前者多因情志不舒，气郁不畅，表现为腹胀作痛，得矢气（俗称放屁）则胀减，脘腹胀满连及胸胁；生气或发怒后腹胀更甚，时而叹息，或以叹息为快。后者往往由于暴饮暴食，食积难消，表现为脘腹胀满，嗳腐吞酸，恶心厌食，饱满噫气。气滞型腹胀者宜食具有疏肝理气作用的食物和多纤维素的蔬菜、水果，忌食黏糯滋腻的食物；食滞型腹胀者宜食具有消食导滞的清淡食物，忌食荤腥油腻、煎炒熏炸以及辛辣食物。

宜食食物

腹胀者宜食以下食物：

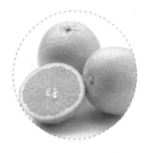

金橘　能理气、解郁、化痰、除胀、醒酒。无论气滞型腹胀还是食滞型腹胀，均宜用金橘煎汤喝或泡茶饮。可将金橘做成饼，腹胀时嚼食一二枚。

佛手柑　能理气、化痰，也能消食解腻，凡是腹胀者，无论是气滞还是食滞引起，均宜用鲜佛手或干品开水冲泡，代茶饮。

槟榔　能下气除胀，又能消食解酒。凡气滞或食滞腹胀者均宜。但槟榔是破气耗气的食物，只适宜身体壮实者短暂食用。

萝卜　能健胃消食，顺气宽中。特别适宜食滞腹胀者，可捣汁饮，或水煎饮用。除新鲜萝卜外，萝卜子、萝卜叶、老萝卜根煎水服用，也可治疗食滞腹胀。

胡荽　有消食下气的作用。中医常用以治疗食物积滞，对食积腹胀者尤宜。

青菜　能通利肠胃。无论气滞腹胀者还是食滞腹胀者皆宜。青菜含丰富的维生素和食物纤维，能刺激胃肠道蠕动，通利二便，帮助消化，消除腹部胀满不适。

豇豆　含多量的食物纤维和维生素，有帮助消化的作用。对食滞腹胀者尤为适宜。

山楂　能消食积，特别是能消化肉积。凡食积腹胀者，均宜多食。

大麦芽　能和中、消积、下气。脘腹胀满者食之颇宜。

杨梅　能和胃消食。《泉州本草》载有一方："治胃肠胀满，杨梅腌食盐备用，越久越佳，用时取数颗泡开水服。"

啤酒花　能健脾消食。适宜消化不良引起腹胀者食用。可用啤酒花10克，开水泡茶饮，对气滞腹胀或食滞腹胀者皆有效。

紫苏叶　是一种调味品，并能解鱼蟹毒，有理气除胀的作用。因此，凡气滞腹胀者尤为适宜。可用紫苏叶10克煎水服，或开水冲泡代茶饮。

砂仁　为民间常用芳香性调味品，能行气、和胃、除胀。适宜脘腹痞胀、不思饮食者食用。凡气滞腹胀，尤其是受凉后寒气腹胀者，尤为适宜。每天可用砂仁5克，捣碎，煎水服，或开水冲泡当茶饮用。

白豆蔻　是一种芳香健胃调味品，能行气、暖胃、消食、宽中、除胀，功与砂仁同。凡气滞腹胀或食滞腹胀者，均宜用白豆蔻5克，煎水代茶饮。

此外，腹胀者还宜吃胡萝卜、橘子皮、刀豆、大白菜、芹菜、蕹菜、冬瓜、瓠子、西红柿、苦瓜、茴香、薤白、橙子及茶叶等。

忌食食物

腹胀者忌食以下食物：

红薯 虽有补中益气的作用，但食之过多会引起腹胀或加重腹胀。据研究，红薯中含有气化酶，所以吃多了会引起腹胀，故患有腹胀者应当忌食。

糯米 能补中益气。若制作成糯米糕团则难以消化，凡腹胀者应当忌食。

蚕豆 性平，味甘，虽有补中益气、健脾益胃的作用，但多食难以消化，在消化道中容易产生大量气体。现代研究证实：蚕豆中含有棉子糖和水苏糖，肠道中不能产生分解这两种糖的酶，这些糖通过肠道到结肠后，在结肠内受到梭状芽孢杆菌属的厌氧细菌使之发酵而导致腹胀多屁。

鸡蛋 根据民间经验，鸡蛋不宜多吃，尤其是腹胀者，更当忌食。《随息居饮食谱》中曾说："多食动风阻气……痞满、肝郁，皆不可食。"

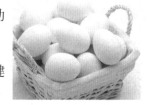

菱角 生食能消暑解热，除烦止渴，熟食则能益气健脾。但腹胀者皆当忌食。

栗子 能健脾养胃，但多食则难以消化。尤其是腹胀者，当暂缓食用。

黄豆 凡腹胀者，皆当忌食炒黄豆或煮黄豆。据研究，黄豆中含有棉子糖、鼠李糖等物质，即使是熟的豆制品也当忌食、少食，否则不易消化，更加重脘腹胀满。

芋头 腹胀者暂不宜食。这是因为多食容易在肠内产生气体，加剧腹胀。

龙眼肉 果肉甘甜，滋腻黏糯。食之不易消化，故腹胀者应忌食。

黄芪 功在补气。故气虚者宜食，气实者当忌食。凡体质壮实的食积气滞腹胀者，切忌食用。

羊肉 清朝食医王孟英曾有告诫，认为"胀满忌食"，并说："多食动气生热。"更不可与南瓜同食，否则"令人壅气发病"。所以，腹胀者忌食为妥。

红枣　　其性甘润膏凝，滋腻壅滞。无论腹胀胃胀者还是满腹胀痛者，均当忌食，它有阻碍气机之弊。

人参　　性温，味甘、苦，能大补元气。但无论是气滞腹胀还是食积胀满，皆当忌食。因为人参补气，误食会使气机更加壅滞，加重腹胀病情。当然，若属气虚腹胀，即中医所谓的虚胀，又另当别论。

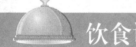

黄精　　古人视之为养生延年之物。但黄精甘平柔润滋腻，正如《本草便读》所言："黄精，为滋腻之品，久服令人不饥，若脾胃有湿者，不宜服之，恐其腻膈也。"因此，凡腹部痞满作胀者切忌。

此外，腹胀者还应忌吃甘薯、甜瓜、芡实、南瓜、荔枝、饴糖、蜂蜜、豆制品、洋葱、韭菜、大蒜、辣椒、白术、甘草等。

饮食调养妙方

猪肚砂枳汤

材料 枳壳10克，砂仁3克，猪肚1只，细盐适量。

做法

将猪肚用细盐洗净，然后将砂仁、枳壳放入猪肚内，扎紧口，放在锅中加水及调料共煮，至猪肚烂熟即可。

食疗服法

饮汤，食肚。

专家提示

健脾养胃，益气升提。适用于脾胃虚弱所致的食后脘腹胀满痞闷、体倦乏力、食欲不振等症。

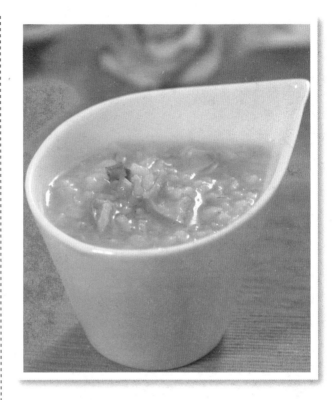

谷麦芽炖鸭胗

材料 鲜鸭胗1~2个，谷芽15~20克，麦芽15~30克，盐、黄酒、姜各适量。

做法

1 鸭胗切开，用盐擦洗胗内粗糙表面，洗净后切成小块备用；姜切厚片；谷芽、麦芽用干净的布包好，扎紧。

2 砂锅中加水足量，将布包放入锅中煮15分钟，而后放入鸭胗块，倒黄酒少许及姜片，小火炖至将熟，入盐调味即可。

食疗服法

食肉、饮汤，每日早晚各30~50克。

专家提示

健脾益胃，消食导滞，华颜美肌，是各种消化不良者的理想保健品。适用于脘腹胀满疼痛食后则甚、不思饮食、失眠烦怒、乏力气短、大便不佳、形体消瘦、反酸者。

白术猪肚粥

材料 猪肚1个，白术30克，槟榔10克，粳米20克，生姜少许。

做法

洗净猪肚，切成小块，同白术、槟榔、生姜同煎煮去渣，取汁，用汁同粳米煮粥即可。

食疗服法

可供早晚餐温热食用，3~5日为一疗程，停3日再吃。病愈后即可停服。

专家提示

有补中益气、健脾和胃的功效。适用于脾胃气弱、消化不良、不思饮食、倦怠少气、腹部虚胀者。

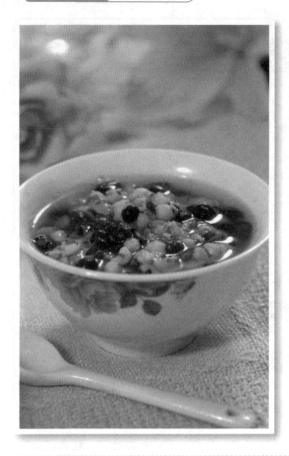

清热祛湿粥

材料 赤小豆30克，白扁豆、薏苡仁、木棉花、芡实各20克，灯芯花、川萆薢各10克，赤茯苓15克。

做法

1 将川萆薢、赤茯苓、木棉花、灯芯花洗净水煎至2碗，去渣取汁。

2 将汁与赤小豆、白扁豆、薏苡仁、芡实同煮成粥。

食疗服法

温热食用。

专家提示

有清热祛湿的功效，适用于因暑热而引起的小便不利、胃滞不适、腹胀脘闷等症。

鳙鱼健脾汤

材料 鳙鱼500克，黄芪、党参各15克，山药30克，盐适量。

做法

鳙鱼去鳞及内脏；诸药装入纱布袋内、扎口；共煮至肉熟，弃药袋，放盐调味即成。

食疗服法

食肉，饮汤。

专家提示

益气，补虚，升阳。适用于食欲不振、食后腹胀、胃下垂等症。

神经衰弱

神经衰弱属于神经官能症的范围，常见的表现有多梦、心悸、失眠、头昏脑胀、记忆力减退、注意力不集中，以及耳鸣、眼花、精神委靡不振，有时也出现心慌、气短、乏力、容易焦虑、烦躁不安、多哈欠、喜笑无常或悲伤欲哭等。

宜忌原则

祖国传统医学认为，心藏神，主神明，为情志思维活动的中枢。神经衰弱属于心气不足、心脾两虚、心神失养所致。凡神经衰弱者宜多食、常食具有养心安神、调理心脾作用的滋补食物，忌食辛辣香燥的刺激性食物。

宜食食物

神经衰弱者宜食以下食物：

小麦　具有养心神、益心气的作用。尤其适宜妇女神经衰弱、神志不宁、失眠，或喜悲伤欲哭、多哈欠者食用。可用小麦60克，红枣15个，甘草10克，加水3碗，煎至1碗，睡前一次服完。

糯米　具有补气血、暖脾胃的作用。适宜一切体虚者、神经衰弱者食用。可煮稀饭，或与红枣同煮稀粥，能滋润补虚、温养五脏、益气安神。

西谷米　具有补脾益气的功效。适宜一切体虚者或产后、病后神经衰弱者食用。

鹌鹑蛋　鹌鹑肉与鹌鹑蛋所含的蛋白质，比等量鸡肉与鸡蛋的含量高，特别是鹌鹑蛋富含卵磷脂，是高级神经活动不可缺少的营养物质。所以，神经衰弱者宜常吃些鹌鹑蛋及鹌鹑肉。

猪脑髓　有补骨髓、健脑、益虚损的功能。可用猪脑髓同枸杞子或天麻炖熟，供神经衰弱者食用。

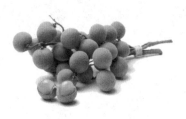

龙眼肉 能补血安神，益脑力，是一种滋补健脑食品。龙眼肉含有丰富的葡萄糖、蔗糖、酒石酸、维生素等物质，这些物质能营养神经和脑组织，从而调整大脑皮质功能，改善甚至消除失眠、健忘，增强记忆力。尤其适宜思虑过度、心神失养引起的神经衰弱、健忘失眠、心慌、心跳、头晕乏力等人食用。

荔枝 具有滋心脾、养气血、填精髓的作用。所以，神经衰弱者经常少量吃些荔枝，较为适宜。

桑椹 既能补血，又能安神。它适宜心血不足、心神失养的神经衰弱、头晕失眠者食用。头晕失眠者多数是由血虚或神经过度紧张等造成，可食用桑椹制作的"桑椹蜜"、"桑椹膏"、"桑椹酒"。

葡萄 不仅含有很多糖分，还含有卵磷脂、蛋白质、氨基酸、果胶、维生素和矿物质等，有营养强壮的作用，还能健脑、强心、开胃、增加气力。故神经衰弱者宜食，酿酒饮用更好。

胡桃 含有丰富的脂肪油，主要成分为不饱和脂肪酸，含维生素和卵磷脂以及钙、磷、铁、锌、镁等微量元素。凡神经衰弱者宜早晚空腹各食胡桃2～3枚。可以用胡桃仁、黑芝麻、白砂糖共研为末，早晚各服几汤匙，很有效果。

红枣 具有补血、益气、养心、安神的功效。经常食用红枣，对于身体虚弱、神经衰弱者大有益处。

莲子 有养心镇静安神之效。可用莲子同芡实、糯米煮稀粥吃。

百合 具有清心安神的作用。神经衰弱、睡眠不宁、惊惕易醒者，可用生百合、蜂蜜拌和蒸熟，临睡前食用。

芝麻 含有丰富的不饱和脂肪酸、丰富的维生素、卵磷脂等滋补强壮、健脑防衰的营养成分，是一种抗衰老食物。适宜神经衰弱者食用。

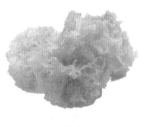

银耳 具有补肾、润肺、生津、提神、益气、健脑、嫩肤的功效，还能补脑强心、消除疲劳。银耳含有丰富的胶质、多种维生素和多种氨基酸、银耳多糖、蛋白质等营养成分，这些都对神经衰弱者有益。

灵芝 具有养心安神、益气补血、滋补强壮、健脑益智的作用。尤其对心悸、怔忡、失眠、健忘、心脾两虚的神经衰弱者最为适宜，可以帮助这类神经衰弱者减轻头晕、失眠等症状。

人参 具有大补元气、宁心安神的作用。据研究，人参对中枢神经系统，特别是对高级神经中枢有某种特异作用，能改善神经活动过程的灵活性。既能加强大脑皮质的兴奋过程，同时也能加强抑制过程，能提高人的一般脑力和体力的功能，治疗神经衰弱。

冬虫夏草 具有补虚损、益精气的作用。神经衰弱者食之尤宜。

何首乌 有突出的强壮神经和补血功能。何首乌含有较多的卵磷脂，能促进血液的新生，并有强心效果，对疲劳的心脏作用更显著。

玉米 玉米中蛋白质含多量的谷氨酸，能帮助脑组织中氨的排除，同时又能促进脑细胞进行呼吸，故有健脑作用。脑神经衰弱者宜食。

葵花子 具有补虚润肺的作用。葵花子中所含维生素，有延迟人体细胞衰老的作用，能增强记忆力，治疗抑郁症和失眠。因此，失眠、健忘、气短、乏力和心情抑郁的神经衰弱者，宜常食。

酸枣仁 具有养肝、宁心、安神、敛汗的作用。现代研究它有镇静、催眠的功效，故神经衰弱者宜食。可用酸枣仁3～6克，加白糖研和，临睡前用温开水调服，可治疗神经衰弱伴失眠。

此外，神经衰弱者还宜选食鹌鹑、燕窝、黄豆制品、猴头菇、香菇、蜂蜜、水芹菜、松子、太子参、天麻、紫河车、西洋参等。

忌食食物

神经衰弱者忌食以下食物:

烟草 其主要有毒成分是烟碱,烟碱对大脑和植物神经系统都有很强的刺激作用,其表现开始为兴奋作用,随后便是抑制作用,久而久之会引起失眠、眩晕、乏力、思维混乱,进而导致神经衰弱。因此,神经衰弱者当忌食,不应图一时兴奋而伤害身体。

胡椒 大辛大热,辛走气,热助火。因此,心血不足、心神失养、神经衰弱者,慎勿多食。

此外,神经衰弱者还应忌食浓茶、烈性白酒、肉桂、辣椒、槟榔、萝卜子等辛辣刺激性食物和破气耗气食物。

饮食调养妙方

首乌山药粥

材料 制何首乌50克,山药50克,粳米100克,红枣6枚,砂糖适量。

做法

将制何首乌、山药煎取浓汁,去渣,与粳米、红枣同放入砂锅内煮粥,熟后加入红糖和砂糖少许以调味,再煮沸一二次即可。

食疗服法

日常食用。

专家提示

补气血、益肝胃。用于须发早白、头晕耳鸣、腰膝软弱、大便干结等症。西医用于高脂血症、冠状动脉粥样硬化性心脏病、神经衰弱、高血压等病症辅助治疗。用何首乌煮粥,选年久老大者为好。

乌龟百合红枣汤

材料 乌龟1只（250克左右），百合30克，红枣10枚，冰糖适量。

做法

将乌龟去甲及内脏，切成块，洗净，用清水煮一会儿，再放进百合、红枣，继续熬煮，直至龟肉烂熟、药物煮透，最后添加少量冰糖炖化即成。

食疗服法

喝汤，吃肉及枣，1日食完，每周食2~3次。

专家提示

此汤能养血安神，可辅治神经衰弱。龟肉和龟板具有滋阴壮阳、去湿解毒、防癌抗癌、益肝润肺、滋阴补血等功效。

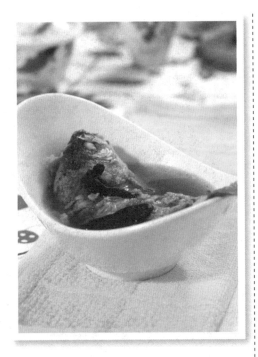

黄精炖鲤鱼

材料 黄精15克，鲤鱼1条（500克），葱段与葱花、姜丝、花椒、清汤、精盐、酱油、香菜末、料酒、植物油适量。

做法

1. 将黄精洗净切成碎块。
2. 鲤鱼去鳃、内脏洗净，划几道斜刀，投入热油中炸至微黄色。
3. 锅内注入植物油烧热，投入葱段、姜丝、花椒，炸出味，烹入料酒、酱油翻炒，加入精盐、黄精碎块，放入清汤烧开后投入炸鱼，用文火炖至鱼熟汤稠，加入葱花、香菜末即成。

食疗服法

日常食用。

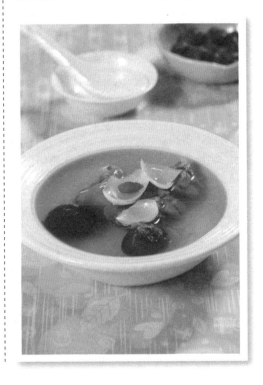

红枣百合龙眼粥

材料 鲜百合50克，红枣8枚，龙眼肉10枚，小米100克，冰糖适量。

做法

先将百合洗净后与龙眼肉、红枣、小米同入砂锅煮粥，粥熟后加入冰糖溶化即可。

食疗服法

每日2次，空腹食用。

专家提示

此粥适用于因用脑过度而失眠的人。经常食用，对神经衰弱、思虑过度、失眠多梦者有很好的效果。

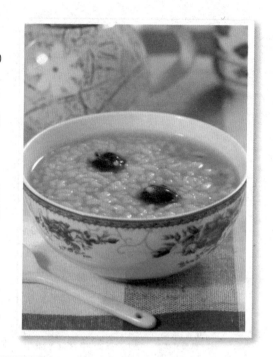

芦笋西瓜汁

材料 芦笋2根，西瓜半个，蜂蜜10毫升。

做法

1 将芦笋洗净，去除硬皮，切成小段，备用。
2 将西瓜与芦笋一同放入果汁机中搅拌成汁，用蜂蜜调味即可饮用。

食疗服法

日常饮用。

专家提示

芦笋中的叶酸能够缓解健忘、呆滞、情绪失调、易怒等精神及心理失衡症状。

鲜奶玉米银耳羹

材料 新鲜嫩玉米100克，银耳10克，鲜奶20毫升。

做法

1 银耳在冷水中浸泡半小时，发开后撕成小条；新鲜嫩玉米摘粒洗净。
2 玉米和银耳用少量水一起煮20分钟，再倒入鲜奶，继续煮开即可。

食疗服法

日常饮用。

专家提示

此羹有很好的美容润肤、减压抗疲劳作用。

慢性支气管炎

慢性支气管炎是老年人常见病，故俗称老年慢性支气管炎。其主要表现为慢性咳嗽或咳痰，往往缠绵不止，反复发作。若病情迁延日久，后期会发生慢性阻塞性肺气肿和肺源性心脏病，除咳嗽之外，则兼有气喘气短的症状。

宜忌原则

慢性支气管炎中医称为久咳，多属内伤咳嗽范围，其病因病机大多为寒痰犯肺，或称痰湿壅肺，或称寒饮伏肺，主要症状为咳嗽痰多，痰白而黏，或咳痰清稀，受凉即发，平素怕冷，四肢欠温，舌苔白腻。所以，凡慢性支气管炎的老年人，宜吃温热暖性食物，忌吃性寒生冷食物，宜吃健脾益肺、理气化痰食物。因脾虚则生痰，久咳则伤肺，忌吃海腥、油腻、糯等助湿生痰食物，并忌烟酒。

宜食食物

慢性支气管炎患者宜食以下食物：

金橘　　能理气、化痰、止咳。适宜慢性支气管炎咳嗽多痰者食用。或煎汤，或泡茶，亦可糖腌压作金橘饼食用。

百合　　能补肺气，止咳嗽。适宜慢性支气管炎久咳伤肺、咳嗽不止者食用。可用百合干与中药款冬花等量，研为细粉，炼蜜和为丸如龙眼核大小。每日3次，每次嚼食1丸，然后用生姜茶咽下，含化亦佳。

胡桃仁　能补肺气而治久咳。可用胡桃肉3颗，生姜3片，卧时嚼服，即饮汤两三呷，又再嚼胡桃、生姜如前数，即静卧，及旦而痰消嗽止。

山药 能健脾补肺固肾。适宜虚劳久咳者长食、久食。或同米煮粥，或作菜肴，或做饼食。

芥菜 能宣肺豁痰。适宜慢性支气管炎寒饮内盛、咳嗽痰多、胸膈满闷者食用。

燕窝 能益气补肺。适宜咳嗽痰喘者食用。可用秋白梨1个，去心，入燕窝3克，先用开水泡，再入冰糖3克蒸熟，每日早晨食用，不间断，也可煮燕窝粥加冰糖食用。

灵芝 适宜慢性支气管炎咳嗽气喘者食用。灵芝对慢性支气管炎者的咳、喘、痰各种症状均有效果。一般在食用后两周左右感觉胸部舒畅，咳喘减轻，并能减少复发，其远期效果也较好。

冬虫夏草 能补虚损，益肺气，止咳化痰。老年人慢性咳喘者宜食。可用冬虫夏草20克，同干胎盘1个，共研末，放入空心胶囊内，早晚空腹吃1粒。老年性慢性支气管炎者，食之尤宜。

紫河车 能大补气血，强壮身体。老年性慢性支气管炎者宜食。可将紫河车清洗干净后，放入锅内加水煮沸，约5分钟后取出切片晒干，然后研末，放入空心胶囊内，或炼蜜拌匀做成小丸药。每日早晚空腹吃10克，坚持食用，效果更好。

猪肺 老年人慢性支气管炎久咳不止者，肺气受损，猪肺能补肺。可用猪肺一具，切片，麻油炒熟，同粥食。

佛手柑 有理气、化痰的作用。可用陈佛手30克，水煎代茶饮。

栗子 性温，味甘，有补肾之功。老年慢性支气管炎咳嗽虚喘者，常吃些栗子，颇为适宜，有益肾纳气之效。

马兰头 能清热、消炎。对祛痰、平喘、消炎有一定效果。由于其性凉，又善于清热解毒，故对慢性气管炎者、咳黄脓痰者尤为适宜。

羊肉 据报道，羊不易得肺病，抗肺病能力特强。常吃羊肉，对肺病有防治作用。一般的气管炎咳嗽者常喝羊肉汤也可减轻病情，故慢性支气管炎患者常食羊肉，颇为适宜。

萝卜 生萝卜性凉，能化痰热。慢性支气管炎咳嗽多痰、痰白多沫者，可用萝卜与生姜一同煨食，最为适宜，有温肺散寒、止咳化痰之效。萝卜子中医称莱菔子，行气化痰之力更强。老年慢性支气管炎患者咳嗽痰多之时，食之亦宜。

生姜 能散寒化痰。慢性支气管炎咳嗽多痰者宜食，可用生姜配合白蜜食用，治疗久咳。

此外，慢性支气管炎患者还宜食用狗肉、大葱、紫苏、白果、胡荽、青菜、红糖、冰糖、桃子、柚子、海枣、海带、银耳等。

忌食食物

慢性支气管炎患者忌食以下食物：

蚌肉 性大凉，味甘、咸。慢性支气管炎咳痰色白多沫者，多为寒痰伏肺，寒性食物均当忌食。

螃蟹 性大凉，热病可食，寒证当忌食。老年咳喘者多属寒痰为患，故当忌食。

蛤蜊 性寒，味咸，大凉之物。不仅脾胃虚寒者不宜多食，寒痰咳喘的慢性支气管炎患者也当忌食。

螺蛳 性寒，味甘，有清热的作用。但慢性支气管炎咳嗽痰多色白者，均为寒痰为患，食之益增其寒，故当忌食。

柿子 性寒，味甘、涩。寒痰伏肺的慢性支气管炎久咳不愈者，切忌食用。

香蕉	性凉，味甘。老年慢性气管炎患者多属寒痰犯肺，或是寒饮伏肺，久咳难愈，反复发作，痰色白黏或多白沫，切不可多食。

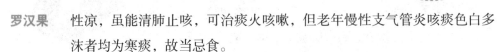

西瓜 性寒，与柿子、香蕉为并列的三种大凉瓜果，只宜热证食用，寒证当忌食，尤其是冰镇西瓜，老年慢性支气管炎咳喘多痰者，切忌食用。

罗汉果 性凉，虽能清肺止咳，可治痰火咳嗽，但老年慢性支气管炎咳痰色白多沫者均为寒痰，故当忌食。

石榴 酸甜水果，其性虽温，慢性支气管炎患者也不宜多吃。

丝瓜 性寒，味甘。咳嗽痰多色白或咳痰多白沫的慢性支气管炎患者，实因肺有寒痰，不宜多食。

此外，慢性支气管炎患者还应忌食田螺、鸭蛋、牡蛎肉、猕猴桃、苦瓜、甜瓜、旱芹、水芹菜、菊花脑、马兰头、蕹菜、莼菜、蕺菜、竹笋、生藕、生萝卜、生红薯、生黄瓜、生菜瓜、瓠子、海带、草菇、莴苣、枸杞头、豆腐、绿豆、绿豆芽、金银花等寒凉性食物以及烟酒等。

饮食调养妙方

车前子粥

 车前子15～30克，粳米100克。

做法

将车前子用布包好后煎汁，再将粳米入车前子煎汁中同煮为粥。

食疗服法

每日早晚温热食用。

专家提示

利水消肿，养肝明目，祛痰止咳。适用于老年慢性支气管炎及高血压、尿道炎、膀胱炎等，对于水肿、小便不利等症，也具有显著功效。

川贝萝卜茶

材料 川贝母、萝卜各15克。

做法

上述2味共制粗末，沸水冲泡或水煎。

食疗服法

代茶饮用。

专家提示

　　润肺化痰，降气止咳，平喘。适用于慢性支气管炎之咳嗽、痰多等症。川贝母性寒，味微苦，能清肺泄热化痰，又味甘质润，能润肺止咳，尤宜于内伤久咳、燥痰、热痰之证。

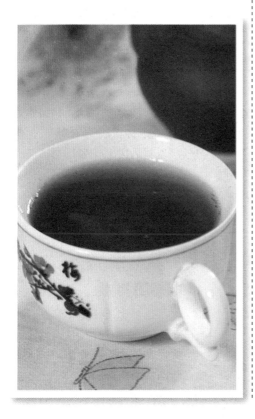

苏子红糖粥

材料 苏子10克，南粳米50～100克，红糖适量。

做法

将苏子捣成泥，与南粳米、红糖同入砂锅内，加水煮至粥稠即成。

食疗服法

　　每日早晚温热食用，5日为一疗程。

专家提示

　　降气消痰，止咳平喘，养胃润肠。适用于中老年人慢性支气管炎及肠燥便秘。

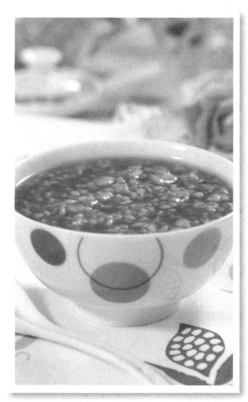

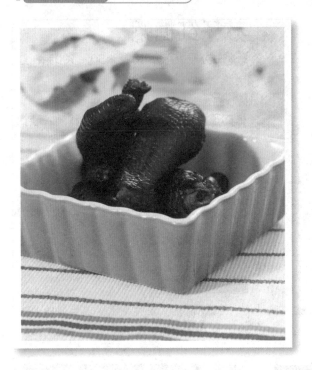

灵芝凤爪

材料 灵芝30克，鳖血20毫升，鸡爪500克，草果2个，料酒10毫升，素油50毫升，桂皮10克，生姜5克，山柰10克，葱10克，大茴香2粒，小茴香10克，盐、白糖、酱油各适量。

做法

1 将灵芝与鳖血一起炒制；鸡爪洗净，去爪甲，与灵芝一起先煮12分钟。

2 生姜洗净切片，葱洗净切段。

3 炒锅置武火上烧热，下入素油烧至六成热，下入姜片、葱段、白糖、酱油、大小茴香、料酒，待汤汁呈枣红色时，下入清水约2800毫升，加草果、桂皮和山柰煮40分钟，待有香味时，加入鸡爪卤30分钟即可。

食疗服法

日常食用。

专家提示

适用于慢性支气管炎、支气管哮喘、冠心病、心律失常、急性传染性肝炎、糖尿病等病症的辅助治疗。

荸荠百合雪梨粥

材料 荸荠5只，百合20克，雪梨1只，冰糖适量。

做法

1 将荸荠以清水洗净，去皮捣烂；雪梨去皮、核，切碎成小块；百合洗净备用。

2 将前三味混合加水适量，文火上熬煮50分钟，至熟烂成糊状时，加入冰糖，搅匀后放入干净玻璃瓶中即成。

食疗服法

每日食用3次，每次1~2汤匙。

专家提示

滋阴润肺，止咳化痰，清热除烦。适用于慢性支气管炎、喘息性支气管炎、阴虚肺热痰质黏稠不易咳出者。

百果玫瑰球

材料 核桃仁末、红枣（去皮核）、青梅末、橘饼、莲米末各15克，南瓜子仁末6克，猪板油30克，白糖45克，干淀粉40克，鸡蛋清4只，菜油300毫升，玫瑰酱、红米汁各适量。

做法

1 将核桃仁末、红枣、青梅末、橘饼、南瓜子仁末、莲米末同猪板油、白糖30克及玫瑰酱拌匀，撒上干淀粉10克，搓成丸形（10~12只）即为百果丸。

2 蛋清入浅汤盆中，用筷子打至起细浓泡沫，加入干淀粉30克，拌匀，再放入红米汁拌成红色。

3 锅内放入菜油，在旺火上烧至三成热，将百果丸放入蛋清糊中滚满，然后投入油中，用筷子拨动，待百果丸结壳、肥大、捞出；待油烧到六成热时，再将所有百果丸一起投入，用漏勺翻炸至淡黄色，捞出装盆，撒上白糖即可食用。

食疗服法

每日2次。

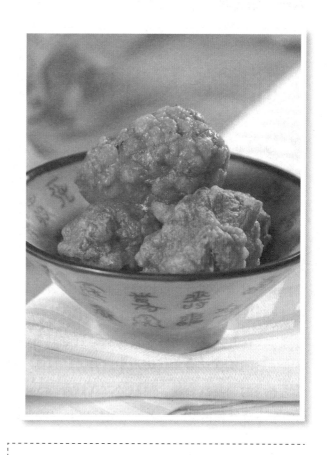

蜂蜜鸡蛋茶

材料 蜂蜜35克，鸡蛋1个。

做法

蜂蜜加水适量烧开；将鸡蛋磕入碗内，用筷子打散，用烧沸的蜜水冲蛋食用。

食疗服法

每日1~2次，温热食用。

专家提示

宣肺润喉，止咳。适用于慢性支气管炎、声音嘶哑等。此茶宜常饮有效。

肝炎及肝硬化

肝炎分急性肝炎和慢性肝炎，急性肝炎又有黄疸型与无黄疸型肝炎之分。慢性肝炎多由急性肝炎治疗不彻底，或休息不够，或饮食不当而逐渐转为慢性，并可能会进一步发展为肝硬化。

宜忌原则

由于对慢性肝炎及肝硬化目前尚无特效药物治疗。所以，除必须注意休息之外，尤为重要的是注意饮食的宜与忌。

凡慢性肝炎及早期肝硬化患者，宜吃高蛋白质质、高碳水化合物、高热量、多维生素的饮食，诸如新鲜水果、蔬菜、鲜奶、瘦肉、鱼类等，宜适量吃些糖。忌吃辛辣的刺激性食物、油腻的高脂肪食物及烟酒和香燥食物；肝硬化晚期还要忌吃生冷坚硬和粗糙纤维多、产气多以及过咸食物。

宜食食物

慢性肝炎及肝硬化者宜食以下食物：

红枣　有保护肝脏的作用。所以，慢性肝炎和肝硬化者宜食。

李子　能清肝、养肝、涤热、活血、生津。鲜食可治肝肿硬腹水。

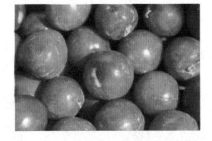

麦芽　急性或慢性肝炎患者宜用大麦芽煎水代茶饮，或用大麦芽磨粉同白糖煎成甜茶饮用。

西红柿　含有丰富的维生素。所以多吃新鲜西红柿，对慢性肝炎患者来说尤为适宜。

芽甘蓝　　适宜慢性肝炎伴有牙出血者食用。它除含有大量的维生素之外，还含有多量的纤维素，具有防止牙龈出血、减轻肝脏负担的作用。

海参　　　适宜慢性肝炎和肝硬化早期者食用，对血浆蛋白偏低者尤宜。将海参泡发后，煨至极烂，吃肉喝汤，是一种高蛋白质饮食。

甲鱼　　　能软坚、滋阴，是一种高蛋白质疗效食物。对肝硬化和肝脾肿大者最为适宜，也适宜肝硬化血清蛋白倒置者食用。可煨成浓汤或清蒸，其壳可用醋炒后研末食用。

泥鳅　　　有保肝的作用，适宜慢性迁延型肝炎患者食用。

黑鱼　　　是一种高蛋白质食物，又能利水。适宜肝硬化患者血清蛋白倒置和伴有腹水者食用。可用黑鱼同赤小豆煮食，或用黑鱼条，去鳞及内脏，加水煨取浓汁，和冬瓜、葱白适量作羹食用。

枸杞子　　具有改善肝功能、促进肝细胞新生的作用。适宜慢性肝炎患者经常用开水冲泡代茶饮。

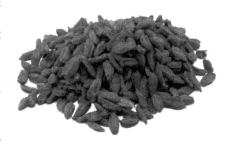

味精　　　其本身是一种氨基酸，而且主要是谷氨酸。谷氨酸有安定情绪、保护肝脏的作用，医学上用来治疗肝性昏迷。

米醋　　　能散瘀解毒。适宜慢性肝炎患者食用。

花生　　　适宜慢性肝炎、肝硬化者及血清氨基转移酶较高者食用。

佛手柑　　有芳香理气和健胃的作用。传染性肝炎患者食之颇宜。

黄瓜　　　性寒，味甘，能生津、清热、利尿。据研究，黄瓜中所含的多种氨基酸对肝脏有保护作用。因此，急慢性肝炎及肝硬化者宜食黄瓜，尤其是酒精中毒性肝硬化更为适宜。

银耳　　　性平，味甘、淡，为一种清补食物，有扶正强壮的作用。据分析，银耳中所含的银耳多糖能改善肝功能，并能促进肝脏蛋白质与核酸的合成。所以慢性肝炎患者常食颇宜。

茯苓　性平，味甘、淡，有健脾利水之功，具有防止肝细胞坏死的功效。因此，凡慢性肝炎尤其是肝硬化伴有腹水时，食之最宜。既能健脾保肝，又能消除腹水。

冬瓜　性凉，味甘、淡，有清热、利尿的作用。同时，冬瓜又是一种含蛋白质和糖但不含脂肪的食物，而且含钠量低而含钾量高，又含维生素，所以是肝病患者的理想食物。

鲫鱼　性平，味甘，有补脾、益气、利水的作用，同时又是一种高蛋白质、低脂肪食物，慢性肝炎及肝硬化所致的低蛋白血症和腹水症者，食之甚宜。既能纠正低蛋白血症，又能益气利水，扶正消肿。

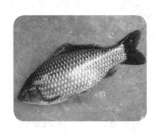

梨　能生津、清热、化痰。由于梨中含丰富的糖和多种维生素，有保肝和帮助消化的作用。对于肝炎和肝硬化患者有食疗效果，故宜常食。

山楂　性微温，味酸、甜，能开胃助消化，活血化瘀。患急慢性肝炎时，若体质不虚者宜食山楂。

赤小豆　性平，味甘、酸，能利水除湿、消肿健脾。急慢性肝炎、黄疸、肝硬化腹水患者，食之颇宜。

葡萄　性平，味甘、酸，含丰富的糖类、蛋白质、维生素，还含有丰富的钾，这些都对肝病十分有益。根据饮食宜忌原则，肝炎及肝硬化初期，食之颇为适宜。

蘑菇　性平，味甘，能补脾益气，是一种高蛋白质、低脂肪食物，所含维生素有泛酸、生物素和叶酸等。肝炎及肝硬化者食之颇宜。可将鲜蘑菇的水煎浸膏片用以治疗迁延性或慢

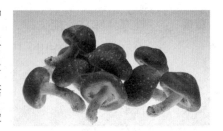

性肝炎，也可用磨菇的多糖蛋白片剂治疗传染性肝炎。

蜂乳　性平，味甘、酸，有滋补、强壮、益肝、健脾的作用。急慢性肝炎患者皆宜食用。

灵芝　性平，味甘，有补肝气、养心气、益肺气、滋肾气、固精气的作用，并有护肝保肝的效果。急慢性肝炎患者均宜食用。

鸭肉　性凉，味甘、咸。慢性肝炎及肝硬化患者、中医辨证属肝肾阴虚者，食之尤宜。

玉米须　性平，味甘，有利尿、利胆、泄热、消肿的功用。急性黄疸型肝炎及肝硬化腹水者宜多食。

此外，肝炎及肝硬化者还宜吃青鱼、鲢鱼、金橘、桃子、芜菁、水芹、菊花脑、瓠子、藕粉、香菇、植物油、蜂蜜、核桃肉、淡菜、紫菜、海带、海藻、芋芳、蹄筋、蚌肉、牛肉、薏苡仁、木耳、兔肉、黄芪、西洋参等。

忌食食物

肝炎及肝硬化者忌食以下食物：

猪肥肉　是一种高脂肪食品，会增加肝炎及肝硬化者的肝脏负担。与猪瘦肉相比较，肥肉含动物性脂肪高达90.8%，而蛋白质仅有2.2%，猪瘦肉仅含脂肪28.8%，蛋白质却多达16.7%。肥肉滋腻缠黏，助热助湿助痰，不利于改善病情。

鸡蛋　性平，味甘，虽有滋阴润燥、益气补血的作用，但多食会增加消化系统负担。同时，鸡蛋是高胆固醇食物，尤其是鸡蛋黄含量更高。凡患有肝炎及肝硬化时，切不可多食。

鹅肉　性平，味甘，被视为发物。鹅肉含脂肪较多，达11.2%，可助湿生热，壅遏气机，加重肝病的病情。尤其是急慢性肝炎和肝硬化、湿热内蕴者，更应忌食。

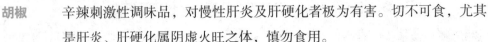

胡椒　辛辣刺激性调味品，对慢性肝炎及肝硬化者极为有害。切不可食，尤其是肝炎、肝硬化属阴虚火旺之体，慎勿食用。

桂皮　性温，味辛，为辛辣香燥调味食品，食之极易助火动血。其所含的桂皮油还能刺激胃肠道黏膜，促进胃肠道蠕动，增加胃液分泌，对肝硬化者胃底静脉曲张者是一种潜在的危险。患有慢性肝炎、肝硬化者尤当忌食，以防伤阴动血，造成大出血。

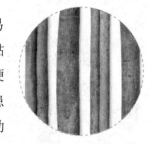

虾子　性温热，味甘、咸，能补肾壮阳，同时又是发物。此外，虾子也是一种高胆固醇食物，患有急慢性肝炎及肝硬化者不宜多吃。

竹笋　中医认为，竹笋难以消化，故慢性肝病应忌食。现代医学认为，竹笋中含较多的粗纤维。因此，严重肝病及肝硬化者由于食管及胃底静脉曲张，大量的粗纤维对病情不利，有诱发胃部大出血的隐患。所以，凡肝病所致门静脉高压者不宜食用。

白酒　中医认为白酒性属火热，白酒中的酒精成分要在肝脏内被氧化分解，而且酒精本身也可直接损伤肝脏细胞。因此，患有急慢性肝炎、肝硬化者，要绝对禁酒。

食盐　性寒，味咸。肝硬化者尤其是伴有腹水者切勿多食。因为过食钠盐，会引起水钠潴留，加重肝硬化腹水的病情。

人参　性温，味甘、苦，为中医强有力的补气强壮食物，但有助热上火、耗阴动血之弊。当慢性肝炎和肝硬化患者表现出口干、便秘、低热、目赤潮红、手足心热、舌红少苔或无苔等阴虚火旺症候群时，中医视之为肝肾阴虚，此时切忌再吃人参，以防上火出血，补而无益，反致加重病情。

丁香　性温，味辛，也属辛辣芳香调味品。凡热病及阴虚内热者忌食。慢性肝炎及肝硬化晚期多属中医肝肾阴虚之体，理当忌食。现代医学认为，丁香内服能使胃黏膜充血，刺激胃神经，增强胃蠕动。肝硬化者切勿食，以防胃底大出血。

蚕豆	性平，味甘，虽有健脾利湿的作用，但又有难以消化之弊。肝硬化腹水者更应忌食，多食后既难消化，又加重腹胀病情。

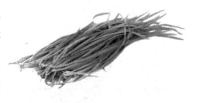

韭菜　熟食性温味甘，生食性热味辛。韭叶入肝经血分，汁液行散之力甚强。慢性肝炎肝硬化多有阴虚内热的表现，应当忌食。现代医学认为，韭菜里含粗纤维较多，而且比较坚韧，不易被胃肠消化吸收，对肝硬化者、胃气虚弱者也极为不利，食之宜慎。

　　此外，肝炎及肝硬化者还应忌食动物油、鸭蛋、鹅蛋、肥牛肉、肥羊肉等高脂肪、高胆固醇食物；忌吃辣椒、大蒜、花椒、生姜、茴香、榨菜等辛辣刺激性食物；忌食豌豆、黑豆、马铃薯、芹菜、黄豆芽、茭白、黄瓜、菱角等生冷坚硬及粗糙纤维多、产气多的食物；肝硬化腹水期间还忌食大头菜、酱瓜、咸鱼、咸肉等过咸的腌制品。

饮食调养妙方

砂仁豆芽瘦肉汤

【材料】黄豆芽300克，砂仁6克，猪瘦肉100克，姜5克，葱5克，盐5克，鸡蛋1个，生粉20克，素油30毫升，酱油10毫升。

做法

1　把砂仁去壳，打成细粉；黄豆芽去须根；姜切片，葱切段。

2　猪瘦肉洗净，切4厘米长、2厘米宽的薄片。

3　放入碗内，打入鸡蛋，加入生粉、酱油、盐、砂仁粉，令其挂浆（少量清水），待用。

4　把炒锅置武火上烧热，加入素油，六成熟时，下入姜、葱爆香，注入清水800毫升，用武火烧沸，放入豆芽，再用文火煮20分钟，再用武火烧沸，加入猪肉，断生即成。

食疗服法

　　每日2次，每次吃猪肉50克，喝汤100毫升。

专家提示

　　此汤能清热解毒，行气化湿。用于急性病毒性肝炎患者。《药品化义》：砂仁，辛散苦降，气味俱厚。主散结导滞，行气下气，取其香气能和五脏，随所引药通行诸经。

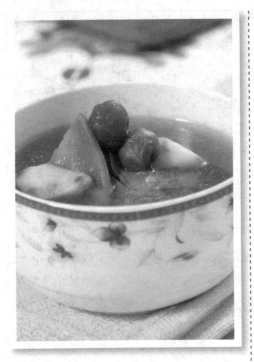

鸡蛋地耳草

材料　鲜地耳草200克，鸡蛋2个。

■做法

地耳草、鸡蛋同煮，蛋熟后去壳复煮片刻即可。

食疗服法

每日1次，吃两个鸡蛋。

专家提示

　　活血消肿。适用于肝硬化。地耳草有清热利湿、消肿解毒的功效，中医食疗常用于治传染性肝炎、急慢性肝炎、早期肝硬化、肝区疼痛、泻痢、小儿惊风、疳积、喉蛾、肠痈、疖肿、蛇咬伤等。

山药桂圆炖甲鱼

材料　山药片30克，桂圆肉20克，甲鱼1只（约重500克）。

■做法

先将甲鱼宰杀，洗净去内脏，连甲带肉加适量水，与山药片、桂圆肉清炖，至炖熟。

食疗服法

食用时，吃肉喝汤。

专家提示

　　本方能滋阴潜阳、散结消肿、补阴虚、清血热。适用于慢性肝炎、肝硬化、肝脾肿大患者。

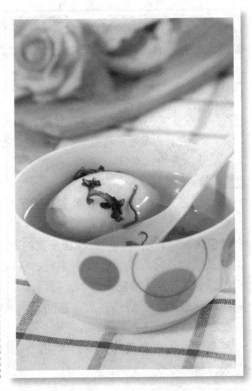

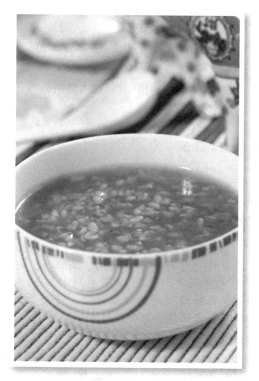

柴胡疏肝粥

材料 柴胡、白芍、香附子、枳壳、川芎、甘草、麦芽各10克，粳米100克，白糖适量。

做法

将前七味药煎取药汁，去渣；粳米淘净与药汁同煮成粥，加入白糖稍煮即可。

食疗服法

每日2次，温热食用。

专家提示

疏肝解郁，理气宽中。适用于慢性肝炎、肝郁气滞之胁痛低热者。柴胡有和解表里、疏肝、升阳的功效，中医常用于感冒发热、寒热往来、胸胁胀痛、月经不调、子宫脱垂、脱肛等症，尤其对肝炎有很好的辅助治疗作用。

舒肝泥鳅粉

材料 活泥鳅2000克。

做法

先把活泥鳅放清水中养1天，使其排净肠内废物，次日再把它放在干燥箱内烘干或焙干研末装瓶。

食疗服法

每日3次，每次10克，温开水送服。15日为一疗程，最多不超过四疗程。

专家提示

温中益气，解毒。适用于肝炎、肝硬化。

冬瓜葫芦瓜粥

材料 糯米、鲜冬瓜、鲜葫芦瓜各100克，火腿50克，精盐2克，味精适量。

做法

将冬瓜、葫芦瓜去皮洗净，切成块，火腿切成小片，糯米淘洗干净，加清水适量煮成粥，加入调味品即成。

食疗服法

日常食用。

专家提示

清热利尿，消肿止渴。适用于肝硬化腹水、慢性肾炎、水肿等病症。

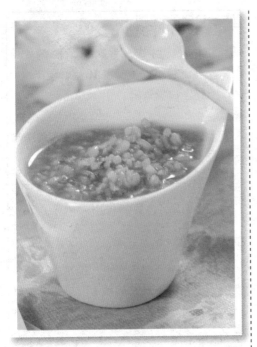

金银花甘草茶

材料　金银花、藿香叶各5克，甘草2克。

做法

将金银花、藿香叶、甘草放入杯中，用开水冲泡即可。

食疗服法

以茶饮用。

专家提示

金银花能清热解毒、清肝、降血压。适用于肝炎、肝硬化、高血压、疗疮、结膜炎、上呼吸道感染、风热感冒、动脉硬化等的辅助治疗。可用于健康、美容保健。经常饮用有效。

防己二术粥

材料　防己45克，苍术、白术、茅根、益母草、牛膝、葫芦瓢各30克，太子参、山药各15克，粳米100克，白糖适量。

做法

将上药煎煮两次，取汁去渣，每次取1/2药液，放入粳米煮粥，粥将熟时调入白糖，稍煮即成。

食疗服法

每日2次，温热食用，30日为一疗程。

专家提示

健脾燥湿，利水消肿，活血化瘀。适用于肝硬化腹水。

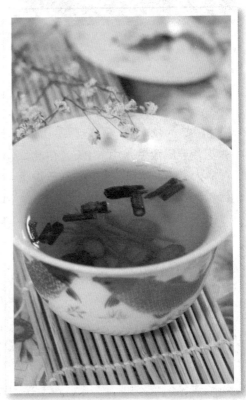

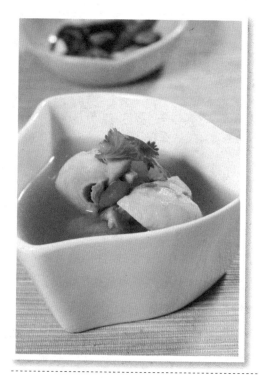

青皮白鸭汤

材料 青皮5克，陈皮5克，郁金9克，制香附子9克，白芍9克，白鸭肉500克，姜5克，葱5克，盐5克。

做法

1 把青皮、陈皮、郁金、制香附子、白芍装入纱布袋内，扎紧口。

2 姜拍松，葱切段。

3 把鸭肉洗净，切4厘米见方的块，放入炖锅内，加入清水800毫升，放入药包、姜、葱。

4 把锅置武火上烧沸，再用文火炖煮50分钟，加盐调味即可。

食疗服法

每日2次，每次吃鸭肉50克，喝汤200毫升。

玄参猪肝煲

材料 玄参15克，猪肝500克，菜油、葱、生姜、酱油、白糖、黄酒、水豆粉各适量。

做法

1 将猪肝洗净，与玄参同放砂煲内，加水适量，煮1小时，捞出猪肝，切成小片备用。

2 锅内加菜油，放入葱、姜煸炒至香，下猪肝片炒至入味，起锅装盘。

3 酱油、白糖、黄酒，倒入炒锅，兑原汤少许，收汁，勾芡，浇至猪肝上即成。

食疗服法

日常食用。

虫草香菇烧豆腐

材料 冬虫夏草10克，香菇20克，豆腐200克，盐3克，味精2克，葱10克，生姜5克，鲜汤100毫升，素油30毫升。

做法

1 将冬虫夏草、香菇用冷水泡发，洗净，香菇切丝。

2 香菇与豆腐同入油锅，熘炒片刻，加入盐、葱花、生姜末，加鲜汤，文火烧煮熟透，加入味精即成。

食疗服法

日常食用。

慢性胆囊炎与胆石症

　　慢性胆囊炎与胆石症是最为常见的胆囊疾患，其发病原因均以胆固醇代谢失常和细菌感染为致病的主要因素，而且大多数人两病通常同时存在。所以，两者饮食宜忌也基本相同。

　　至于急性胆囊炎发作期间，饮食上不是宜与忌的问题，而是应当暂时禁食。

宜忌原则

　　由于慢性胆囊疾病的发生与脂肪和胆固醇代谢有关，故慢性胆囊炎和胆石症者原则上忌吃高脂肪和高胆固醇食物；忌吃动物油和禽蛋，尤其是蛋黄；忌吃油腻煎炸炒爆、辛辣刺激性食物；忌饮烈性白酒。宜吃富含蛋白质和糖类食物；宜吃含食物纤维较多的清淡蔬菜；宜吃含维生素丰富的新鲜瓜果；宜吃各种植物油，它们含有较多的必需脂肪酸甘油酸，既能降低胆固醇的含量，又能促使胆固醇转变为胆汁酸，有利于防治胆石症；宜吃各种豆类及豆制品，它们富含高质量的蛋白质以及不饱和脂肪酸，有降低胆固醇的作用。胆汁中胆固醇含量低，有利于防治胆固醇性胆结石。

宜食食物

胆囊炎与胆石症患者宜食以下食物：

胡萝卜　由于胡萝卜中含有丰富的胡萝卜素，而胡萝卜素在肝脏中可以转变成维生素，故可减少胆固醇结石的形成。

茭白　能清热利胆，故胆囊病患者宜吃，对胆囊炎胆结石症并发黄疸者尤宜。可用新鲜茭白适量，水煎食，也可如常法，用素油炒食。

西瓜　能清热、除烦、利尿、解毒，适宜胆结石和胆囊炎者食用。西瓜上市后，可每日吃西瓜1～2

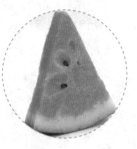

千克。也可留下西瓜皮，又名西瓜翠衣，晒干后水煎代茶饮。

萝卜 能消积滞、祛痰热、下气宽中，最适宜慢性胆囊炎和胆结石者食用。可用白萝卜洗净后捣碎，榨取萝卜汁液饮用，能防止胆石形成而应用于胆石症。

荸荠 适宜胆石症及胆囊炎者食用，有清热、化痰、消积的功效，尤其是伴有黄疸时最为适宜。可用荸荠120克洗净，削皮后切成小块，煎水代茶饮用。

玉米须 有利胆的作用。经药理实验证明：玉米须制剂能促进胆汁排泄，降低其黏度，减少其胆色素含量，因而可作为利胆药用于慢性胆囊炎和胆汁排出障碍的胆管炎患者。可用玉米须20克，每天煎水代茶频饮。

蕺菜 又名鱼腥草。适宜慢性胆囊炎发作或伴有黄疸者食用。民间多用新鲜蕺菜，水煎温服，疗效颇佳。

菊花脑 适宜胆囊炎患者春夏之季煎汤喝，有清肝利胆的作用。

冬瓜 可用冬瓜烧食或煨汤喝，也可用鲜冬瓜皮，加水浓煎，每次饮1碗，日饮2次，有清热、利水、利胆、消胀的作用。

旱芹 宜用素油如常法炒食。旱芹菜含多量食物纤维，能利胆、清热、平肝、降胆固醇等功效。

玉米 为健康和长寿食品，对胆囊炎、胆结石、黄疸型肝炎等有辅助食疗作用，故慢性胆囊疾病患者宜常食。

海蜇 性平，味咸，有清热、化痰、消积、润肠的作用。中医认为，六腑以通为顺。海蜇适宜于痞积胀满、大便燥结者，胆囊疾病患者食之亦宜。

山楂 味甘、酸，有消食积、散瘀血的作用，具有降低血脂和降低胆固醇的功效。患有胆囊疾病者食之颇宜。

洋葱　所含纤维素对人体有保健的作用。肠道内的胆固醇和胆汁酸遇到洋葱中的纤维素容易被吸收，这样既可减少血液中的胆固醇，也减少了胆汁酸的肝肠循环，使胆石症的发病率降低。因此，胆结石患者宜食洋葱。

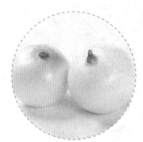

芦根　性寒，味甘，有清热、生津、除烦、止呕的作用。现代研究认为：芦根能溶解胆凝石。所以，患有胆石症以及因胆结石引起的阻塞性黄疸者宜食芦根。

苹果　性凉，味甘，有一定的利胆作用。据研究，多吃些苹果能增加胆汁分泌和增加胆汁酸，从而可以减少胆结石的发生。患有胆石症者常食苹果颇宜。

生姜　具有防止胆结石的功效，因为姜酚能抑制前列腺素的合成。如果人体内前列腺素分泌过多，可导致胆汁中黏蛋白含量增加，而黏蛋白与胆囊中的钙离子和非结合型胆红素是合成胆囊结石的结晶核。因此，姜酚能抑制前列腺素的合成，就相应地降低胆汁中的黏蛋白含量，达到抑制胆石症的效果。

蚌肉　性寒，味甘、咸，有清热、滋阴之功，是一种高蛋白质、低脂肪食物，又含多种维生素。不仅适宜胆囊炎胆石症患者食用，也适宜肝炎及泌尿系统结石患者食用。

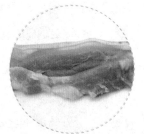

大麦芽　有消食、和中、疏肝、下气的作用。胆囊炎与胆石症的胁肋胀痛者，食之尤宜，既能行气止痛，又可疏肝利胆。

佛手柑　性温，味辛、苦、酸，能理气止痛。对于肝气不舒的肝胆疾病，包括胆囊炎和胆结石，皆有疏肝、利胆、行气、止痛的作用。据近代研究，它能缓解胆囊平滑肌的张力。

此外，胆结石和胆囊炎患者还宜吃西红柿、青菜、菠菜、茼蒿、荠菜、丝瓜、冬瓜、瓠子、香菇、平菇等各种绿色蔬菜和食用菌；宜吃梨、金橘、草莓等水果；宜吃豆油、花生油、玉米油、芝麻油、棉籽油、菜油等植物油；宜饮金银花茶、菊花茶、茉莉花茶、荷叶茶、决明子茶及蜂蜜茶等。

🍴 忌食食物

胆囊炎与胆石症患者忌食以下食物：

鸡蛋 性平，味甘，虽有滋阴润燥、养血补益的作用，但胆囊疾病患者应当忌食。鸡蛋，尤其是鸡蛋黄，含胆固醇量极高，而胆结石形成的因素之一是胆固醇代谢失调，故应忌食含高胆固醇食物。除鸡蛋外，其他禽蛋，包括鸭蛋、鹅蛋、鹌鹑蛋等，皆不宜多食。

肥猪肉 性平，味甘、咸，能滋阴补虚。但胆囊炎、胆石症患者忌食，因为肥猪肉属高脂肪食物，而胆囊炎、胆结石患者忌口的关键就是要控制脂肪食物，否则过量脂肪食物会引起胆囊收缩而产生疼痛。

鸡肉 性温，味甘，为肥腻黏滞之物。胆囊炎、胆石症患者应忌食，以免刺激胆囊，引起胆绞痛发作。

醍醐 是用牛乳制成的食用脂肪。据分析，每100克醍醐中可含20克脂肪，而蛋白质约为2.9克。所以，属于高脂肪、低蛋白质性食物。高脂肪性食物易刺激胆囊，容易诱发胆绞痛。凡患有胆石症和胆囊炎者不宜多食。

螃蟹 属于诱发病气之发物，又是一味高胆固醇食物。据分析，每100克河蟹肉中含235毫克胆固醇，尤其是蟹黄，胆固醇含量可高达466毫克。故患有胆囊炎、胆石症者，切勿多食。

虾子 一种发风动疾的大发食物，也属高胆固醇食物。每100克虾子含胆固醇896毫克，比各种禽蛋含量还高。所以，胆囊炎、胆结石患者切勿多食，以防诱发胆绞痛。

蚶　　　　性温，味甘，能温中补气血。胆囊炎与胆石症，其病机多为肝胆湿热内蕴所致，应当忌食。

白酒　　　性热，味辛，是一种辛烈刺激性饮料，有助湿生热之力。胆囊炎及胆结石患者若长饮、多饮，势必加剧肝胆湿热之邪，加重或诱发病情，应当忌食。

人参　　　性温热，味甘、苦，为甘温补气强壮食物。只宜于虚证，不宜于热证、实证。慢性胆囊炎、胆结石，尤其是在急性发作期，多为肝胆湿热内蕴所致，只应吃些清淡之物，切忌服食人参之类温补食物。

　　此外，急慢性胆囊炎、胆石症患者还应忌吃肥牛肉、猪大肠、猪皮、猪油等高脂肪食物；忌吃猪脑、羊脑、虾皮、鸡肝、鸭肝、鹅肝、猪肝、猪腰等高胆固醇食物；忌吃芥末、葱、辣椒、茴香、肉桂、食茱萸、荜茇等辛辣香燥食物。

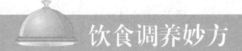

饮食调养妙方

玉米汁鲫鱼汤

材料 鲫鱼1条（重约350克），玉米须、玉米芯各100克，料酒、葱花、姜片、味精各适量。

做法

1 将玉米须、玉米芯加水煮沸20分钟，取汁。

2 鲫鱼去鳞和肠杂，加酒渍片刻，余入汁水中，加黄酒、姜片烩30分钟，撒上葱花、味精即可。

食疗服法

食鱼饮汤。

专家提示

　　此汤能健脾利湿，利水消肿。适用于水肿、尿少、尿频、尿急、尿道感染、灼热疼痛等症。玉米须具有利尿消肿，平肝利胆的功效，中医常用于治疗水肿、小便淋沥、黄疸、胆囊炎、胆结石、高血压病、糖尿病、乳汁不通等症。

茅根公英粥

(材料) 白茅根、蒲公英各60克,金银花30克,粳米50～100克。

【做法】

先煎白茅根、蒲公英、金银花,去渣取汁,再入粳米煮成粥。

(食疗服法) 任意食用。

(专家提示)

清热解毒,利水消肿。适用于急性肾炎、小便不利、血尿、水肿及乳腺炎、胆囊炎、眼结膜炎等。

蒲公英银花粥

(材料) 蒲公英50克,金银花100克,粳米100克。

【做法】

将蒲公英洗净、切碎,同金银花一起煎煮取浓汁,去渣;粳米淘洗干净,加清水适量,煮为粥;将熟时调入药汁,略煮即可。

(食疗服法) 每日1剂,连续食用20日。

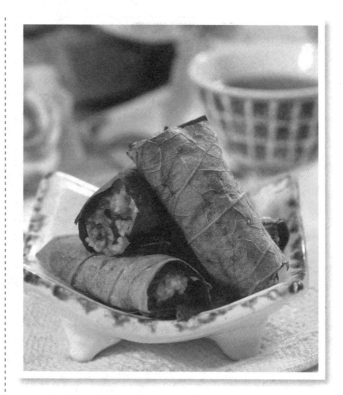

荷叶蒸排骨

(材料) 荷叶1张,猪排骨500克,葱10克,料酒10毫升,白糖15克,盐3克,酱油10毫升,味精2克,鸡精2克,米粉80克,生姜5克。

【做法】

1 将荷叶用沸水煮3分钟,捞起,沥干水分,切成块;生姜切片;葱切段。

2 将炒过的米粉放入容器内,加入盐、味精、鸡精、白糖、酱油、料酒、生姜、葱及水少许,拌匀,然后放进排骨,将排骨粘上米粉,裹均匀。

3 荷叶摊在案板上,每张荷叶放一节挂上米粉的排骨,然后包紧,用线绳缠紧,放入蒸盘内,锅内加开水适量,将蒸盘置蒸笼内,武火蒸30分钟即成。

(食疗服法) 日常食用。

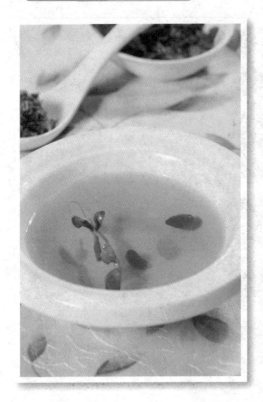

虎杖茵陈汤

材料 虎杖10克，茵陈15克，红枣12克。

做法

虎杖、茵陈、红枣洗净，加清水适量煎煮，去渣取汁代茶饮。

食疗服法

每日2次，连服7日。

专家提示

利湿退黄，清热解毒。适用于湿热黄疸、淋症、热结便秘、疮疡肿毒等症。西医用于黄疸型肝炎、肝性脑病、胆囊炎、胆石症、盆腔炎、下尿路感染的辅助治疗。虎杖有调整胃肠、通利二便的功用，因此中医常用它来治疗血糖、血尿酸、血脂、胆固醇高以及单纯性肥胖、习惯性便秘、高血压病等。

玉米须冬瓜皮

材料 玉米须30克，冬瓜皮30克，赤小豆30克。

做法

1 将玉米须、冬瓜皮洗净，煮汤去渣，取汁。

2 赤小豆淘洗干净，放入锅内，加少许清水，文火煮熟，加入玉米须、冬瓜皮汁，煮沸即可。

食疗服法

可代茶持续饮用。

糖渍金橘

材料 金橘500克，白糖500克。

做法

1 将金橘洗净，放锅内，用勺将每个金橘压扁，去核。

2 加白糖250克腌渍1日，待金橘浸透糖，以文火煨熬至汁液耗干，停火待冷。

3 再拌入白糖250克，放盘中风干数日，装瓶备用。

食疗服法

每日食用5～10枚。

冠心病及动脉粥样硬化症

冠心病又称冠状动脉粥样硬化性心脏病，是指心脏的冠状动脉管壁内有大量胆固醇沉积所形成的一种病理变化。动脉粥样硬化症则是指全身大、中动脉的管壁内沉积大量的胆固醇而形成的病理变化。由于两者的病理实质相同，故其饮食宜忌也基本相同。人体内血浆脂质的浓度一方面依靠体内自身的调节，另一方面与人们的日常饮食有着直接而密切的关系。所以，饮食、遗传和情绪紧张被认为是导致冠心病的三大因素。

宜忌原则

冠心病及动脉粥样硬化患者要做到六宜四忌：一宜多食用植物蛋白（如豆制品）及复合碳水化合物（如淀粉等），少吃单纯碳水化合物（如果糖、蔗糖、蜜糖及乳糖等）；二宜多吃富含维生素的食物，因维生素可促使胆固醇羟基化，从而减少胆固醇在血液和组织中的蓄积；三宜多吃高纤维素的食物，因食物纤维不易被人体胃肠道所消化，摄入高纤维食物后可改善大便习惯，增加排便量，使粪便中类固醇及时排出，从而起到降低血清胆固醇含量的作用；四宜多吃些水产海味食物，如海带、海蜇、淡菜、紫菜、羊栖菜、海藻之类，这些海产品中都含有优良蛋白质和不饱和脂肪酸，还含有各种无机盐，这类食物在人体内具有阻碍胆固醇在肠道内吸收的作用，具有软坚散结的效果，经常食用，可以软化血管；五宜吃低盐饮食，食盐中的钠能增加血浆渗透压，促使血压升高，而高血压对动脉粥样硬化及冠心病均可带来不利的影响；六宜吃植物油，如豆油、菜油、花生油、麻油等。

一忌多吃高脂肪、高胆固醇食物，不要多吃、常吃蛋黄、猪脑、动物内脏之类食物；二忌多食单糖食品，因单糖在体内可转化为脂肪而存积；三忌吸烟喝酒，经常吸烟嗜酒往往成为脂质代谢紊乱的诱因，可促进肝胆固醇的合成，引起

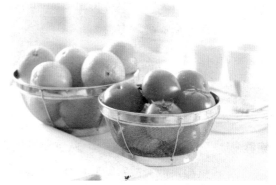

血浆胆固醇及三酰甘油浓度的增高；四忌饮食过多过饱，切勿暴饮暴食，防止体重过度增加而导致肥胖，肥胖者容易患动脉粥样硬化症。

总而言之，冠心病患者和动脉粥样硬化患者适宜多维生素、多植物蛋白质、多纤维素食物，适宜低脂肪、低胆固醇、低盐类食物。

☀ 宜食食物

动脉硬化或可疑冠心病患者宜食以下食物：

玉米 可用玉米粉煮粥食用。先以玉米粉适量，冷水溶和，待粳米粥煮沸后，再调入玉米粉同煮为粥，供早晚餐时温热食用。

燕麦 燕麦极富营养，含多量蛋白质和极丰富的亚油脂，是预防冠心病和动脉粥样硬化症的理想保健食物。可将燕麦磨粉做饼，也可去皮蒸食。

黄豆 含丰富的不饱和脂肪酸，故长期食用对冠心病和动脉粥样硬化者极为有利。可用水煮食，或做成各种豆制品食用，不宜炒食。

兔肉 由于兔肉属于一种高蛋白质质、高铁、高钙、高磷、低脂肪、低胆固醇的独特营养食品，有降血脂的作用，并能预防血管栓塞，故对冠心病患者及动脉粥样硬化者尤宜。

酸奶 据观察，每天喝一杯酸牛奶，连续饮用一周，可使血液中胆固醇含量减少，可见酸奶有降低血清胆固醇的作用，这对防治动脉粥样硬化和冠心病的形成极为有益。

海参 属于一种高蛋白质、低脂肪、不含胆固醇的食品，其所含的特殊微量元素钒能降血脂。所以，冠心病及动脉硬化者可常吃些海参。

鲍鱼 含丰富的蛋白质、矿物质和维生素，而脂肪含量却很低，故对动脉硬化者有益。

| 泥鳅 | 富含维生素，含脂肪成分较低，所含胆固醇更少，故适宜冠心病、动脉硬化症者食用。 |

| 山楂 | 具有化滞消积、活血行瘀功效，尤其是对消油腻化肉积有独特疗效。可单用山楂或用山楂配槐花，每天煎水代茶饮，连服1个月为一疗程，常服有效。 |

| 旱芹 | 是一种有降血压和降胆固醇作用的蔬菜，故常吃旱芹及芹菜根，对防治冠心病及动脉粥样硬化症有效。 |

| 萝卜 | 含有多量维生素，具有消积滞、化痰涎、宽胸膈、散瘀血的作用，故常吃萝卜可预防动脉粥样硬化症。 |

| 洋葱 | 是一种能够净化血液的碱性蔬菜，能降低血清胆固醇，还具有防止动脉硬化和使血栓溶解的功效。 |

| 竹笋 | 含有丰富的蛋白质，能供给身体适当的营养，同时又含多量的食物纤维，能增强机体抵抗力，防治动脉粥样硬化症。 |

| 南瓜 | 含有一种果胶，能和体内多余的胆固醇粘结，从而降低血液中胆固醇的含量，起到防止动脉硬化的作用，故动脉硬化者应该常食。 |

| 红薯 | 红薯中所含的黏蛋白是一种多糖与蛋白质混合物，属胶原和黏液多糖类物质，能促进胆固醇的排泄，防止心血管脂肪沉积，维护动脉血管弹性，防止动脉粥样硬化，从而降低心血管病的发病率。 |

| 芝麻 | 含有丰富的亚油酸、棕榈酸、花生酸等不饱和脂肪酸，能有效降低胆固醇，进而防止动脉粥样硬化，减少心血管疾病发生。故冠心病及动脉硬化患者宜常食。 |

| 马肉 | 既是一种高蛋白质、低脂肪的营养丰富的食物，又具有扩张血管、促进 |

血液循环的作用，故适宜冠心病和动脉粥样硬化患者常食。

橘子 性凉，味甘、酸，有化痰理气的功效，这对动脉粥样硬化患者有益。

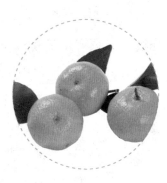

松子 含脂肪油，主要为油酸酯、亚油酸酯等不饱和脂肪酸。这些不饱和脂肪酸有降低胆固醇、三酰甘油的作用，可以有效地防止动脉硬化、冠心病等心脑血管疾病。因此，患有冠状动脉硬化性心脏病者食之颇宜。

葵花子 所含的多量亚油酸能防止胆固醇沉积在血管壁上形成动脉粥样硬化。因此，非常适合冠心病及动脉粥样硬化患者食用。

葱 能降低血清胆固醇，又有增强纤维蛋白溶解活性和降低血脂的作用，葱素还能治疗心血管的硬化症。因此，经常食用葱、蒜和黑木耳，可以延缓血凝块的形成，减少动脉硬化症，防止脑血栓形成。所以，患有心脑血管疾病者适宜经常吃些大葱。

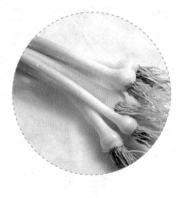

黑木耳 是一种天然的抗凝剂，有防治动脉硬化、冠心病的作用。适宜各种心脑血管疾病患者经常食用。

灵芝 能增加冠状动脉血流量，降低心肌耗氧量，加强心肌收缩力，对抗动脉粥样硬化的形成。所以，患有冠心病及动脉硬化患者宜长期食用。

此外，冠心病及动脉硬化症患者还适宜吃些淡菜、西施舌、橘皮、金橘、草莓、无花果、猕猴桃、香蕉、苹果、花生、胡桃、荸荠、西红柿、马齿菜、豆腐、马铃薯、燕窝、冬瓜、羊栖菜、海藻、裙带菜、金针菇、猴头菌、平菇、草菇、黄酒、葡萄酒、醋、蜂蜜、槐花、何首乌、当归、沙参、西洋参等。

忌食食物

冠心病及动脉硬化症患者忌食以下食物：

羊髓　由于羊的脑髓中胆固醇的含量颇高，所以，体质强壮的冠心病和动脉硬化患者不宜多食、常食，以免加重病情。

猪肥肉　由于猪肥肉中脂肪含量高达90.8%，比猪油还多，如多吃、常吃肥肉，容易使人体脂肪过剩蓄积，血脂升高，导致动脉硬化，故凡冠心病和动脉硬化患者不宜多食。

猪肝　所含的胆固醇是猪肥肉的3倍多，常吃、多吃猪肝，不利于冠心病和动脉硬化症的改善。所以，适当忌食对身体有利。

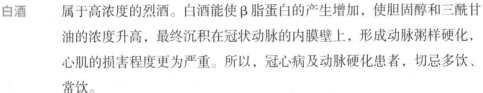

鸭蛋　含有大量的胆固醇，尤其是蛋黄，故动脉硬化者应忌食。常食、多食，对病情极为不利，会加重冠心病及动脉粥样硬化症。

白酒　属于高浓度的烈酒。白酒能使 β 脂蛋白的产生增加，使胆固醇和三酰甘油的浓度升高，最终沉积在冠状动脉的内膜壁上，形成动脉粥样硬化，心肌的损害程度更为严重。所以，冠心病及动脉硬化患者，切忌多饮、常饮。

此外，冠心病及动脉硬化患者也应当忌吃各种动物的内脏，包括脑、肝、肾等；忌吃各种肥肉，如牛肥肉、狗肥肉以及各种动物性脂肪油，如猪油、鸡油、羊油等；忌吃各种禽蛋的蛋黄，如鸡蛋黄、咸鸭蛋黄、鹌鹑蛋黄、鹅蛋黄等；忌吃虾子、虾皮、鱿鱼、乌贼鱼、蚬肉、蟹黄、凤尾鱼等各种高脂肪、高胆固醇食物。

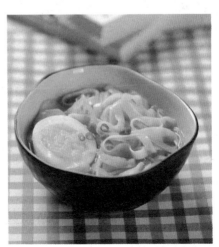

饮食调养妙方

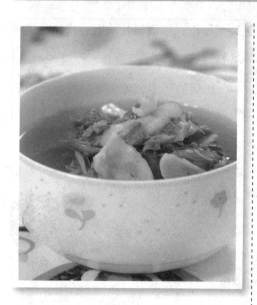

菊花大米粥

材料　菊花15克，大米100克。

做法

1 将菊花洗净，去蒂，阴干，研为细末备用。

2 大米淘洗干净，放入锅内，加清水适量煮粥，煮至九成熟时加入菊花末，再稍煮即成。

食疗服法

　　每日食用2次。

专家提示

　　散风清热，平肝明目。适用于冠心病的辅助治疗。菊花长于疏散风热，故常用于风热感冒、发热头痛，或温病初起、温邪犯肺、发热、头痛、咳嗽等症。

百合炖兔肉

材料　兔肉250克，百合10克，三七10克，盐3克，酱油20毫升，料酒20毫升，生姜10克，葱10克，味精2克。

做法

1 兔肉、百合、三七洗净切片；生姜切丝；葱切段。

2 将以上材料与料酒、酱油同放锅内，用文火炖熟烂，加入盐、味精拌匀即可食用。

食疗服法

　　日常食用。

专家提示

　　清心安神，清肿定痛。适用于冠心病的辅助治疗。

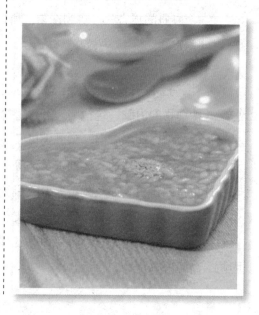

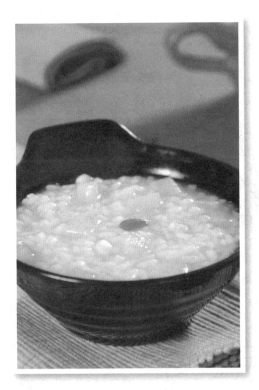

川贝雪梨粥

材料 雪梨1个，粳米50克，川贝母12克，白糖1大匙。

做法

1. 把川贝母用冷水浸泡1小时后取出，洗净去除杂质；把雪梨洗净，削去外皮剖开去心，切成小块；粳米淘洗干净。
2. 把粳米、川贝母、雪梨放入锅内，加清水500毫升。
3. 把锅置火上，用旺火烧沸，加入白糖，然后转用小火再煮40分钟即成。

食疗服法

每日1次，当早餐食用。

专家提示

此粥具有清热止渴、祛痰化瘀的功效。适用于痰瘀型冠心病患者食用。

冬瓜皮煮草莓

材料 草莓100克，冬瓜皮50克。

做法

将冬瓜皮、草莓洗净，先将冬瓜皮加清水适量文火煎煮30分钟，加入草莓同煮20分钟。

食疗服法

每日2次，连续食用10日。

专家提示

清热解毒，利水消肿。适用于冠心病、肾病综合征、肾小球、肾炎的辅助治疗。冬瓜属性微寒，具有利水化湿的功效。

人参三七粥

材料 人参6克，三七3克，粳米60克，白糖适量。

做法

先将人参、三七切片，与粳米（洗净）同入砂锅煮粥，粥熟后放入白糖调匀。

食疗服法

每日2次，早晚食用。

专家提示

益气养心，活血祛瘀。适用于冠心病、心绞痛、心肌梗死。三七能增加冠脉流量，临床常用于冠心病的辅助治疗。

杞鸡烧萝卜

材料 鸡肉500克，白萝卜600克，枸杞子15克，植物油50克，湿淀粉5克，花椒15粒，绍酒、姜、葱、陈皮、盐、胡椒粉各适量。

做法

1 将鸡肉洗净，切成粗条；白萝卜洗净切条；枸杞子、姜、葱洗净。

2 炒锅置中火上，放植物油烧至六成热，放入鸡肉煸炒变色，加入鲜汤烧开，撇去浮沫，加绍酒、花椒、陈皮、姜、葱烧至七成熟时，加入白萝卜、胡椒粉烧开后，加枸杞子、盐调味，用湿淀粉勾薄芡汁即成。

食疗服法

佐餐食用。

专家提示

补中益气，化痰利气，消积减肥。萝卜中的芥子油和膳食纤维可促进胃肠蠕动，有助于体内废物的排出。常吃萝卜可降低血脂、软化血管、稳定血压、预防冠心病、动脉硬化、胆石症等疾病。

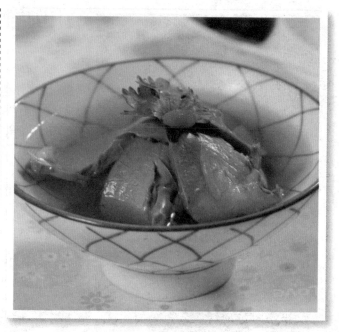

首乌黑豆猪心汤

材料 何首乌50克，黑豆50克，猪心1个，干香菇15克，盐、料酒、姜片、葱段、味精各适量。

做法

1 将猪心洗净，切片；干香菇泡软，去蒂；何首乌、黑豆洗净。

2 将猪心、何首乌、黑豆、香菇共放砂锅内，放入料酒、姜片、葱段，加水约500毫升。

3 文火炖90分钟，至黑豆熟烂后及入盐、味精调味即可食用。

食疗服法

食猪心、黑豆，饮汤。每周2～3次。连服1个月为一疗程。

专家提示

此汤具有活血化瘀、养心安神、益气补虚、降脂、降压作用。经常食用可固本强身、增强体质。可作为冠心病、动脉硬化的辅助治疗方。

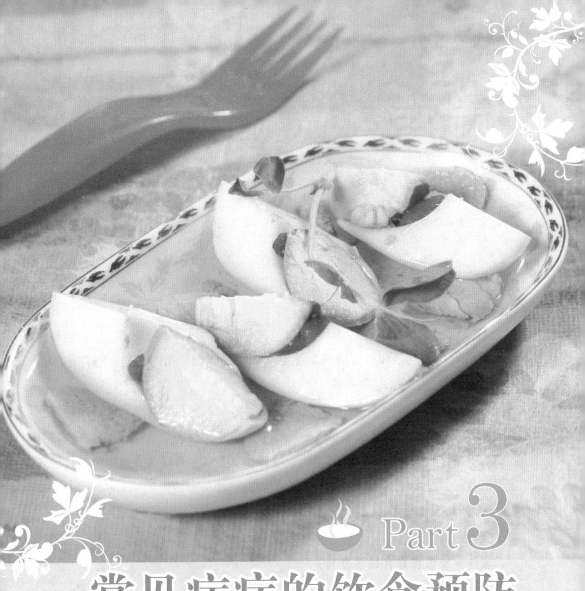

Part 3

常见病症的饮食预防

痢疾

痢疾是以腹痛、里急后重、下痢赤白脓血为特征，绝大多数是由痢疾杆菌所引起的，故又称菌痢，一般可分为急性菌痢与慢性菌痢。中医称前者为赤白痢、脓血痢、热痢，称后者为久痢、休息痢。

宜忌原则

传统医学认为，急性痢疾大多数是湿热痢，是因湿热积滞肠中，以致传导失职，表现为腹痛、里急后重、下痢赤白相杂、肛门灼热、小便短赤、舌苔黄腻。宜吃清淡流质半流质和具有清热、化湿、和胃、行气作用的食物，忌吃辛辣温燥、油腻荤腥、生冷瓜果等食物。

慢性痢疾多属脾阳虚弱，正虚邪实，肠胃传导失常而成为虚寒痢；表现为下痢稀薄，或时发时止，日久难愈，临厕腹痛里急，大便夹有黏液，或见赤色，甚则滑脱不禁，食少神瘝，四肢欠温，舌淡苔白腻。宜吃具有益气健脾、温补行气作用的食物，忌食性凉生冷、黏糯滋腻的食物。

宜食食物

急性痢疾患者宜食以下食物：

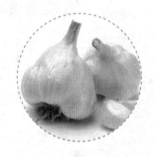

大蒜   口服生紫皮蒜，每日3次，每次1个。

杨梅   能和胃消食。适宜急性痢疾患者食用。

荠菜   适宜急性和慢性痢疾患者食用。

茶叶   能化痰、消食、解毒。

金银花   善于清热解毒。热毒血痢患者宜食。

槟榔   热带民族多用来当茶果供宾客，亦适宜急性痢疾患者食用。可用槟榔10克，配合马齿苋，煎水代茶饮。

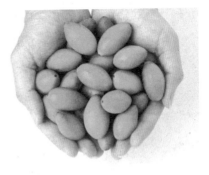

橄榄	性平，能清肺、消积。
螺蛳	性寒，有清热利水的作用，急性热痢患者宜食。
落葵	性寒，味甘、酸，有清热、滑肠、凉血、解毒的作用。凡急性痢疾患者食之颇宜。
扁豆花	能健脾和胃、清暑化湿。尤适宜夏季急性痢疾患者。
萝卜缨	性平，味辛、苦，有理气消食的作用，急性菌痢患者食之颇宜。
荸荠	性寒，有消积清热化痰的作用。
君达菜	俗称甜菜，性凉，味甘，能清热解毒。凡急性痢疾患者食之颇宜。
蕺菜	性寒，味辛，能清热解毒。对急性痢疾患者尤为适宜。

此外，急性菌痢患者还宜食用冬瓜、蕹菜、绿豆、赤小豆、丝瓜、瓠子等。

慢性久痢患者宜食以下食物：

糯米	慢性久痢患者多为脾胃虚寒所致，故尤宜食糯米。可用糯谷1升，炒出白花，去壳，用姜汁拌湿，再炒为末，每服1匙，用汤送下，三服。此法供虚寒久痢患者食用，非常有效。
荞麦	能宽肠消积。最宜慢性痢疾患者食用。
白扁豆	凡久痢久泻患者均宜，急性泻痢患者亦宜。
羊脊骨	能温补脾肾之阳。虚寒久痢患者宜用羊脊骨煨取浓汤，同糯米煮稀粥温热食用。
野鸡肉	性温，味甘、酸，有补中益气的作用。慢性痢疾患者宜食。

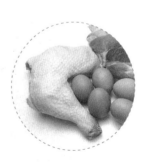

乌骨鸡	凡脾虚滑泄久痢患者宜食。可用乌骨鸡1只，去毛、肠，用茴香、良姜、红豆、陈皮、白姜、花椒、盐，同煮熟烂。吃肉饮汤，使胃气开。

| 石榴 | 善疗滑泄久痢。凡慢性痢疾患者尤宜食用石榴皮。可单用石榴果皮，水煎后加红糖适量，日分3次饮。也可用大石榴1个，劈开，放搪瓷杯内加水煮沸，然后入红糖少许同煮，喝汤，每日3次。 |

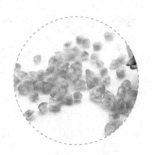

乌梅	对慢性久痢患者尤宜。可用乌梅肉20个，水一盏，煎六分，每日分两次服，餐前服用。
鳝鱼	有补虚损、除风湿、强筋骨的作用。慢性久痢患者食之亦宜。可用黄鳝鱼1条，去肚杂，以新瓦焙枯，和红糖3钱研末，开水吞服。
薤白	对慢性和急性痢疾患者均宜。可用薤白一握，切碎，合粥食。
燕窝	能益气、补中、养阴。宜久痢虚弱者食用。
松花粉	性温，味甘，有益气、祛风、收湿、止血的作用。
阿胶	性平，味甘，补益之品。慢性久痢虚痢患者食之尤宜。痢疾多因伤暑伏热而成，阿胶是大肠之要药，有热毒留滞者，则能疏导；无热毒留则滞者，能平安。
山药	性平，味甘，有健脾益气的作用。中医常用于治疗久痢。可用干山药一半炒黄色，半生用，研为细末，米饮调下。凡慢性痢疾患者宜食。

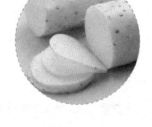

莲子	有补脾、益肾、涩肠的作用。对脾虚久痢者最为适宜。可用老莲子（去心）100克，研成末，每服5克，陈米汤调下。
胡椒	性热，味辛，有温中下气的作用。肠胃寒湿所致的慢性久痢患者食之最宜。
荜茇	辛热调味品，能温中、散寒、下气。凡因寒积未净的慢性冷痢气痢患者食之颇宜。
猪肚	有补虚损、健脾胃的作用。凡慢性痢疾和体弱痢疾者食之颇宜。

鹌鹑	性平，味甘，能补益五脏、益气养血。适宜慢性久痢患者食用。
花椒	辛温调味品，能温中、散寒、除湿。慢性寒湿久痢患者食之最宜。
金樱子	性平，味酸、涩。急性菌痢患者忌食，但慢性久痢患者宜食。

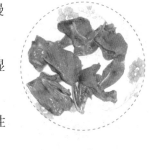

此外，慢性痢疾患者还宜食用苋菜、马齿苋、荠菜、茶叶、山楂、无花果、榛子、食茱萸等。

忌食食物

急性和慢性痢疾者忌食以下食物：

柿子	性寒，味甘、涩。痢疾患者忌食之。尤其是脾气虚寒的慢性久痢患者更不宜食用。
鹅肉	古今医家及民间皆视为发物，故急慢性痢疾患者忌食。
狗肉	为温补性食物。急性痢疾患者切勿食用，以免助长大肠湿热之邪，加剧病情。
羊肉	性温，味甘，甘温补益之物。凡急性痢疾肠炎患者切勿食用。
海参	清补食物，能滋阴润燥。故凡脾虚便溏下痢患者不宜多食。
甜瓜	性寒，尤伤脾胃阳气。因此，凡患有慢性虚寒痢下者切忌食用。

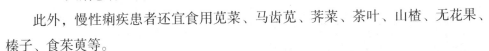

此外，急性痢疾患者还应忌吃鸡肉、鸭肉、鹿肉等各种肉类；忌吃蚬肉、蚌肉、带鱼、鲥鱼、鳊鱼等水产品；忌吃桂圆、荔枝、红枣、柏子仁、松子、人参、黄芪、枸杞子等补益食物；忌吃芡实、莲子、菱角等性涩之物；忌吃辣椒、桂皮、花椒、白酒等辛辣刺激性食物。慢性痢疾患者还应忌吃田螺、螃蟹、蛤蜊、香蕉、生菜瓜、生黄瓜、生莴苣、生红薯等性寒生冷食物。

饮食调养妙方

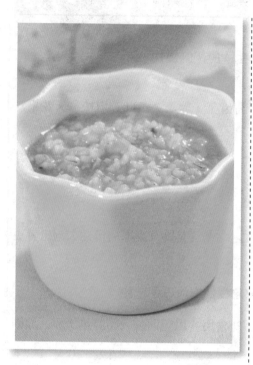

附子炮姜粥

材料 附子10克，炮姜15克，粳米100克。

做法

先将两药捣细，过筛为末，每取10克，与粳米加水同煮为粥。

食疗服法

空腹食用。

专家提示

温中散寒止痛。适用于寒湿痢疾、里急后重、腹中绞痛、喜按喜暖者。

姜茶乌梅粥

材料 生姜10克，乌梅肉30克，绿茶5克，粳米50克，红糖适量。

做法

将前3味煎煮，取汁去渣，加粳米煮粥，粥将熟时调入红糖即可。

食疗服法

每日2次，温热食用。

专家提示

温中散寒，杀菌止痢。适用于细菌性痢疾和阿米巴痢疾。

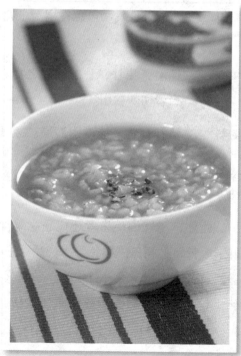

西红柿叶汤

材料 西红柿茎、枝、叶 500克。

做法

将材料洗净，加水适量，煮3小时，用纱布过滤，压取汤液。

食疗服法

每次饮60～80毫升，日服6～10次，夜间也可饮服。

专家提示

此汤能清热解毒治痢。适用于细菌性痢疾。

大蒜鲫鱼汤

材料 鲜鲫鱼500克，大蒜 2头，调料适量。

做法

将鲫鱼去鳞及内脏后，洗净，切成块；大蒜去皮后，与鱼块煮成汤经调味即可。

食疗服法

饮汤，食鱼。每日1次，连服数日。

专家提示

清热解毒，治痢。适用于细菌性痢疾患者。

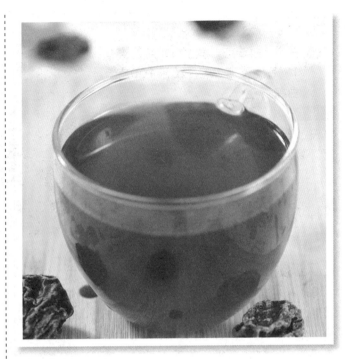

丁香酸梅汤

材料 乌梅100克，山楂20克，陈皮10克，桂皮30克，丁香5克，白砂糖500克。

做法

1 将乌梅、山楂择选洗净后，逐个拍破，同陈皮、桂皮、丁香一道装入纱布袋中扎好。

2 锅中加水500毫升把药包放入水中，用武火烧沸，再转文火熬约30分钟。

3 取出药包，静置15分钟，滤出汤汁，加白砂糖溶化即成。

食疗服法

可作为饮料随饮。

专家提示

乌梅、山楂、桂皮、丁香，对胃肠道多种易感病菌有较强的抑制作用，故本汤可作为肠炎、痢疾患者的饮料，尤其对呕吐不欲食者有效。

白头翁粥

材料 白头翁15克，黄柏10克，秦皮
12克，黄连3克，粳米100克，
白糖适量。

做法

先煎上药，取汁去渣；入淘净的粳米煮
粥，粥熟时调入白糖即可。

食疗服法

每日早晚各1次，温热服。

专家提示

清热利湿，杀菌止痢。适用于菌痢、
肠炎患者。白头翁具有清热解毒，凉血止
痢，燥湿杀虫的功效，中医临床常用于热
毒痢疾、鼻衄、血痔、带下、阴痒、痈
疮、瘰疬等。

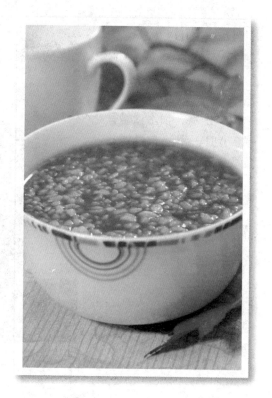

山药拌苦瓜

材料 山药20克，苦瓜400克，鸡精2克，料
酒10毫升，酱油10毫升，生姜5克，
白糖15克，葱10克，芝麻油25毫升，
盐3克，味精2克。

做法

1 山药润透，切薄片，苦瓜去瓤，切薄
片，生姜切片，葱切段。

2 将山药、苦瓜、料酒、生姜、葱同放锅
内，加水约800毫升，用中火煮熟。

3 捞起苦瓜，沥干水分，放入拌盆内，加
入盐、味精、鸡精、白糖、酱油、芝麻
油、山药片，拌匀即可。

食疗服法

日常食用。

专家提示

健脾、补肺、固肾、益
精、清热、解毒。适用于脾虚
泄泻、久痢、虚劳咳嗽、消
渴、遗精、带下、尿频、视物
不清等症。西医用于习惯性腹
泻、痢疾、肺结核、糖尿病、
盆腔炎、泌尿系统感染、白内
障等病症辅助治疗。

明参拌马齿苋

材料 川明参20克，生姜5克，马齿苋500克，葱10克，料酒10毫升，盐3克，酱油10毫升，味精2克，白糖15克，鸡精2克，大蒜10克，芝麻油25毫升。

做法

1 将川明参洗净，浸泡4小时，切3厘米长的段，用沸水煮熟，马齿苋洗净，切段，生姜切片，葱切段，大蒜去皮，切薄片。

2 马齿苋放入沸水锅内焯一下，沥干水分，放入拌盆内，加入盐、生姜、葱、料酒、白糖、酱油、味精、鸡精、鸡油，拌匀，码味30分钟即可食用。

食疗服法

日常食用。

专家提示

补气、补血、清热、解毒。适用于气血亏损、热痢脓血、热淋血淋、带下、痈肿恶疮、丹毒、瘰疬等症。西医用于痢疾、泌尿系统感染和结石、盆腔炎、丹毒、淋巴结结核、疖肿、贫血等病症辅助治疗。

213

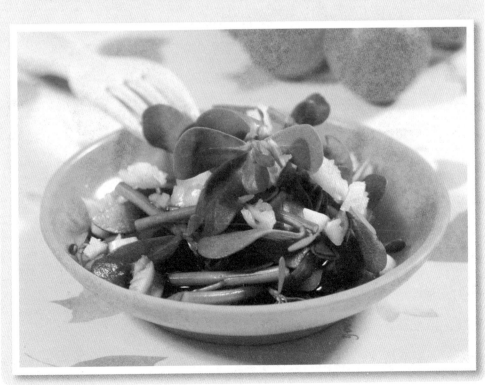

痔疮

　　痔疮是直肠下段、肛门的痔静脉丛发生曲张和瘀血而形成的一种慢性肛肠疾病，通常分为内痔、外痔和内外混合痔三种。这是由于长期便秘，过食辛辣刺激性食物，或因久泻、久坐、久蹲、长久负重、久忍大便、妇女临产用力过甚等原因，造成脉络阻滞、瘀血湿热下注肛门所致。发病时，常表现为大便出血、疼痛、痔核脱出不易回复等症状。

宜忌原则

　　痔疮多因湿热下注，或血分有热，或久痔气虚，所以，凡患有痔疮者宜吃具有清热利湿、凉血消肿、润肠通便作用的食物，宜吃含纤维素多的食物；久病气虚的痔疮患者还宜食用有补气健脾作用和营养丰富而又容易消化的食物。忌吃辛辣刺激性的食物，忌吃燥热、肥腻、煎炒等助热助湿的食物，忌吃发物和烟酒。

宜食食物

痔疮患者宜食以下食物：

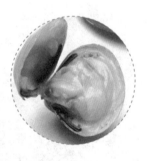

蛤蜊	性寒，味咸，能润五脏、软坚散肿。痔疮患者宜用蛤蜊肉经常煮食。
螺蛳	性寒，味甘，能清热、利水、治疗痔疮。
蚌肉	性寒，味甘、咸，有清热、滋阴、解毒的作用。适宜湿热痔疮患者煮食或煨汤服。
鳗鲡	性平，味甘，能补虚赢、祛风湿。对体弱气虚痔疮患者最为适宜。
黑鱼	性寒，味甘，有补脾、利水的作用。能疗痔疮。
黄鳝	能补虚损、除风湿、强筋骨，亦可疗痔瘘。
猪大肠	适宜痔疮出血脱肛患者食用。

狗肉	为温补性食物，有补中益气的作用。凡患有痔疮者宜常食。
柿饼	性寒，味甘涩、能清热、润肺、涩肠、止血，尤其适宜痔疮出血患者食用。对痔疮出血或肛门裂出血、大便干结患者，可用柿饼适量，蒸熟后，每次吃饭时吃几个，或加水煮烂当点心吃，1日3次。柿霜对痔疮患者亦有益。

香蕉　性寒，味甘，有清热、润肠、解毒的作用，尤其是对痔疮患者大便干结或便后出血时最为适宜。对痔疮出血、大便干结者，最常用、有效也最方便的办法是：每日早晨空腹吃香蕉1~2个。

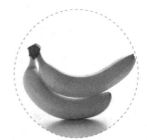

无花果　性平，味甘，能健胃清肠、消肿解毒。对肛肠疾病患者，如便秘、肠炎、痢疾、痔疮等均有益。

榧子　有润肺滑肠、通便化痔、杀虫消积的作用。

韭菜　有行气、散血的作用。韭菜含粗纤维较多不易被胃肠消化吸收，能增加大便体积，促进大肠蠕动，防止大便秘结，故对痔疮便秘患者有益。

茄子　性凉，味甘，有清热、活血、止痛、消肿的作用。

蕹菜　性寒，味甘，有治疗便秘、便血、痔疮的作用。因此，蕹菜对痔疮出血、大便经常干结者最为适宜。

菠菜　性凉，味甘，有养血、止血、润燥、滑肠、通便的作用。

马兰头　性凉，能清热、凉血。尤其是痔疮发作出血时，食之最宜。

金针菜　性凉，能利湿热。痔疮便血患者宜食。可取金针菜50克，水煎，加红糖适量，早饭前1小时服用，连续3~4天。

丝瓜　性凉，味甘，能清热、凉血。适宜痔疮出血患者食用。

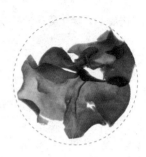

黑木耳	性平，味甘，能凉血止血，有治疗血痢、便血、痔疮的作用。体虚久痔患者常吃尤宜。
槐花	为刺槐的花朵或花蕾，可供食用，有清热、凉血、止血的功效，也是中医最常用的治疗痔疮药物。尤其是在痔疮发作期，湿热下注、疼痛出血时，更为适宜。
胖大海	性凉，味甘、淡，有清热、润肺、利咽、解毒的作用。痔疮便血患者宜用胖大海泡茶频饮。
何首乌	有补肝、益肾、养血、祛风的功效。体虚久痔患者常用何首乌粉调服，最为适宜。
鲫鱼	性平，味甘，有补脾益气之功。可用大鲫鱼1条，去肠留鳞，五倍子、明矾各6克研末，填入鱼腹，黄泥封固烧存性，研末服用，黄酒送下，每日3次，每次5克。
鱼鳔	又称鱼胶，性平，味甘。既能补肾益精，又能消肿、散瘀、止血。久患痔疮者常食尤宜。
羊桃	性寒，味酸、甜，有清热凉血的作用。对痔疮肿痛出血患者有益。
蕺菜	性寒，能清热解毒。痔疮患者食之颇宜。

此外，痔疮患者还宜食用蜂蜜、芝麻、胡桃、柏子仁、山药、木耳菜、红薯、藕、胡萝卜、黄瓜、冬瓜、苋菜、芹菜、百合、荸荠、柿子、柿霜、海参、田螺、南瓜子、梨子、苹果、草莓、猕猴桃、银耳、牛奶、豆浆、燕窝、西洋参等。

忌食食物

痔疮患者应忌食以下食物：

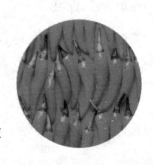

辣椒	性热，味辛。痔疮患者切忌多食、久食。
生姜	最为常用的辛温调味食品。因其辛辣助火，故

痔疮患者应当忌食，更忌和白酒一同食用，对痔疮十分不利。

莼菜　　根据前人经验，患有痔疮者应忌食。

荠菜　　性温，味辛，民间视之为发物。已患痔疾者应该忌食。

白酒　　凡痔疮疾患者，无论内痔外痔，切忌多饮烈性白酒。

雉肉　　根据前人经验，野鸡肉也属发物。患有痔疮者应当忌食。

　　此外，痔疮患者还应忌吃花椒、大蒜、茴香、桂皮、砂仁、荜芨、食茱萸等辛辣刺激性调味食物。

饮食调养妙方

赤豆炖鹌鹑

材料　赤小豆50克，活鹌鹑10只，生姜10克，清汤1500毫升，精盐5克，味精、胡椒粉各3克，葱10克。

食疗服法
日常食用。

做法

1　先将赤小豆用清水洗净，生姜洗净切成厚片；葱洗净切成长段。

2　将活鹌鹑杀后去净毛，开膛去内脏，去爪，归沸水锅内焯去血水，对砍成两块，再用清水洗净。

3　锅置火上，放入赤小豆、葱段、姜片、胡椒粉、精盐，加清汤，用武火烧开后，文火慢炖90分钟，再放入鹌鹑继续炖，直至鹌鹑肉烂，用味精调味，拣出姜、葱不用，装盘即可。

专家提示

　　利水除湿、益气减肥。适用于肥胖症。赤小豆能健脾利湿、散血、解毒，中医食疗常用于治疗水肿、脚气；产后缺乳，腹泻、黄疸或小便不利；痔疮、肠痈。

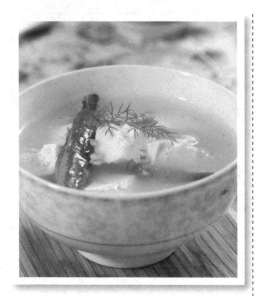

通草鲫鱼汤

材料 鲜鲫鱼1尾，黑豆芽30克，通草3克。

做法

将鲫鱼去鳞及内脏，洗净，放锅内，加适量水，上火炖煮15分钟后，加入黑豆芽、通草，待鱼熟汤成后，去黑豆芽、通草即可。

食疗服法

食鱼，饮汤，可佐餐食用，每日2次，7～10日为一疗程。

专家提示

适用于少食乏力、呕吐或腹泻、小便不利、气血虚弱、乳汁不通、便血、痔疮出血、臃肿、溃疡等。

泥鳅豆腐煲

材料 泥鳅200克，豆腐250克，素油30毫升，料酒10毫升，生姜5克，葱10克，盐3克，鸡精2克，味精2克。

做法

1 将泥鳅去内脏洗净；豆腐切大块；生姜切片；葱切段。

2 炒锅烧热，放素油烧六成热时放入生姜爆香，放入豆腐煎稍变淡黄色，放入泥鳅、料酒、葱、鸡精，加少量清水文火煲炖，熟透后加盐、味精即成。

食疗服法

每周食1～2次，作为佐餐食用。

专家提示

补脾益气，祛湿和胃。泥鳅对治疗脾虚泻痢、热病口渴、小便不利、病毒性肝炎、痔疮、疔疮等均有疗效。

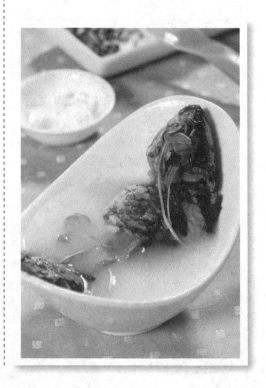

鹅血泥鳅粥

材料 鹅血50克，活泥鳅150克，薏苡仁200克，生姜、葱、盐、味精各适量。

做法

1 活泥鳅用清水养1天，使其吐尽泥沙。

2 将薏苡仁洗净，放入锅内，加清水适量，武火煮沸，加入鹅血、泥鳅、生姜、葱同煮沸，改文火煮至肉烂米熟，加盐、味精调味后食用。

食疗服法

日常食用。

专家提示

健脾，补血，解毒。适用于肠癌便血患者。

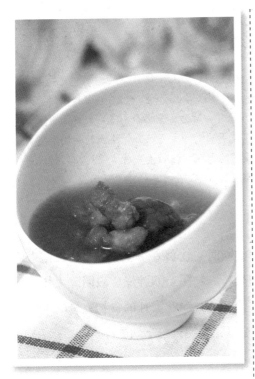

无花果炖猪肉

材料 无花果100克，猪瘦肉120克，盐3克。

做法

1 将猪瘦肉洗净并切块；无花果洗净。

2 将无花果、猪瘦肉同置炖盅内，隔水文火慢炖熟，加盐调味即可。

食疗服法

日常食用。

专家提示

健胃清肠，解毒消肿。适用于痔疾肿痛出血、脾胃虚弱、消化不良、泻痢及肝胆积热之目赤肿痛等。

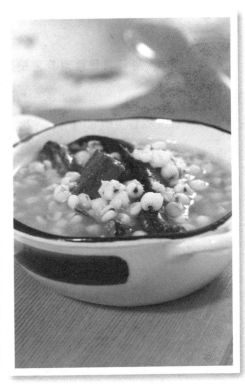

咯血

咯血是指喉部以下呼吸道或肺组织出血，经口咯出。咯血量多少随病因和发病的性质而不同，少则痰中带血，一天咯血量小于100毫升，称为小量咯血；多则大口涌出，出血量在500毫升以上，称为大量咯血；100～500毫升者为中等量咯血。咯血的病因主要由支气管疾病和肺部疾患所引起，如肺结核、支气管扩张、慢性支气管炎等。祖国传统医学认为，咯血是因肺有燥热，伤及肺系之脉络，或因肺肾阴亏、阴虚火升所致。

宜忌原则

对咯血患者，在查明病因、对症治疗的同时，饮食宜忌也颇重要。根据中医辨证施治的理论，咯血患者宜吃具有清肺热、养肺阴、润肺燥、滋阴降火作用的食物；宜吃新鲜绿色蔬菜及水果、豆类等清淡、甘凉、滋补的食物。忌吃一切辛辣刺激动火之物；忌吃炒炸熏烤之物；忌吃海腥发物；忌吃烟酒等。

宜食食物

咯血患者在用药物积极治疗的同时，宜食以下食物：

阿胶 有益阴滋水、补血清热、养血止血的作用。对肺结核、支气管扩张、慢性支气管炎引起的咯血尤为适宜。

百合 性平，味甘，可以补中益气、润肺止咳。对体虚肺弱、慢性支气管炎、肺结核、支气管扩张和肺癌的咳嗽咯血患者有较好的止咳止血的食疗效果。肺病咳嗽咯血患者多用鲜百合100克，剥开洗净后，放入砂锅内，加入清水一大碗，再放进白糖或冰糖50克，蜂蜜30克，用大火烧开后，转为小火烧15分钟，放入桂花少许，晾凉食用。
亦可用百合同糯米、冰糖煮成百合粥食用，对咯血患者亦宜。

银耳 有滋阴、润肺、生津的作用。适宜肺痨咳嗽、痰中带血患者食用，对肺结核咯血和肺癌咯血患者尤宜。可用银耳炖冰糖，或者用银耳与蜂蜜一同炖食。

燕窝　具有养阴润燥、益气补虚的功效。无论老年慢性支气管炎、肺气肿、肺结核的咯血，食之均宜。可用燕窝同中药白芨各6克，慢火炖至极烂，加冰糖适量再炖，每日早晚各食1次，更能增强止咯血的效果。

龟肉　能益阴补血，有治疗劳瘵骨蒸、久嗽咯血的作用。可用田龟，煮取肉，和葱、椒、酱油煮食。

梨　有清热、润燥、生津的作用。对肺热咯血或阴虚火旺的肺痨咯血患者最为适宜。肺癌、喉癌者咯血，亦宜食用。可将生梨制成梨膏，即用梨适量捣汁熬膏，加蜂蜜调匀，每次取1～2匙，以热开水调服。

柿饼　为柿子经加工而成的饼状食物，有白柿、乌柿两种，能润肺止血，可治吐血、咯血。急慢性气管炎、支气管扩张、肺癌患者咳嗽咯血患者宜食。

荷叶　适宜各种出血患者食用。可用荷叶泡茶饮，也可用荷叶焙干，为末，米汤饮下。

芦根　性寒，味甘，能清肺热、生津液、止烦渴。尤其适宜肺热咯血，如肺炎、肺脓肿、肺痈、急性支气管炎咯血患者食用。

白萝卜　能消痰止咳、治肺痿吐血。可用白萝卜汁同鲜藕汁各100毫升，调匀饮服，日服3次。

蕺菜　适宜肺热咳嗽、咳痰带血，包括急性支气管炎、大叶性肺炎、支气管扩张、肺结核，以及胸痛、肺脓肿导致咳痰咯血患者食用。

石耳　能养阴，止血。适宜支气管扩张咯血和肺结核咯血。可用石耳30克，鸭蛋1个，同煮食用。

花生　性平，味甘，能润肺养肺。据现代研究，花生中所含的维生素是一种凝血素，具有良好的止血作用，特别是花生衣的止血效果比花生大50倍。因此，咯血患者常食带衣花生颇宜，有止血的食疗食养效果。

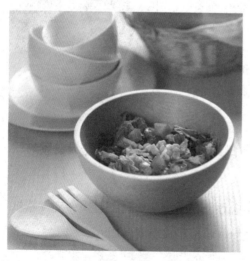

白果　有敛肺气、定喘咳的作用。适宜肺结核咯血患者食用。

冬虫夏草　有补虚损、益精气、止咳化痰的功效。适宜肺癌及肺结核（肺痨）咯血患者食用。可用冬虫夏草5枚，老雄鸭1只，加调料炖熟后食用。也可用冬虫夏草数枚，炖肉或炖鸡食用。

马兰头　性凉，有清热、消炎、止血的作用。适宜各种出血患者、肺结核或支气管扩张咯血患者食用。可用鲜马兰头捣汁饮或煎服。

黄精　性平，味甘，有补中益气、润肺生津的作用。尤其是肺结核咯血、咳血患者食之最宜，既能治疗肺结核病，又能止咯血。

紫河车　适宜肺结核体虚羸弱而咯血患者食用，有补虚损、养气血的效果。

此外，咯血患者还宜食用羊奶、羊肺、牛肺、甲鱼、鸭肉、鲜河鱼、猪瘦肉、荸荠、葡萄、苹果、杏子、罗汉果、莲子、枸杞子、香蕉、西瓜、甘蔗、黑木耳、地耳、金针菜、茄子、绿豆芽、西红柿、玉米须、冰糖、蜂蜜、灵芝、地黄、沙参、西洋参等。

忌食食物

咯血患者忌食以下食物：

胡椒 大辛大热，纯阳之物。辛走气，热助火，咯血患者切忌。

花椒 性温辛辣之物。无论是支气管扩张咯血还是肺结核咯血，均当忌食。

生姜 性温，味辛，为最常用的调味食品。咯血为肺病，阴虚内热者居多，故咯血患者应忌食。

桂皮 性热，味辛，为常用调味食品，有助热上火之弊。咯血之病多属肺经有火，故当忌食。此外，肉桂与桂皮性味作用相同，亦为助火动血之品。无论何种出血之病，皆当忌食肉桂，咯血患者亦然。

人参 性温，味甘、微苦，大补气血，易助热上火。常食极易出现咯血或鼻出血，年轻体壮者尤为易见。咯血患者多为肺经有火或阴虚内热，故凡咯血患者切忌食用。

狗肉 性温助热，为温补助阳食物。凡肺热咯血患者应当忌食。

荔枝 性温，味甘、酸，易上火助热。阴虚火旺的咯血患者应当忌食。

砂仁 性温，味辛，既是中药，也是调味香料。咯血患者多肺有伏火或阴虚内热，故当忌食。

杨梅 性温，易助热上火，促使咯血加剧。所以，凡血热有火所致的咯血咳血吐血，包括鼻出血、牙龈出血患者皆当忌食。

胡桃仁 性味甘温，能补肾，温肺，益命门之火。因此，火热出血之病都应当忌食。

此外，咯血患者还应忌吃大蒜、韭菜、辣椒、茴香、八角、丁香、荜茇、荜澄茄、草豆蔻、食茱萸、羊肉、鹅肉、海马、海龙、槟榔、肉苁蓉、锁阳等。

饮食调养妙方

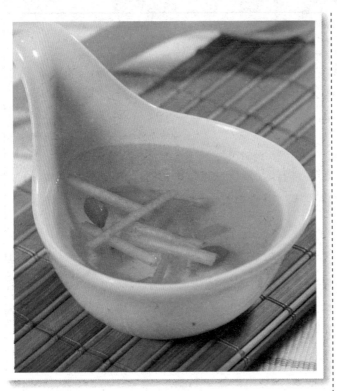

清热荠菜汤

材料 新鲜带根荠菜500克。

做法

将带根荠菜洗净、切碎，放入砂锅内，加水适量（不必加油、盐等配料），用中火煮沸即可。

食疗服法

饮服，每日1次，服500毫升左右。

专家提示

利水，止血，明目。适用于妇女崩漏、月经过多、尿血、吐血、咳血、热淋、水肿、小便不利、尿浊或妇女带下、肝热目昏、目赤、眩晕头痛。

百合乌鸡煲

材料 百合20克，红枣6枚，鲜藕100克，菜胆30克，乌鸡1只，竹荪30克，葱10克，料酒10毫升，鸡精2克，生姜5克，鸡油25克，盐、白矾水、蜂蜜各适量。

做法

1 百合洗净，用蜂蜜浸泡2小时；活乌鸡用水溺杀，去毛、内脏及爪；红枣去核；鲜藕去皮，切小块，用白矾水浸泡；竹荪用温水泡发，洗净；生姜切片；葱切段。

2 将百合、红枣、鲜藕、生姜、葱、乌鸡、竹荪、鸡油、料酒放入锅内，加水适量，置武火上烧沸，再用文火炖煮28分钟，加入菜胆、盐、鸡精即成。

食疗服法

日常食用。

专家提示

补气温中，润肺填精。

茅根藕节茶

材料 藕节5个，白茅根30克，白糖适量。

做法

将藕节与白茅根洗净，放置锅内，加水煮沸20分钟后，将汁倒入盛有白糖的碗内，冲开水即可饮服。

食疗服法

每日1剂。

专家提示

清热凉血，止血。适用于因肺热火盛、灼伤血络所致的咯血症。

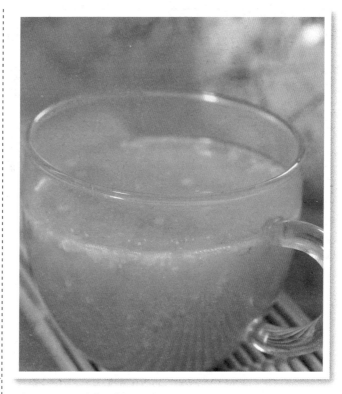

鸡冠花粥

材料 鸡冠花30克，粳米50克，白酒少许。

做法

先将鸡冠花（赤痢用红花，白痢用白花）煎取药汁，去渣，加入淘净的粳米，煮成稀粥，兑入白酒少许。

食疗服法

每日2次，温热食用。

专家提示

杀菌止痢，凉血止血。

白果梨柿膏

材料 白果汁、秋梨汁、鲜藕汁、甘蔗汁、山药汁各120毫升，霜柿饼、生核桃仁、蜂蜜各120克。

做法

将霜柿饼捣如膏，生核桃仁捣如泥，然后将蜂蜜溶化稀释，与柿饼膏、核桃泥、山药汁一起搅匀，微微加热，融合后，离火稍凉，趁温将其余四汁加入，用力搅匀，用瓷罐收贮。

食疗服法

每次服2茶匙，每日3~4次。

专家提示

此膏清虚热，止咳止血。适用于肺结核低热、咳喘、咯血、音哑、口渴咽干等症。

肺痿

肺痿，指肺叶萎弱不用，以咳吐浊唾涎沫为主证，是祖国传统医学所特有的病名，相当于现代医学中的肺不张、肺纤维化、肺硬变、尘肺、慢性支气管炎并发肺气肿、肺心病、肺结核、胸膜炎等慢性肺实质性病变。发展到了一定阶段，出现以咳吐浊唾涎沫，伴有气短喘促、瘦弱乏力为主要表现时，即为中医的"肺痿"之病，是属于肺部的慢性虚损性疾患。

宜忌原则

肺痿属虚，进食当补。虚热型肺痿宜食具有滋阴清热、润肺化痰作用的食物，虚寒型肺痿适宜常吃具有温肺化痰、健脾益气作用的食物。忌食滋腻厚味、黏糯壅滞和辛辣烟酒食物。虚热者应忌吃温热香燥伤阴食物，虚寒者又当忌吃生冷性凉损阳食物。

宜食食物

肺痿要分辨其虚热与虚寒属性，分别宜食以下食物：

西谷米　性平，味甘，有补肺、化痰、健脾、养胃的作用。凡肺痿者均宜。

糯米　能补肺健脾益气。适宜一切慢性虚弱患者食用，对虚寒型肺痿者尤宜。

羊髓　有益阴、补髓、润肺、泽肌的作用。可用以治疗虚劳羸弱、肺痿咳嗽之症。虚热型或虚寒型肺痿者均宜食用。

乌骨鸡　有养阴退热之功。尤其适宜虚热型肺痿者食用。

蛤蚧　有补肺、定喘、止嗽的作用。凡肺痿者均宜食。可用蛤蚧连尾涂以蜜酒，火上烤脆，研细末。虚热型肺痿加西洋参，虚寒型肺痿加东北红参等量，共研匀。

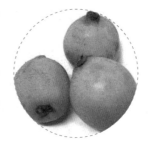

枇杷	能润燥清肺、宁嗽止咳。适宜虚热型肺痿者食用。
百合	有补肺、润肺、清肺的功效。对虚热型肺痿者最宜。可用新鲜百合2～3个，洗净捣汁，以温开水和服，1日2次。
薏苡仁	有健脾、补肺的作用。肺痿者可用薏苡仁同大米煮成粥食用。
山药	温补而不骤，微香而不燥，有补脾补肺之功。中医称之为"培土生金"法，也就是通过补益脾胃，调理后天之本，达到益气养肺的效果。
银耳	滋补、润肺、养胃、生津、止咳。虚热型、虚寒型肺痿者均宜食用。
花生	有润肺养肺、化痰止咳、健脾开胃、补气补虚的作用。肺痿者皆宜。可取花生适量，水煮食用。

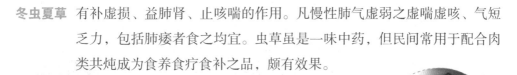

燕窝	能养阴润燥、益气补肺。无论虚热型或虚寒型肺痿者食之均宜。
冬虫夏草	有补虚损、益肺肾、止咳喘的作用。凡慢性肺气虚弱之虚喘虚咳、气短乏力，包括肺痿者食之均宜。虫草虽是一味中药，但民间常用于配合肉类共炖成为食养食疗食补之品，颇有效果。
西洋参	能善清虚火、益肺阴。可治肺虚久嗽，对虚热型肺痿者更为适宜。
猪肺	凡肺痿者，无论虚热或虚寒肺痿，皆宜食，有"以肺补肺"之用。
鹿血	能补虚和血。虚寒性肺痿者食之最宜。
阿胶	有滋阴养血之功。虚劳咳嗽、肺痿、肺痈脓血杂出等证者宜食。
醍醐	为牛奶制成的食用脂肪，有养颜、滋阴、润燥的作用。肺痿虚热者食之最宜。

胡桃肉　性温，味甘，为补益肺肾之品。肺痿久病属虚寒者食之尤宜。

柿子　能清肺润肺。虚热肺痿者宜食，若属虚寒肺痿则应忌食。

豆制品　豆浆有补虚润燥、清肺化痰的作用，对肺气虚弱的肺痿之人，食之亦宜。豆腐皮性平味甘，具有清肺热、止咳、消痰的功用。肺痿者也适宜常食。

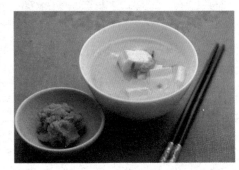

松子　性温，味甘，能润肺、养液、止咳。肺痿属虚寒者食之亦宜。

此外，肺痿者还宜食用牛奶、羊奶、猪髓、蛙肉、海参、鳗鲡、党参、太子参、黄芪、猪肺、甲鱼、牛肉、禽蛋、桃子、红枣等。

忌食食物

虚热型肺痿者忌食以下食物：

桂圆　具有甘甜助火之功。而肺痿者多为肺阴不足、虚火内炽，故助热上火食物皆当忌食。

胡椒　大辛大热食物。肺痿者、阴虚内热者切忌。

花椒　性温，味辛。寒证宜食，热证及阴虚火旺者皆应忌食，虚热型肺痿者切不可食。

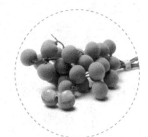

石榴　根据古代医家经验，石榴有耗损肺气之弊。肺痿者肺气已属虚弱，故应忌食。

樱桃　性热，味甘，其性发涩，易导致内热。所以，肺热喘嗽者忌食。

此外，还应忌吃桂皮、辣椒、砂仁、茴香、干姜、芥菜、洋葱、香椿头、荔枝、韭菜、香菜、虾子、海马、狗肉、羊肉以及烟酒等辛辣温燥、助火伤阴之物。

虚寒型肺痿者忌食以下食物：

螺蛳　　大寒之物。而肺痿属虚寒者则是肺气虚馁、阳衰气弱，故大寒之物均当忌食。误食、多食，更伤肺之阳气，加重肺痿病情。

柿子　　性寒，归肺经，有清热润肺的作用。但虚寒肺痿者应忌食。因此，肺经有寒，无论外寒或内寒，皆当忌食。

薄荷　　性凉，味辛。虚寒肺痿者自当忌食。

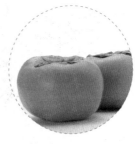

　　此外，虚寒肺痿者还应忌食田螺、螃蟹、蚌肉、蚬肉、西瓜、柿饼、猕猴桃、罗汉果、生萝卜、苦瓜、丝瓜、莼菜、蕹菜、菊花脑、豆腐、绿豆芽、蕺菜、马兰头、枸杞头、胖大海、金银花、白菊花等一切性寒大凉生冷食物。

饮食调养妙方

麦冬蒸南瓜条

材料　麦冬20克，南瓜500克，料酒10毫升，鸡精2克，生姜5克，盐3克，鸡油25克，葱10克，味精2克。

做法

1　将麦冬去内梗，洗净，南瓜去皮，切条，生姜切片，葱切段。

2　将南瓜条放入盆内，加入料酒、生姜、葱、盐、味精、鸡精、麦冬拌匀，码味30分钟。

3　将麦冬、南瓜放入蒸盘内，入蒸笼内武火蒸25分钟即成。

食疗服法

日常食用。

专家提示

　　养阴润肺、清心除烦、益胃生津。适用于肺燥干咳、吐血、咯血、肺痿、虚劳烦热、热病伤津、便秘等症。西医用于肺气肿、肺结核、支气管扩张、感染性疾病后期、更年期综合征辅助治疗。

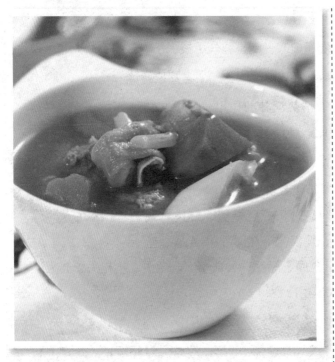

天冬烧乳鸽

材料 天冬20克，活乳鸽1只，胡萝卜30克，番茄汁20毫升，料酒10毫升，白糖15克，酱油10毫升，素油35毫升，葱10克，生姜5克，盐3克，鸡精2克，清汤少许，蜂蜜适量。

做法

1 将天冬用清水浸泡1夜，切成薄片，再用蜂蜜浸泡2小时。

2 将胡萝卜去皮，洗净，切块；活乳鸽用清水溺死，去毛、内脏及爪，洗净，切块；生姜切片；葱切段。

3 将炒锅置武火上烧热，加入素油，烧至六成热时下入生姜、葱爆香，随即下入乳鸽、料酒，炒至变色，加入天冬、胡萝卜、白糖、酱油及清汤少许，烧熟，加入盐、鸡精、番茄汁即成。

食疗服法

日常食用。

天冬蒸兔肉

材料 天冬25克，盐3克，兔肉400克，料酒10毫升，鸡精2克，西红柿酱20克，生姜5克，白糖15克，葱10克，酱油20毫升，素油50毫升，蜂蜜适量。

做法

1 将天冬用清水浸泡一夜，切薄片，用蜂蜜浸透；兔肉洗净，用沸水焯去血水，剁块；生姜切片；葱切段。

2 将炒锅置武火上烧热，加入素油，烧至六成热时，下入生姜、葱爆香，随即下入白糖、酱油、兔肉、料酒、天冬片，烧熟，加入西红柿酱、盐、鸡精即成。

食疗服法

日常食用。

专家提示

滋阴清热，润肺生津。适用于阴虚发热、咳嗽吐血、肺痿、消渴、咽喉肿痛等症。

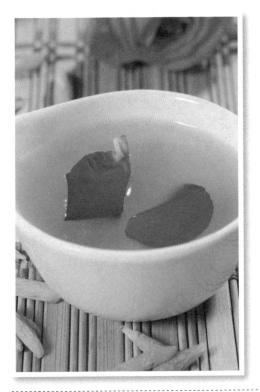

麦冬玫瑰羹

材料 麦冬20克，冰糖20克，玫瑰花5朵，藕粉30克，鸡蛋清1个。

做法

1 麦冬用清水浸泡1夜，拍破，除去内梗；鲜玫瑰花撕下花瓣，用水洗去泥土，用清水浸泡后，沥干水分；冰糖打碎成屑。

2 用清水150毫升煮冰糖15分钟，将鸡蛋清放入冰糖汁内，用勺将其打搅均匀；用150毫升清水将藕粉调匀。

3 锅置武火上，把调好的藕粉煮熟捞出。

4 麦冬、玫瑰花放入锅内，加水150毫升，煮25分钟与藕粉合并，加入冰糖汁液即成。

食疗服法

日常食用。

猪肺薏苡仁粥

材料 猪肺500克，大米100克，薏苡仁50克，料酒、葱、姜、食盐、味精各适量。

做法

1 将猪肺洗净去杂，加水适量，放入料酒，煮七成熟，捞出，切成丁。

2 肺丁与淘净的大米、薏苡仁一起入锅内，并放入葱、姜、食盐、味精、料酒，先置武火上烧沸，然后文火煨炖，米熟烂即可。

食疗服法

可当饭吃。经常食用效果显著。

枸杞叶粥

材料 枸杞叶50克，粳米100克。

做法

粳米淘洗干净，加清水适量，武火煮沸，加枸杞叶共煮成粥。

食疗服法

早晚随量食用。

专家提示

养阴生津，清热除烦。适用于虚劳发热、骨蒸盗汗、肺痨咳嗽或咯血、心烦口渴等症。西医用于慢性支气管炎、肺结核、慢性咽炎、胃十二指肠溃疡等病的辅助治疗。

肺脓肿

肺脓肿是因多种病原菌引起的肺部感染，早期为化脓性肺炎，继而坏死，形成脓疡。此病属中医的肺痈范畴，其因为外感风热病毒，熏蒸于肺，蓄热内蒸，肺受热灼，热血瘀，郁结成痈，血败化脓。表现为咳则胸痛，吐痰腥臭，甚则咳吐脓血。

宜忌原则

由于肺脓肿多属肺热内蒸所致，故其饮食宜忌原则为宜吃清淡性寒、清肺化痰的食物；宜吃清淡蔬菜和新鲜水果。忌吃温热性食物；忌吃荤腥滋腻或温补性食物；忌吃煎炸炒爆的食物；忌吃辛辣刺激性食物，禁烟酒。

宜食食物

肺脓肿患者宜食以下食物：

薏苡仁　能清热排脓。可用生薏苡仁200克，同猪肺1个，加水煮熟随意吃。

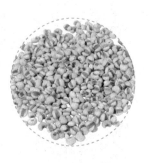

蕺菜　其叶有鱼腥气，俗称"鱼腥草"，对肺脓肿有特效。

芥菜　有宣肺豁痰、利气排脓的作用，芥菜卤也适宜肺脓肿患者食用。

大蒜　是一种广谱抗菌消炎食物，对多种细菌均有杀菌作用。可用紫皮蒜头去皮捣烂加醋煮熟，饭后服，每天1次，也可用年久蒜头醋，随意饮服。

紫菜　能清肺热、化浓痰。肺痈者宜食。可用紫菜研细末，炼蜜和为丸，每用10克，1日3次，饭后服。还可用紫菜50克，猪肺150克，先将猪肺洗净切条，和紫菜加水同煮熟后，放食盐少许食用，每天分3次食完，连吃1星期。

鲜芦根	有清肺热的作用。古方多用以治疗肺痈证，如"苇茎汤"即是前人治肺痈的名方，其组成即是芦根10克，薏苡仁30克，桃仁5克，冬瓜子10克，煎汤，1日3次分服。
冬瓜仁	能润肺、化痰、消痈。适宜内脏脓疡，故肺脓肿患者宜食。若与鲜芦根合用煎水喝，更为适宜。
茼蒿	能润肺消痰，可用鲜茼蒿200克，水煎去渣，加冰糖适量溶化后，分3次饮服。

金银花	性凉，味甘，能清热解毒，有抗菌消炎的作用。肺脓肿患者每日宜用金银花15克，煎水代茶饮。
绿豆	有清热解毒的作用，凡肺脓肿患者均宜食。
梨	有清热化痰之功。肺脓肿者多为痰热蕴肺，宜食。
荸荠	有清热化痰的作用。可用荸荠、海蜇头各50克，煮汤，1日3次分服。
百合	能清肺热、润肺燥、止咳嗽、排痈脓。肺痈患者吃些百合，尤为适宜。
发菜	一种清热化痰食物。尤其是肺热痰多色黄脓者食之最宜。
竹笋	有清热化痰的作用。肺脓肿者咳吐脓痰时，食竹笋最适宜，有利于病情好转。
丝瓜	有清热化痰的作用。凡肺热痰喘咳嗽者皆宜。肺脓肿者皆为肺热内蒸，丝瓜能清肺热、化脓痰，食之尤宜。
海蜇	能清热化痰。中医通常用于痰热咳喘之症。痰热蕴肺、蓄热内蒸、热壅血的肺脓肿患者食之颇宜。

　　此外，肺脓肿（肺痈）患者还宜食用枇杷、柿子、无花果、冬瓜、瓠子、芹菜、蕹菜、菊花脑、马兰头、西红柿、海带、绿豆芽、生萝卜、胖大海等。

忌食食物

肺脓肿患者忌食以下食物：

羊肉　　为温补助热食物。肺脓肿为热毒熏蒸于肺，患者切忌食用。

狗肉　　能温补气血、温肾助阳。但热病者禁食，肺脓肿患者切不可食。

牛肉　　为补气食物。虚证宜食，热证忌食。肺脓肿之病属热证、实证，牛肉与黄芪补气，皆属忌食、禁食之列。

龙眼肉　甘温之物，补气养血。肺脓肿者咳吐脓痰或脓血，更当忌食。

荔枝　　温热助火。肺痈乃肺经火热之邪为患，食之有害无益，切不可食。

黄鱼　　肺脓肿为热毒熏蒸于肺。切忌食用黄鱼等海腥发物。

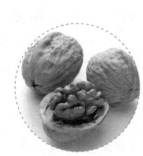

红枣　　甘温补血益气之食物，只宜虚证，不宜实证、热证。肺脓肿病属热毒熏蒸于肺，痰热壅于肺络，故当忌食。

樱桃　　甘温果品。但肺脓肿（肺痈）实属火热之疾，故忌食。

杏子　　古代医家多认为杏子能"生痰热"，或"令隔热生痰"，而且能"动宿疾""发疮痈"。根据前人经验，肺痈者切忌食用，否则会加重病情。

石榴　　性质温热，且有收敛之弊。肺脓肿乃痰热壅肺，多吃石榴，酸敛肺气，性温助热，对病情无益，故忌吃为妥。

胡桃仁　能补肾，温肺，益命门之火。故凡热证、实证皆当忌食。肺脓肿多属痰热壅肺，故肺痈者应当忌食。

砂仁　　其性温热香燥，易助热上火。肺脓肿实为火热实证，故当忌食。

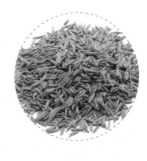

小茴香	有温热助火之弊。所以，患有肺脓肿者，切勿食用茴香之类的调味香料食物。
胡椒	大辛大热调味品。肺脓肿者忌食、禁食。
肉桂	为补元阳之调味品。一切火热之证皆当忌食。肺脓肿为肺经实火疾患，切忌食用含肉桂或桂皮的调味剂。

人参	性温，大补元气。一切实热之病切忌。患有肺脓肿者禁忌食用。
冬虫夏草	甘温，补肺肾。只宜虚咳痨嗽及虚喘者食用，凡肺热者皆应忌食。肺痈（肺脓肿）患者是为热毒蕴肺所致，切忌食用冬虫夏草。

此外，肺脓肿患者还要忌食鸡肉、鸡肝、虾子、猪肝、带鱼、鲂鱼等温补性鱼肉食物；忌吃松子、栗子等性温酸涩果品；忌吃洋葱、韭菜、生姜、辣椒、花椒、丁香等辛辣刺激性调味品；忌吃黄芪、紫河车、党参等补气食物；忌吃香椿头、公鸡、鹿肉、老鹅、鲤鱼、猪头肉、螃蟹等荤腥发物；忌烟酒。

饮食调养妙方

鱼腥草煲猪肺

材料　鱼腥草50克，猪肺300克，盐3克。

做法

1. 先将猪肺挤压去泡沫，洗净放入沸水中焯去血水，切成块。
2. 将猪肺放入瓦煲内，加清水适量，武火煲汤，肉熟透加入鱼腥草、盐，水沸即可食用。

食疗服法

日常食用。

专家提示

清热解毒、治肺痈、止咳嗽。用于利尿通淋、流行性感冒、肺虚咳嗽、肺痈咯脓血。西医用于上呼吸道感染、支气管炎、肺炎、肺脓肿及其他部位化脓性炎症辅助治疗。

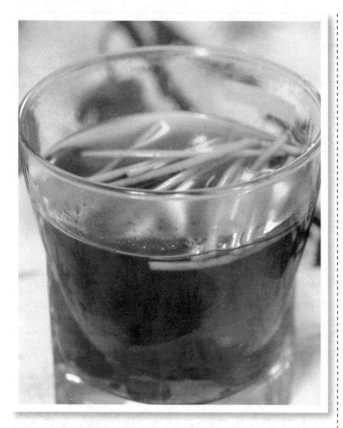

胖大海桔梗茶

材料 胖大海9克，桔梗、生甘草各5克。

做法

将胖大海、桔梗洗净，与生甘草同放入大茶缸中，用沸水闷泡10分钟后饮用。

食疗服法

代茶饮用。

专家提示

此茶能宣肺祛痰、排除脓肿。适用于痰多、痰吐不畅、咽喉肿痛、疮痈肿毒等症。西医用于肺气肿、咽喉炎、肺脓肿、疔疮、支气管炎、肺炎等病症的辅助治疗。本茶饮适宜秋季饮用。

桔梗炒肉片

材料 桔梗30克，猪瘦肉400克，红柿子椒30克，芡粉25克，鸡蛋1个，红皮萝卜30克，鸡精、料酒、生姜、葱、盐、素油、味精各适量。

做法

1 将桔梗放入清水中煮熟，捞起，切成段或片；猪瘦肉洗净，用沸水焯去血水，切成薄片，用鸡蛋清、芡粉抓匀；红皮萝卜、红柿子椒洗净，切块；生姜切片；葱切段。

2 炒锅置武火上烧热，加入素油，烧至六成热时加入生姜片、葱段爆香，下入猪瘦肉片、料酒、红柿子椒、红皮萝卜片，炒熟，加入熟的桔梗、盐、味精、鸡精即成。

食疗服法

日常食用。

专家提示

清热化痰。适用于肺脓肿、肺炎等。

糯米阿胶粥

材料 阿胶30克，糯米100克，红糖适量。

做法

先将糯米煮粥，待粥将熟时，放入捣碎的阿胶，边煮边搅匀，稍煮2~3沸，加入红糖搅匀即可。

食疗服法

每日分2次服，3日为一疗程，间断服用。

专家提示

此粥滋阴润肺，补身益体，适用于慢性肺脓肿（主要症状有低热、咳嗽、咳痰、消瘦、软弱无力、贫血）的患者。

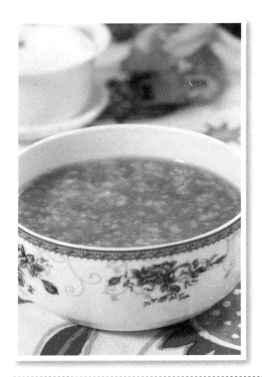

冰糖芦根饮

材料 鲜芦根120克，竹茹20克，冰糖40克。

做法

将鲜芦根、竹茹洗净，与冰糖同放入炖盅内，加清水适量，隔水中火炖1小时，去渣。

食疗服法

代茶饮用。

专家提示

此饮清热生津，润肺和胃，除烦止呕。西医用于急性上呼吸道感染、肺炎、肺脓肿、急性胃炎、胃肠神经官能症、早孕反应等病症的辅助治疗。

双花杏蜜饮

材料 金银花、菊花、杏仁各15克，蜂蜜30克。

做法

先将金银花、菊花、杏仁（打烂成泥状）放入砂锅中，加清水800毫升，煎成药汁约500毫升，去渣后，倒入热水瓶内，分次兑入蜂蜜，备用。

食疗服法

以之代茶，随时饮用。

专家提示

此饮清热解毒，疏风散邪。适用于早期肺脓肿患者。

支气管扩张

支气管扩张的特点是长期反复咳嗽，吐脓痰和咯血，支气管管壁破坏和管腔扩张。而且因伴有支气管黏膜慢性炎症和分泌物过多，故常并发化脓性感染。支气管扩张多属于祖国传统医学中的咳嗽和咯血的范畴，是因肺有燥热伤及呼吸系统之络所致。

宜忌原则

根据中医理论，支气管扩张的病理是痰热蕴肺、肺中燥热，其饮食宜忌原则是宜吃具有清肺化痰、养阴降火的食物，宜吃新鲜蔬菜、瓜果；忌吃辛辣温热、煎炸炒爆以及刺激性食物和烟酒。

宜食食物

支气管扩张患者宜食以下食物：

阿胶　能养阴补肺、止血止咳。适宜支气管扩张咯血患者食用。可用阿胶30克，加水少许，于锅内炖溶化后，兑入糯米汤内，每日3次分服。

紫菜　有清肺热、化脓痰的效果。故对支气管扩张、咳吐黄脓痰患者尤宜。

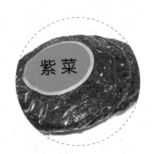
紫菜

冬瓜子　有镇咳祛痰的作用。支气管扩张、痰热咳嗽患者，宜用冬瓜子仁30克，加冰糖适量捣烂研细，每日3次，开水冲服。

芦根　能清肺热。凡支气管扩张患者适宜经常选用鲜芦根煎水代茶。

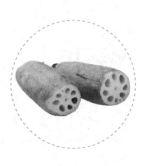

藕节　能止血。支气管扩张咯血患者宜用藕节5～10个煎水喝。

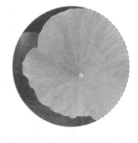

柿饼	能润肺止血。适宜支气管扩张咳血咯血患者食用。
荷叶	有止咳血作用。适宜支气管扩张、咳嗽咯血患者煎水代茶饮。或用于荷叶研为末,每日3次,每次5克,米汤送服。
山药	有补肺润肺和化痰的作用。可作为支气管扩张者常食佳蔬,煨汤做菜均宜。

燕窝	能养肺阴、润肺燥。凡支气管扩张患者出现阴虚燥咳咯血患者尤宜。或做菜,或煮粥,或烧汤,或加冰糖蒸食均可。
西洋参	最适宜支气管扩张患者食用。可用西洋参切成薄片,开水泡茶饮。
发菜	具有很好的清肺热、化痰浊的效果。支气管扩张患者多属中医痰热蕴肺的热咳范畴,常吃、多吃些发菜,最为适宜。
竹笋	能清热、化痰。对痰热蕴肺的支气管扩张患者最为有益,故宜常食。
绿豆	有清热解毒的作用。痰热蕴肺或肺中燥热的支气管扩张咳吐脓痰或咯血患者,食之最宜。

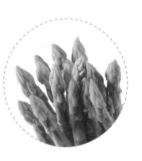

薏苡仁	能清热、补肺,凡肺痿或肺痈或支气管扩张咳吐脓痰咯血而属于肺中痰热的患者,皆宜食之。
丝瓜	能清热、化痰、凉血、解毒。支气管扩张咳吐黄脓痰或咯血患者宜常食,颇有裨益。
冬瓜	能消痰、清热、解毒。肺经痰热、咳吐黄脓稠痰患者宜多食。

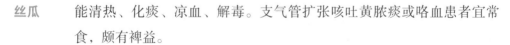

豆腐	能生津润燥、清热解毒。支气管扩张患者宜常用豆腐凉拌食用。
慈姑	可用生慈姑数枚,捣烂后同蜂蜜米泔拌匀,饭上蒸熟,趁热食用,对支气管扩张咳血患者亦宜。

此外，支气管扩张患者还适宜食用梨、罗汉果、柿子、枇杷、无花果、荸荠、萝卜、薄荷、胖大海、蕨菜、海蜇、白菊花、金银花、百合、甘蔗、豆浆、蜂蜜、饴糖、银耳、北沙参、松子、花生、柑、橙、芹菜、茭白、蕹菜、菊花脑、菠菜、莴苣、茼蒿、枸杞头、马兰头、藕、红薯、黄瓜、绿豆芽、田螺、螺蛳、香蕉、苦瓜、西红柿、瓠子、菜瓜、海带等食品。

忌食食物

支气管扩张患者忌食以下食物：

狗肉 有补中益气、温肾助阳的作用。对痰热蕴肺或肺有燥热的支气管扩张患者来说，食之助热上火，故当忌食。

鸡肉 能益气补虚。但凡实证或邪毒未清者不宜食，而有内热邪毒者也应忌食。

羊肉 为温补性食物。支气管扩张患者肺经多有伏火、痰热内蕴，应当忌食羊肉。

龙眼肉 甘温果品，功在补气血、益心脾。支气管扩张患者属肺有火热，故当忌食。

荔枝 多食易助热上火。痰热蕴肺或肺有燥热的支气管扩张患者切忌食用。

生姜 辛温调味品。寒证宜食，热证忌食。支气管扩张患者多因肺中燥热，辛辣温燥食物均当忌食。

胡椒 辛热食物，尤其助火伤阴。支气管扩张患者若误食之，会使病情加剧，有弊无利。

肉桂 性大热，味甘、辛，为常用调味品。支气管扩张之类的肺中燥热或痰热蕴肺患者，不宜食。

人参 性温，味甘、微苦，能大补气血，易助热上火，凡实证、热证皆当忌食。支气管扩张患者食之易加重病情，禁止食用。

白酒 性温，味甘、辛。支气管扩张患者切忌饮酒。

杏子 性质温热，易上火助痰。支气管扩张多属痰热蕴肺所致，若再多吃杏子，就会加重病情，故应忌食。

石榴 支气管扩张患者多因痰热阻肺，石榴温热助火，酸敛肺气，更使肺经痰火不散，对病情不利，应当忌食。

胡桃肉 性温，能温肺，益命门。痰热蕴肺或肺有燥热的支气管扩张患者，皆不宜食。

砂仁 为药食两用的芳香调味品，其味辛，性温，有温热香燥、助热伤阴之弊。寒证宜食，热证忌食。支气管扩张患者，中医多认为火热伏肺或痰热阻肺，故当忌食。

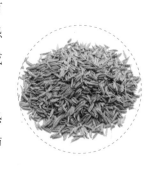

小茴香 性温，味辛，为五香调味品，能温热散寒。热证、火证概不宜食。支气管扩张患者素有肺热，故当忌食茴香等五香粉调味品。

　　此外，支气管扩张患者还应忌吃海马、海龙、公鸡、鹅肉、猪头肉、山楂、桃子、樱桃、洋葱、香椿头、辣椒、花椒、丁香、荸荠、食茱萸、黄芪、冬虫夏草、紫河车、肉苁蓉、鹿肉、大蒜、韭菜、芥菜和香烟等。

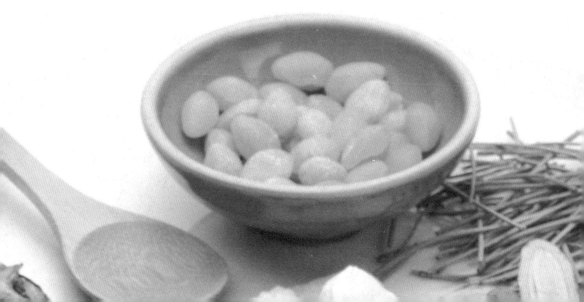

饮食调养妙方

麦冬卤猪舌

材料 麦冬20克，猪舌400克，大茴香2粒，山奈10克，料酒10毫升，草果2个，素油50毫升，生姜、桂皮、葱、白糖、盐、酱油、鸡精各适量，蜂蜜少许。

做法

1 麦冬去内梗，用蜂蜜浸泡；猪舌洗净，用沸水煮15分钟，捞起，刮去猪舌上白色苔；生姜切片；葱切段；大茴香、草果、桂皮洗净。

2 将炒锅置武火上烧热，加入素油，烧六成热时，下入生姜、葱爆香，随即下入白糖、酱油、大茴香、草果、桂皮，炒至汤汁呈枣红色，加入清水约800毫升，下山奈煮45分钟，加入麦冬、猪舌、料酒、盐和鸡精，卤35分钟切片即成。

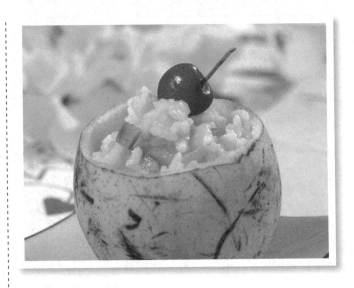

川贝蒸雪梨

材料 川贝母12克，雪梨7个，糯米60克，红樱桃7个，蜜饯冬瓜条60克，蜜饯橘子60个，冰糖100克，白矾20克。

做法

1 将川贝母打碎，白矾溶化成水约2000毫升待用。

2 糯米蒸成米饭。

3 蜜饯冬瓜条、蜜饯橘子切成颗粒。

4 将雪梨去皮，从蒂把处切下一段为盖，用小勺挖出梨核，连同梨盖放入白矾水内，以防变色，然后在沸水中烫一下，捞入凉水中冷凉，再捞出沥干水分。

5 糯米饭、蜜饯冬瓜条、蜜饯橘子与冰糖的一半量打碎和匀，装入雪梨内，放1个红樱桃，盖上梨把，盛入蒸盘内，上蒸笼内武火蒸40分钟，取出，烧开清水200毫升，下入剩余冰糖溶化浓汁，逐个浇在雪梨上面。

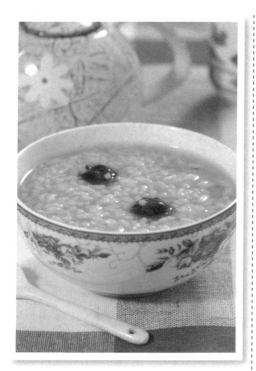

菊枣蜂蜜露

材料 菊花50克，红枣5枚，麦冬20克，蜂蜜适量。

做法
将菊花、红枣、麦冬加入清水2000毫升，煮沸后保温30分钟，过滤，另加入适量蜂蜜搅拌溶解后即可饮用。

食疗服法
日常食用。

专家提示
此饮甜香爽口，具有明目养肝、生津止渴、清心健胃和消除疲劳之效。西医用于肺气肿、支气管扩张、感染后期、便秘、肺结核、肝硬化、更年期综合征的辅助治疗。

白及红枣粥

材料 白及粉15克，糯米100克，红枣5个，蜂蜜25克。

做法
用糯米、红枣、蜂蜜加水煮粥至将熟时，将白及粉放入粥中，改文火稍煮片刻，待粥汤稠黏时即可。

食疗服法
每日2次。温热食用，10日为一疗程。

专家提示
补肺止血，养胃生肌。适用于肺胃出血病，包括肺结核、支气管扩张、胃及十二指肠溃疡出血等。

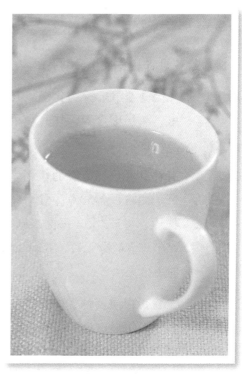

肺结核

结核病是结核杆菌引起的一种慢性传染病，全身各个脏器都可得结核病，但以肺结核最为多见。中医称为"肺痨"、"虚劳"、"痨瘵"，主要表现为低热、盗汗、疲倦、乏力、精神不佳、食欲减退、咳嗽心烦，或咳痰带血、胸部隐痛等。

宜忌原则

祖国传统医学认为肺结核是因体质虚弱、气血不足、痨虫传染所致，属于一种慢性消耗性疾病。一般可分为气阴亏损型和阴虚火旺型。本着"虚则补之"的原则，肺结核患者宜吃滋阴养肺的食物，忌吃香燥伤阴耗气之物；宜吃清淡益气食物，忌吃辛辣刺激性食物；宜吃高蛋白质营养滋补品，忌吃油腻熏炸之物；宜吃新鲜乳类、禽蛋、瓜果和豆制品，忌吃烟酒、公鸡、羊肉等温热发病之物。

宜食食物

肺结核患者宜食以下食物：

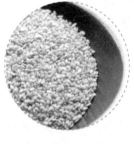

西米　能健脾益气、补肺化痰。凡肺结核患者脾肺气虚，久病虚乏者，均宜食用。可用西米同糯米煮粥食。

芝麻　有补肝肾、润五脏的作用。肺结核患者宜用芝麻、胡桃仁各50克，炒后碾细，同蜂蜜30克共捣烂，每日3次，每次2汤匙，空腹食用。若肺结核患者咳嗽无痰，夜间加重者，可用炒芝麻研后配冰糖开水调服，有较好效果。

蝗虫　富含蛋白质及钙、磷、铁和维生素，有补养强壮的作用，可治疗肺结核。可用蝗虫烘干研粉，每日3次，每次饭后服10克，适宜肺结核患者食用。

蛤蚧　能补肺益肾、定喘止嗽。适宜慢性肺结核患者食用。可用蛤蚧1对，焙研末，配合党参、山药、麦冬、百合干各10克，一同研为末，每日吃2次，每次用水送服15克。

蚕蛹　属高蛋白质食物。适宜肺结核患者食用。可用蚕蛹焙干后研粉，每日服3次，每次服15克。也可将蚕蛹粉装入空心胶囊内，每次服2粒。

阿胶　能养阴补肺，止咳止血。适宜肺结核虚劳咳嗽、痰中带血患者食用。可单用阿胶每次15克，隔水炖服，也可以用阿胶10克、糯米50克同煮成粥，温热食用。

龟肉　能益阴补血。肺结核劳瘵骨蒸、久嗽咯血患者宜食。

蛤蜊　能滋阴、降火、补虚、化痰。适宜肺结核阴虚盗汗患者食用。可取蛤蜊肉熬汤喝，也适宜用蛤蜊肉炒韭黄作菜食用，常吃有益。

鳗鲡　善于补虚赢，属高蛋白质饮食。肺结核阴虚劳热患者尤宜食用。

鳆鱼　能滋阴补虚。肺结核低热不退、咳嗽盗汗患者宜食。可用鲍鱼适量，煮作菜，每日食用，有滋养强壮之功，肺结核或淋巴结核潮热盗汗患者均宜。

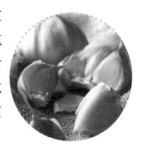

兔肉　肺结核患者用健康孕兔之胎儿食用，坚持3~6个月，能改善体质，减轻症状。

紫河车　能大补元气、增强体质。适宜肺结核体质衰弱者食用。可用新鲜紫河车清洗干净后同精猪肉适量一并剁成肉末，做成馄饨或水饺食用。也可将紫河车洗净烘干，研粉，装入空心胶囊内，每日3次，每次1粒吞服。

冬虫夏草　能补虚损、益精气、止咳化痰。肺结核病痨嗽咯血虚喘患者宜服食。

大蒜　近代药理证实，大蒜有抗结核的作用。可用紫皮大蒜去皮，放入沸水中煮，以其水与糯米煮成稀粥，然后再将原蒜瓣放入粥内搅拌均匀即可食用。若兼有咳血、咯血，可再调入白及粉，如此早晚各吃1次，连吃7天，停2天再吃，对肺结核患者尤宜。

白果　据研究，白果汁、白果肉均有抗结核的作用。能使患者的发热、盗汗、咳嗽、气喘、咳血、食欲不振等均有不同程度好转。常用方法为：在中秋节前夕，将半青带黄的白果摘下，不用水洗，亦不去柄，随即浸入生菜油内，浸满100天后即可食用。每日早中晚各服2粒，小儿酌减，饭前吃，连吃1个月。

燕麦　适宜肺结核患者经常煮粥吃。可用燕麦片60克，加水同糯米如常法煮粥食用，或炖猪瘦肉吃，对肺结核盗汗患者颇有效果。

鹌鹑蛋　含有丰富的蛋白质、卵磷脂和铁、钙、磷等，其营养价值超过所有禽蛋。患有肺结核患者食之最宜。可用鹌鹑蛋数个，白及粉适量，共搅匀，每天早上用沸水冲服，连续服用，专治肺结核。

山药　能补脾益肺。适宜肺结核患者常年食用，可有"培土生金"之妙。对肺结核低热，或嗽或喘、自汗、心悸、便溏者尤宜。

百合　能润肺补肺、止咳止血。适宜肺痨久嗽、咳吐痰血患者食用。凡肺结核患者、咳嗽咯血患者，可用鲜百合1个，洗净，捣汁，以温开水和服，每日3次。也可用鲜百合适量加冰糖蒸熟后食用，或用百合煮粥吃。

糯米　最能补中益气、养脾胃、补肺气。适宜肺结核患者煮稀粥吃。或加红枣、银耳、百合等一同煮粥更宜。

黄精　肺结核患者宜常食。可用新鲜黄精20克，单独煎水喝，或同冰糖10克炖食，或同猪肉一同炖食。

燕窝　能养阴润燥、益气补中。可用燕窝配合白及，慢火炖极烂，加冰糖适量再炖后食用，对肺结核咳血患者最为适宜。

银耳　具有滋阴、润肺的作用。可用银耳适量，清水浸泡1天后，加白糖适量炖烂食用，颇有裨益。

枸杞子　为药食两用之品。肺结核低热、咳嗽、咯血患者也宜食用。

沙参　能养阴清肺、祛痰止咳。可用北沙参配合麦冬、甘草，开水冲泡，代茶饮用。适宜肺结核咳嗽或咯血患者。

海参　　有滋阴润燥、补肾益精的作用，是一味清补食物。肺结核患者宜食。

花生　　能润肺补肺、止咳化痰。肺结核患者宜常食。

此外，肺结核患者还宜食用藕、梨、萝卜、胡萝卜、甘蔗、海枣、红枣、莲子、栗子、胡桃、黄豆及其豆制品、金针菜、马齿菜、黑木耳、粳米、玉米、薏苡仁、白扁豆、赤小豆、豇豆、牛肉、牛奶、羊肝、羊奶、羊骨髓、鸡肝、猪肉、乌骨鸡、西施舌、泥鳅、青鱼、鲫鱼、乌鱼、香菇、灵芝、啤酒花、西洋参等。

忌食食物

肺结核患者忌食以下食物：

胡椒　　大辛大热之物。凡阴虚有火者均忌食。肺结核患者多属中医阴虚火旺体质，故当忌食。

辣椒　　性热，味辛，能助火伤阴。阴虚内热之体的肺结核患者不宜食用。

桂皮　　属辛温调味品。肺结核患者的体质多属气阴亏损，或是阴虚火旺，故切勿食用。

人参　　肺结核咳嗽咯血患者不宜食用人参，野山参尤禁。

狗肉　　温补食物。肺结核、阴虚内热患者不宜食用。

黄鱼　　海腥发物，含刺激性成分。肺结核患者食之，会加重病势，故应忌食。

樱桃　　性温而发涩，易导致内热。肺结核病多为阴虚火旺，虚热虚喘，应忌食。

砂仁　　性温，味辛，为民间常用的药食两用调料品。历代中医多认为砂仁辛香温燥，易助热上火，耗气伤阴，应忌食。

此外，肺结核患者还应忌吃茴香、荜茇、丁香、生姜、荔枝、龙眼肉、羊肉、鹿肉、海马、公鸡、韭菜以及烟酒等。

饮食调养妙方

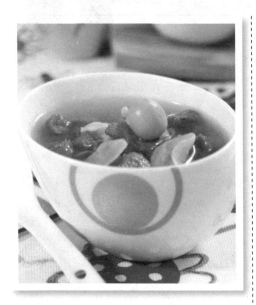

莲子百合煲瘦肉

材料 莲子50克，百合50克，猪瘦肉250克，盐适量。

做法

将莲子、百合、猪瘦肉洗净放入锅中，加适量清水，中火煮熟，放盐调味食用。

食疗服法

日常食用。

专家提示

润肺滋阴，养心安神。适用于温热病后期余热未清、阴津耗伤、虚劳潮热、骨蒸盗汗、肺痨咳嗽或痰中带血、咽干声嘶、胃阴不足、心悸失眠等症。西医用于慢性消耗性疾病、肺结核、慢性咽喉炎、慢性支气管炎等病症的辅助治疗。

黄精党参煨猪肘

材料 红枣50克，黄精20克，党参10克，猪肘750克，白豆蔻2克，料酒50毫升，酱油10毫升，盐4克，生姜15克，葱15克，鲜汤2000毫升。

做法

1 将红枣、黄精、党参洗净，党参切段。

2 白豆蔻洗净敲破待用；生姜洗净拍破；葱切长段。

3 猪肘去毛刮洗干净，放入沸水锅中焯尽血水，捞出用清水洗净。

4 将猪肘、红枣、黄精、白豆蔻、党参、生姜、葱、盐放入砂锅内，加入鲜汤、料酒和酱油，放于文火上慢煨至猪肘熟烂，去葱、生姜即可。

食疗服法

日常食用。

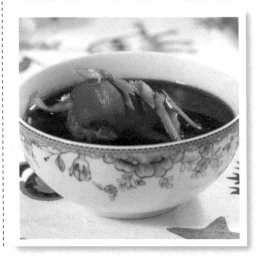

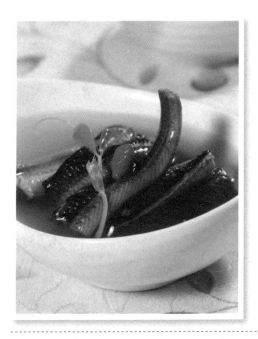

黄鳝芦根汤

材料 黄鳝、芦根、桑寄生、盐、鸡精各
适量。

做法

黄鳝洗净去内杂放入锅内，加芦根、桑寄
生、清水适量，武火煮沸，文火将黄鳝炖
烂熟，去药渣，加盐、鸡精即可。

食疗服法

日常食用。

专家提示

　　此汤能滋阴益气、补肝肾。慢性肝炎
患者食用有较好的辅助治疗作用。适用于
肝炎、肝硬化、肺结核、糖尿病、高血压
等病症的辅助治疗。

天冬茯苓羹

材料 天冬20克，冰糖30克，茯苓
50克，蜂蜜30毫升，鸡蛋清
适量。

做法

1 将天冬用清水浸泡1夜，切薄片，
放入蜂蜜内浸泡2小时。

2 将茯苓去黑皮，白茯苓切小块，烘
干，碾成细粉。

3 将冰糖捣碎成屑，放入锅内，加水
约500毫升，置武火烧沸，再用文
火煮25分钟，加入鸡蛋清。

4 将茯苓粉用清水搅匀，放入天冬
片，置中火烧沸，再用文火煮8分
钟，加入冰糖溶液搅匀即成。

食疗服法

日常食用。

虫草炖鸡

材料 冬虫夏草10克，母鸡1只，料
酒15毫升，生姜5克，葱白10
克，盐3克，味精2克，鲜汤
适量。

做法

1 将母鸡宰杀洗净，在沸水锅内焯片
刻，捞出用凉水洗净；冬虫夏草用温
水洗净泥沙。

2 将鸡头顺颈劈开，取8~10个冬虫
夏草放鸡头内，用棉线缠紧，余下
的冬虫夏草同生姜片、葱白一同装
入鸡腹内，放入容器中，加入鲜
汤、料酒、盐，用绵纸封严容器
口，上笼武火蒸熟，揭去绵纸，加
味精即成。

食疗服法

日常食用。

沙参莲子粥

材料 沙参10克，莲子肉15克，白果10克，粳米100克，蜂蜜适量。

做法

1 将莲子肉用温水浸泡，除去心；沙参洗净，切片；白果去心。

2 将粳米淘洗干净，放入砂锅内，加入莲子肉、沙参、白果，用武火煮沸后改用文火，煮至粥熟时调入蜂蜜即成。

食疗服法

每日1剂，早晚食用。

专家提示

有滋阴润肺、养颜嫩肤的功效。适用于肺结核、皮肤干燥综合征。

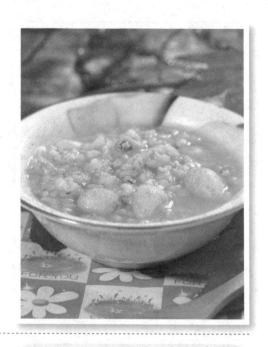

银耳炖燕窝

材料 燕窝10克，银耳20克，冰糖30克。

做法

1 将银耳用温水泡发2小时，除去蒂头，撕成瓣状；燕窝用温水浸泡4小时，用镊子夹去燕毛；冰糖打碎成屑。

2 将银耳、燕窝、冰糖同放炖盅内，加入适量清水，置武火上烧沸，再用文火炖熟烂即成。

食疗服法

日常食用。

专家提示

适用于阴血虚衰、面色无华者食用。西医用于慢性咽喉炎、肺结核、更年期综合征、神经官能症的辅助治疗。

黑豆松子粥

材料 黑豆、松子仁、粳米各50克，蜂蜜适量。

做法

1 将松子仁研碎、黑豆浸泡，然后一同与粳米煮粥。

2 粥熟后冲入适量蜂蜜，调匀后即可食用。

食疗服法

早晨空腹及晚上睡前服。

专家提示

补虚润肺，养液滑肠。适用于肺结核病、肺燥咳嗽咯血、体弱早衰、慢性便秘、产后体虚、头晕目眩。常食松子，可以强身健体，特别对年老体弱、腰痛、便秘、眩晕、小儿生长发育迟缓均有补肾益气、养血润肠、滋补健身的作用。

尘肺

尘肺病是由于长期、持续、过量吸入含有二氧化矽的粉尘所引起的一种慢性疾病。尘肺患者常有咳嗽、气急、头昏、头痛、胸闷、胸痛、呼吸困难、食欲不振、消瘦乏力等症状。

宜忌原则

尘肺患者宜多吃高蛋白质、多维生素和含钙质丰富的食物；宜多吃新鲜瓜果蔬菜；宜吃有清热、利尿、化痰、止咳作用的食物；宜吃具有吸附或排除矽尘作用的食物；尘肺后期体质赢弱者也宜吃具有补肺益肾的食物。忌吃辛辣刺激性食物及烟酒。

宜食食物

尘肺患者宜食以下食物：

萝卜　有化痰热、止咳喘的作用，还能使肺部纤维化逆转，清除尘尘，使之随痰液排出。

冬瓜　能利水、消痰、清热、排脓。适宜尘肺患者、咳喘者食用，还有助于消除矽尘毒性，预防尘肺形成的功效。

菠菜　通血脉，开胸，下气调中，止渴润燥。食用后可以改善肺部的血液循环，起到开胸顺气、排除尘尘的作用，收到预防尘肺形成的效果。

黑木耳　其营养丰富，还有滋补、活血、养阴、润燥的作用。木耳中的胶质，因其吸附力强，能够消化纤维，可消除毒尘，防止吞噬细胞变性和坏死，防止淋巴管炎和阻止纤维性变化及尘结节形成。适宜尘肺患者经常食用。

银耳　历代均被人们视为高档滋补营养品。体质虚弱的尘肺患者、肺虚干咳，或气阴不足、咳喘有痰者，皆宜常食。

梨子　有清热、化痰、生津、润燥的作用。梨还有治风热、润肺、凉心、消痰、降火、解毒之功效。尘肺咳嗽、气喘痰多者食之尤宜。

荠菜　是一种含蛋白质较丰富的野生蔬菜，有消除尘毒，防止吞噬细胞变性和坏死，吸附和排除尘尘的作用。

百合　有润肺燥、补肺气、清肺热、止肺咳的作用。尘肺患者常为痰热壅肺、咳唾痰浊、胸闷气短、烦躁不安，宜用百合煨汤食用。

花生　能润肺、和胃、健脾、益气、化痰。而尘肺患者肺虚多痰，食之最宜，既能润肺益气，又可化痰止咳。煮食为宜，炒食容易上火。

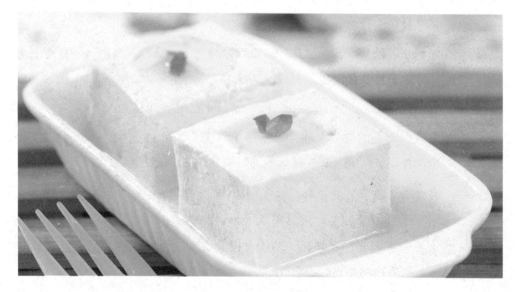

橘饼　有宽中、下气、化痰、止咳的作用。

豆腐　性凉，味甘，是一种高蛋白质营养食物。中医认为它有益气、润燥、清热的作用。尘肺患者常吃豆腐，既能补益身体，增强营养，又能清肺热、化热痰、止咳喘，宜多吃、常吃。其他豆制品，如豆浆、豆腐干、百页、豆腐果、豆腐皮、豆腐脑等，尘肺患者食之均宜。

芦根	是中医治疗肺痈、肺痿、肺脓肿的常用药，有清肺热、化热痰、生津止咳的作用。尘肺患者久病肺虚，气阴两伤，咳喘有痰，色黄黏稠者，食之最宜。
枇杷	能润肺、化痰、止渴。尘肺患者咳嗽痰黄稠，气急气喘时宜食。
人参	有补气强心的作用，尤其能补肺气脾气。尘肺患者肺气受损，胸闷气短，适宜经常少量吃些人参。党参、太子参、西洋参也可以。
黄芪	为中医最常用的补气药，有益气补虚强壮的作用。肺气不足的尘肺患者，常食有好处。
马齿苋	马齿苋有防治尘肺病的功能，它可以消除尘毒，防治吞噬细胞变性和坏死，防止淋巴管发炎和阻止其纤维化变性，从而杜绝尘肺结节的形成。所以，患有尘肺病者适宜多吃、常吃些马齿苋。
海带	具有消痰、软坚、散结、利水等作用，有助于尘结节软化、排泄及消散。尘肺患者宜常食。
海蜇	宣气化瘀，消痰行食而不伤正气。适宜尘肺患者咳嗽、气急、胸痛、痰不易出者。
燕窝	为性平、味甘的清补食物，能养阴润燥、益气补中。可治虚损、痨瘵、咳嗽痰喘等，尘肺患者宜常食。
大白菜	为冬季人们常吃的蔬菜，有解毒除热、通利肠胃的功效。尘肺患者可于冬季常食、多食。
山药	是性平、味甘的清补食物，有补肺、益肾、健脾三大功用，久食亦无不利。尘肺患者应当常食、多食，有利无弊。
蛤蚧	有补肺益肾的作用，可治疗虚喘虚咳之病。尘肺患者本虚标实，本虚多属肺肾两虚，标实是为痰浊壅肺，后期患者肺肾两虚为主，故宜食。
醍醐	为牛奶制成的食用脂肪，营养丰富，有补虚、滋阴、益肺、润燥的作

用。治虚劳肺痿，对尘肺患者有食疗的作用。

胡桃仁　性温，味甘，既能补肾纳气，又能温肺化痰定喘。尘肺患者粉尘犯肺，痰多咳嗽，久则肺肾两虚，气短而喘，常食胡桃颇宜。

　　此外，尘肺患者还宜吃些牛肉、猪瘦肉、排骨、牛奶、鸡蛋、鸭子、乌鱼、鳝鱼、鳗鲡、牡蛎肉、淡菜等高蛋白质食物；宜吃青菜、黄豆芽、西红柿、黄瓜、丝瓜、藕、桃子、红枣、栗子、甘蔗等蔬菜、瓜果；宜吃灵芝、蜂王浆、红参、西洋参等补益食物。

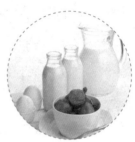

忌食食物

尘肺患者忌食以下食物：

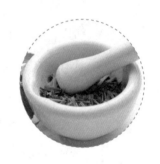

胡椒　大辛大热食物。尘肺患者肺气不足，切忌食。

槟榔　性温，味苦、辛，能杀虫破积，伤人正气。久患尘肺者，体质羸弱，元气亏损，切不可多食、久食。

杏子　根据古代医家经验，多食易助热生痰，这不利于尘肺患者。所以，尘肺患者应忌食。

石榴　虽有甜石榴与酸石榴之分，但两者都能损肺气。尘肺患者肺气已虚，又有痰浊粉尘阻肺，更不可多食。

砂仁　性温，味辛，是一味民间常用的药食兼用的调味品。虽有开胃之功，但辛香燥热，有耗气伤阴、助热上火之弊。肺气虚和肺有热者皆不宜食。尘肺之病正是一种气虚肺满之证，食之弊多利少，切忌多食、久食。

　　此外，尘肺病患者还应忌食白酒、大蒜、樱桃以及花椒、辣椒、茴香、桂皮等辛辣刺激性食物。

饮食调养妙方

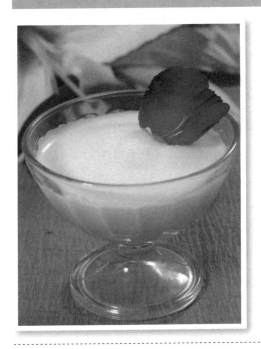

荸荠豆浆

材料 豆浆250毫升，荸荠10个。

做法

将荸荠洗净去皮，用沸水烫约1分钟，捣成蓉，用纱布挤汁，盛入锅内，和豆浆搅匀，加热煮沸即可。

食疗服法

日常食用。

专家提示

此汁有清热凉血、润燥补虚的作用。适用于体虚有热、口渴善饥及高血压、糖尿病等。荸荠有清热、化痰、消积、生津、止渴的作用，适用于尘肺所致的热痰壅肺、咳嗽气喘、痰黄浓稠者服食，可使尘肺者脓痰易于排出。

荸荠萝卜汁

材料 鲜荸荠、鲜白萝卜各100克，冰糖适量。

做法

将荸荠、白萝卜洗净，切碎，捣汁，放入容器内，然后加入冰糖，隔水加热2～3分钟即成。

食疗服法

每日1剂，分2次饮用。

专家提示

有清热、化痰、止咳的作用，对尘肺所致的咳嗽、咽干、咳痰不畅或痰中带血等症有一定的疗效。

豆芽猪血汤

材料 黄豆芽、猪血各250克，黄酒、蒜蓉、葱花、姜末、味精、盐各适量。

做法

1 将黄豆芽去根洗净；猪血划成小方块，用清水漂净备用。

2 锅内加油少许烧热，爆香蒜蓉、葱花、姜末，下猪血并烹入黄酒，加水煮沸。

3 放入黄豆芽，煮熟，再调入味精、盐即可。

食疗服法

随意服食。

黄疸

黄疸的形成可分为溶血性黄疸、肝细胞性黄疸、阻塞性黄疸和先天性非溶血性黄疸。过量食用含胡萝卜素的食物，如胡萝卜、南瓜、柑橘、木瓜等，或服用大剂量阿的平后也可导致假性黄疸。祖国传统医学将黄疸分为阳黄与阴黄两大类型，前者多为湿热型，后者常为寒湿型。日常生活中尤以阳黄者居多，而阴黄者少。

宜忌原则

由于黄疸均与脾虚湿困有关，导致湿邪内蕴，故宜食用清淡渗利、蔬菜瓜果之物，忌吃油腻、黏糯、海腥等助湿恋邪之品，切忌饮用白酒及甜酒。

湿热偏重的阳黄者宜吃清热、利湿、解毒的食物，忌吃辛辣、温热、香燥之类的食物；极为少见的寒湿偏重的阴黄者宜吃温阳化湿之品而忌吃生冷滋腻清凉之物。

宜食食物

黄疸患者宜食以下食物：

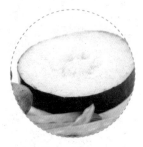

冬瓜　　能利尿、清热、解毒。适宜阳黄者食用。可用鲜冬瓜，不限量，随意煨汤喝。

茭白　　适宜湿热黄疸者食用，能解热毒、利二便。可用鲜茭白50克，水煎服。

蚬肉　　能清热、利湿、解毒，适宜湿热黄疸患者食用。可用新鲜蚬肉煨汤喝。

蛤蜊　　性寒，利水。可用蛤蜊肉熬汤喝，适宜湿热黄疸患者。

泥鳅　　可用泥鳅炖豆腐来治疗黄疸湿热、小便不利。

梨子　　能清热、解毒、消痰。它含有维生素、烟酸和糖。可用雪梨洗净切片，浸入食醋中，每次吃梨半个，每日2次。

荸荠	甘寒清热。湿热黄疸患者宜食。可用荸荠200克，打碎后煎水代茶频饮。
猕猴桃	性寒解热。适宜阳黄患者食用。
茄子	性凉清热。适宜湿热黄疸患者食用。
田螺	能清热、利水。其性大凉，故适宜湿热黄疸患者食用。可用大田螺10～20个，养于清水中漂去泥，捶碎田螺壳，取螺肉加入黄酒小半杯，拌和，再加清水炖熟，饮其汤，每日1次。

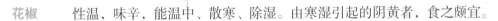

花椒	性温，味辛，能温中、散寒、除湿。由寒湿引起的阴黄者，食之颇宜。
水芹	有清热利水的作用。湿热偏重的阳黄者食之颇宜。
鲮鱼	性平，味甘，有利湿退黄的作用。因此，凡黄疸患者，无论阳黄阴黄，食之皆宜。
绿豆	性凉，味甘，有清热、解毒、利水的作用，并有保护肝脏的功效。尤其是湿热型黄疸患者食之最宜。可单用绿豆煎水当饮料饮用。
蕺菜	性寒，味辛，有清热解毒、利尿消肿的作用，阳黄者宜食。
白茅根	性寒，味甘，能凉血、清热、利尿。阳黄者食之尤宜。
鲤鱼	功能利水。适宜阳黄或阴黄者食用。
芦根	性寒，味甘，有清热、生津、止呕的作用。尤其是由胆石症引起的阻塞性黄疸患者食之颇宜。

此外，黄疸患者还宜食用薏苡仁、赤小豆、白扁豆、草莓、马齿苋、金针菜、马兰头、菊花脑、大麦芽以及新鲜绿叶蔬菜和各种新鲜水果。

忌食食物

湿热型黄疸患者应忌食以下食物：

胡椒	凡湿热型黄疸患者忌食。对阳黄者来说，多食则易增剧病情，助长湿热之邪，黄疸不易退去。

龙眼肉　湿热性黄疸患者应多食清淡利湿之物，龙眼肉滋腻助热，不利湿热之邪的排泄，故阳黄与阴黄者皆不宜食。

鹅肉　阳黄为湿热型黄疸，故多食鹅肉则弊多利少，甚至有弊无利，加重病情。

羊肉　性温，味甘。黄疸患者多为内有湿热，熏蒸肝胆，胆液外泄而发黄。黄疸之病属"内有宿热"之疾，应当忌食。

鸡肉　性温，味甘，黄疸多属肝胆湿热内蒸，饮食宜清淡不宜温补。

醍醐　为牛乳制成的食用脂肪，能滋阴、养颜、润燥，而黄疸或为寒湿为患，或为湿热蕴结肝胆，而醍醐滋腻养阴，不利湿邪排泄。所以，无论阳黄或阴黄者，皆不宜食。

蚶肉　性温，味甘，有补血温中的作用。阳黄多湿者为湿热内蕴肝胆，故当忌食。

白酒　属于一种烈性酒，含酒精成分高，在体内要经肝脏被氧化分解。由于烧酒性属火热，纯阳毒物，黄疸患者饮之，势必加剧邪热更甚。同时又直接损害肝细胞，加深黄疸。所以，黄疸患者切勿饮酒，尤其是烈性白酒。

人参　性温，味甘，为温热性补气强壮食物，有助热上火动血之弊。黄疸患者多以湿热之邪为患，尤其是急性黄疸患者，多属中医热证、实证，宜吃清淡利湿之物，忌吃温热补益之品，尤其是人参，甘温助火，阳黄者更应忌食。

鸡蛋　性平，味甘，为高胆固醇食物。因此，湿热型黄疸及寒湿型黄疸患者皆不宜食。

南瓜　为甘温益气之物，多食有阻遏气机之弊。故阳黄者、湿热壅滞者应当忌食。

此外，阳黄者忌食辣椒、榨菜、大蒜、肉桂、丁香、茴香、葱、韭菜、生姜等辛辣之品；忌食糯米、红枣、荔枝等黏糯滋腻之物；忌食马铃薯、豆瓣等易致胀气的食物；忌食动物油、肥肉、狗肉、海鱼、虾子以及黄芪、紫河车、黄精等补益之品。阴黄者还应忌食螃蟹、螺蛳、蚌肉、柿子、香蕉、莼菜、生红薯、生菜瓜、苦瓜等生冷性凉食物。

饮食调养妙方

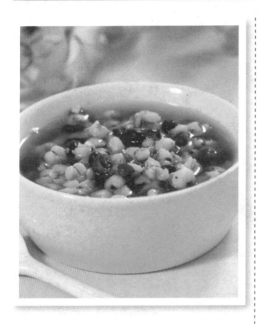

西红柿荸荠饮

材料 荸荠200克，西红柿200克，白糖30克。

做法

1 荸荠洗净，去皮，切碎，榨取汁液；西红柿洗净，切碎，榨取汁液。

2 合并西红柿、荸荠的汁液，加入白糖搅匀即成。

食疗服法

每日2次，每次100毫升。

专家提示

此饮能清热利湿、补中活血、益气生津、宽肠通便。适用于急性黄疸型肝炎。症见二便不通、高血压等症状者。

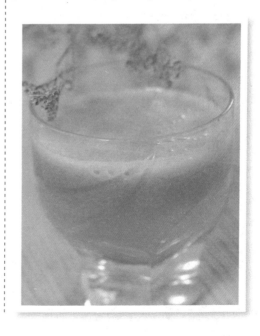

茯苓赤小豆薏苡仁粥

材料 白茯苓粉20克，赤小豆50克，薏苡仁100克，白糖适量。

做法

先将赤小豆浸泡半日，与薏苡仁共煮粥，赤小豆煮烂后，放白茯苓粉再煮成粥，加白糖少许。

食疗服法

每日数次，随意食用。

专家提示

健脾祛湿，清热解毒。适用于黄疸型肝炎、湿重于热者。症见面目色黄、脘胁胀痛、头昏身重、腹胀便溏、食欲不振、舌苔黄腻、脉象濡缓。

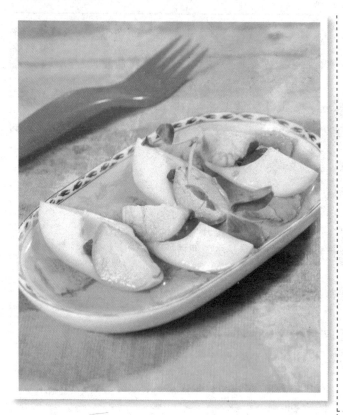

杏陈薏苡仁粥

材料 陈皮6克，杏仁10克，薏苡仁60克。

■做法

将陈皮加清水煮沸30分钟，去渣，再加入杏仁、薏苡仁，中火煮粥。

食疗服法

日常食用。

专家提示

此汤能补脾和胃、解药毒、利尿、退黄。适用于急慢性肝炎、膀胱炎、免疫功能低下、高胆固醇、年老体弱、水肿尿少等病症的辅助治疗。

鸡骨草蛋汤

材料 鸡骨草、山栀各30克，猪瘦肉50克，红皮鸡蛋1只，白砂糖适量。

■做法

猪瘦肉切片，鸡蛋、山栀根、鸡骨草洗净，共放锅中，加水煮10分钟，取出鸡蛋去壳，再放入煮30分钟，加入白砂糖再煮30分钟即成。

食疗服法

饮汤，食肉、蛋。每日1次。

专家提示

鸡骨草能清热解毒、舒肝止痛。适用于黄疸、胁肋不舒、胃脘胀痛、急慢性肝炎、乳腺炎。

养肝悦肝粥

材料 虎杖30克，党参、丹参各15克，麦芽、牛膝各10克，柴胡6克，甘草3克，粳米100克，白糖适量。

■做法

先将上药煎汁，去渣，加入淘净的粳米煮粥，粥成后加白糖调味。

食疗服法

每日2次，温服。

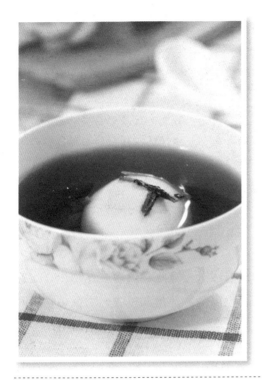

田基黄煮鸡蛋

材料 田基黄30克（鲜品60克），金钱草20克，鸡蛋2个。

做法

将田基黄、金钱草、鸡蛋洗净加清水同煮，待蛋熟后剥去蛋壳，再煮15分钟即可。

食疗服法

每日1次，可连服5日。

专家提示

利湿退黄。适用于湿热黄疸、尿淋漓涩痛、目赤肿痛、烦热等症。西医用于急性黄疸型肝炎、胆囊炎、慢性肝炎、营养不良、结膜炎等病症的辅助治疗。

绵茵陈粥

材料 绵茵陈30～60克，粳米50～100克，白糖适量。

做法

先将绵茵陈洗净，煎汁，去渣，入粳米后加水适量煮粥，将熟时，加入适量白糖稍煮沸一二次即可。

食疗服法

以7～10日一疗程为宜，每日分2～3次服食。

专家提示

利湿热，退黄疸。适用于湿热黄疸型肝炎、小便不利、尿黄如浓茶色。

马齿苋荠菜粥

材料 马齿苋100克，荠菜100克，粳米100克，盐3克。

做法

1 将新鲜马齿苋、荠菜洗净切细。
2 将粳米淘洗干净，放入锅内加适量清水，武火煮沸，加入马齿苋、荠菜，改文火煮至粥稠，加盐即可。

食疗服法

每日1～2次，连服10日。

专家提示

清热解毒，退黄疸。适用于急性肝炎所引起的黄疸的辅助治疗。

脂肪肝

凡是肝病患者，或肝脏的功能还没有完全恢复，如果再过多食用糖类甜食或高脂肪食物，促使肝脏氧化脂肪酸的功能减弱及合成和释放脂蛋白的功能降低，结果肝内脂肪运转受阻，就可导致脂肪肝的形成。同时，还会伴有血脂的增高，皮下脂肪的增加。所以，要防治脂肪肝，其饮食宜忌也很重要。

宜忌原则

患有脂肪肝的人，宜多吃含维生素的绿色蔬菜；宜吃多蛋白质食物；宜吃各种植物油。忌吃高脂肪和高胆固醇食物；忌吃高糖高热量和过咸之物；忌吃对肝脏有刺激性的辛辣调味品。

宜食食物

脂肪肝患者宜食以下食物：

玉米　所含的脂肪为不饱和脂肪酸，有助于人体内脂肪与胆固醇的正常代谢，对脂肪肝有一定的防治作用。所以，玉米适宜脂肪肝患者作为主食长期食用，可将玉米磨粉后烙饼或煮稀粥食用。

燕麦　它含有极为丰富的亚油酸。据测定，30克精燕麦面中的亚油酸量，相当于10粒益寿灵药丸或脉通的降脂效果，这对脂肪肝有一定的防治效果。

枸杞子　具有抗脂肪肝的功能，能抑制脂肪在肝细胞内的沉积，促进肝细胞的新生。因此，脂肪肝患者宜常食。

山楂　具有降低血脂、降胆固醇的作用，有利于肝糖代谢。适宜脂肪肝患者经常食用。

香菇	含有一种核糖类物质，此物质可以抑制血清和肝脏中胆固醇的上升。所以，对脂肪肝患者来说，香菇是最理想的食用菌。

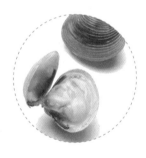

鸽肉 有补肾、益气、养血的作用。由于它同时又是一种高蛋白质、低脂肪食物，在每100克鸽肉中，粗蛋白质含量为22.14克，而粗脂肪仅有1克。所以，脂肪肝患者食之颇宜。

兔肉 能补中益气，又能凉血活血。而且它又是一种高蛋白质、高铁、高磷脂、低脂肪、低胆固醇食物。所以，脂肪肝患者宜食。

海参 能补肾益精、养血润燥。同时，它还是一种高蛋白质、低脂肪低糖食物，这完全符合脂肪肝的饮食宜忌原则。据分析，每100克海参中，蛋白质含量为23.5克，而仅含0.3克脂肪和1克碳水化合物。所以，脂肪肝患者食之颇宜。

蛤蜊 性寒，味咸，能滋阴化痰软坚，又能解酒保肝。同时，它又是一种清补营养性食物，含蛋白质多而脂肪含量少。每100克蛤蜊肉中，含10.8克蛋白质，仅含1.6克脂肪，胆固醇含量只有239毫克，为鸡蛋黄的1/7。因此，脂肪肝患者宜食。

螺蛳 性寒，味甘，具有清热、利水、明目等作用，是一种低脂肪、低胆固醇的清补食物。在每100克螺蛳肉中，仅含161毫克的胆固醇，这比蛤蜊的胆固醇含量还要低，所以脂肪肝患者适宜经常食用。

黄精 性平，味甘，是一味滋补强壮的食用中药，能防止动脉粥样硬化与肝脂肪性浸润，并能促进免疫球蛋白形成，提高人体抗病能力。所以，脂肪肝患者宜常食，颇多裨益。

茶叶 具有增加血管弹性，降低血中胆固醇，还有防止肝中脂肪积累的作用。故凡脂肪肝患者适宜常饮龙井茶或乌龙茶。

芹菜 　含有丰富的维生素和食物纤维，有清肝热，降低血清胆固醇，促进体内废物的排泄，净化血液等作用。适宜脂肪肝患者经常食用。

荷叶 　有降低血脂、减肥，防治脂肪肝的作用。既可用新鲜荷叶煮粥食用，也可用荷叶煎水代茶频饮。

西红柿 　具有清热解毒、凉血平肝的作用。西红柿中所含的柠檬酸、苹果酸具有分解脂肪的功效，又能帮助消化，所含的维生素又有护肝效果。因此，对脂肪肝患者来说，经常食用，颇为适宜。

　　此外，脂肪肝患者宜吃青菜、枸杞头、茼蒿、菊花脑、荠菜、马兰头等具有清热凉肝作用的绿色蔬菜；宜吃萝卜、竹笋、瓠子、冬瓜、丝瓜、菜瓜、黄瓜和橘子、橘皮、草莓、荸荠等清热、通腑、行气、利水富含维生素和纤维素的蔬菜、瓜果；宜吃一些菜油、豆油、芝麻油、棉籽油、花生油等植物油类，其中含有较多的不饱和脂肪酸，具有降低血中胆固醇的作用；宜吃猪瘦肉、蚌肉、西施舌、海带、牛瘦肉、马肉、脱脂牛奶、鱼汤、豆浆、豆腐等多蛋白质而低脂肪食物。

忌食食物

脂肪肝患者忌食以下食物：

猪肥肉 　一种富含动物性脂肪的食物。据分析，每100克猪肥肉中，脂肪的含量高达90.8克，这种高动物性脂肪食物，脂肪肝患者应当忌食。

猪脑 　中医说它能"补骨髓，益虚劳"，并有补脑的作用。但现代医学认为，它是一种高胆固醇食物。据分析，每100克猪脑中含有胆固醇3100毫克，列各类食物之首。长期食用高胆固醇食物，对预防脂肪肝也是不利的。脂肪肝患者应忌食为妥。

鹅肉 　甘润肥腻，含脂肪达11.2%，易助湿生热，加重肝胆疾病的病情，凡脂肪肝患者应忌食。

牛髓 属于一种高脂肪食物。据分析，每100克牛髓中，脂肪含量可高达95.8克，而且是动物性脂肪。因此，脂肪肝患者切勿多食。

鸭蛋 是一种高脂肪、高胆固醇食物。据分析，每100克鸭蛋中，所含脂肪为14.7克，而蛋白质仅为13克，所含胆固醇为634毫克，尤其是蛋黄，其胆固醇含量可高达1522毫克。因此，脂肪肝患者不宜多吃禽蛋，尤其忌吃蛋黄。

此外，脂肪肝患者还应忌吃各种动物油，忌吃动物内脏，包括脑、肾、肝；忌吃河蟹、蟹黄、虾子、鱿鱼、乌贼鱼、蚬肉、凤尾鱼等高胆固醇食物；也有学者主张忌吃荔枝、龙眼肉、蜜饯及果脯等高糖食物，因糖多也可转变为脂肪。

饮食调养妙方

山药烩素菜

材料 山药50克，胡萝卜50克，莴苣50克，芦笋50克，白糖3克，盐3克，味精2克，芡粉5克，植物油30毫升，麻油少许。

做法

1 将山药、莴苣、胡萝卜去皮，洗净，用挖勺挖成球状，芦笋洗净，削皮，切段。

2 炒锅置武火上，放入植物油、生姜、葱爆香，掺入鲜汤烧沸，拣去生姜、葱。

3 放入山药、胡萝卜、莴苣、芦笋烧透，调入盐烧入味，勾芡，淋上麻油，加入味精即可食用。

食疗服法

日常食用。

专家提示

补虚、利尿、消肿、减肥。据研究，山药的黏液蛋白能预防心血管系统脂肪沉积，保持血管弹性，防止动脉粥样硬化过早发生，同时减少皮下脂肪的沉积，从而避免出现肥胖。

凉拌海带

材料 海带100克，生姜末、橘皮末、花椒末各适量。

做法

1 将海带以米泔水浸1宿，洗去咸味，放入砂锅，加水煮熟，捞出沥水，切细装盘。

2 将葱白1握（切段）放入磁钵，捣极烂，与盐、醋、姜丝、橘、椒末等佐料同倒入盘中，拌匀备用。

3 将豆腐干切丝、备用，将用水泡好的海带洗净，放在沸水中煮3～5分钟，捞出沥干水分后切细丝备用。

4 将备好的海带丝、豆腐干搅拌均匀。

5 再将精盐、白糖、酱油、味精、生姜末、芝麻油各适量一起放入盆中搅拌均匀后佐餐食用。

食疗服法

佐餐食用，随意服食。

专家提示

海带含有大量的不饱和脂肪酸和食物纤维，能清除附着在血管壁上的胆固醇，调顺肠胃，促进胆固醇的排泄；所含的丰富的钙元素可降低人体对胆固醇的吸收，降低血压。这三种物质协同作用，其降血脂效果更好。

枸杞春笋

材料 枸杞嫩叶150克，春笋50克，鲜香菇50克，料酒、酱油、盐、油各适量，生姜片、砂糖各少许。

做法

1 枸杞嫩叶洗净待用，春笋切薄片，香菇切成小块。

2 将油烧热，放入春笋片与生姜片，煸炒片刻，加香菇，以酱油、料酒、盐调味。

3 另起锅入油炒枸杞叶，以砂糖、盐调味，变色时立即加入正在炒笋及香菇的锅内同炒，不加汤，待熟时，可滴入少许香油，出锅。

食疗服法

日常食用。

专家提示

清肝明目，养阴柔肝。适用于胸腹胀满的肥胖患者。春笋味道清淡鲜嫩，营养丰富。含有充足的水分、丰富的植物蛋白质以及钙、磷、铁等人体必需的营养成分和微量元素，特别是纤维素含量很高，常食有帮助消化、防止便秘的功能。所以春笋是高蛋白质、低脂肪、低淀粉、多粗纤维素的营养美食。春笋有"利九窍、通血脉、化痰涎、消食胀"的功效，现代医学证实，吃笋有滋阴、益血、化痰、消食、利便、明目等功效。

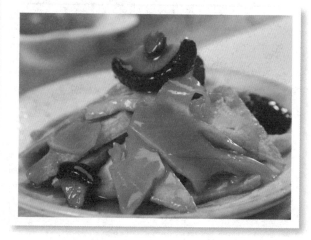

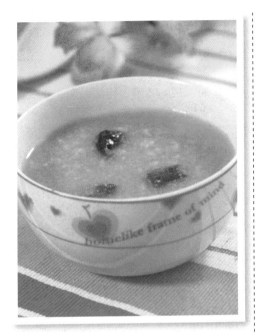

冬葵子赤豆汤

材料 枸杞子10克，玉米须60克，冬葵子15克，赤小豆100克，白糖适量。

做法

将玉米须、冬葵子煎水取汁，入赤小豆、枸杞子煮成汤，加白糖调味。

食疗服法

分2次饮服，吃豆，饮汤。

专家提示

具有利胆除湿、利水消肿作用。适用于水湿停滞型脂肪肝。

双玉粳米粥

材料 玉米粉20克，粳米100克，玉竹10克，红枣10个，水适量。

做法

1 先将红枣洗净，去核；玉竹洗净入锅煮熟，然后切成小粒；玉米粉和水调成糊状。

2 粳米洗净后与红枣、玉竹粒一同加水入锅煮粥，米将软时，再慢慢加入玉米粉糊搅匀，继续煮片刻，同时不断搅动，直至粥溢香气即成。

食疗服法

每日1~2次。

专家提示

具有降低血脂、软化血管、预防动脉硬化的功效。

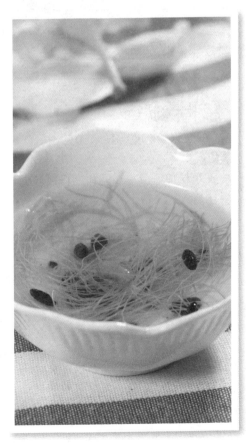

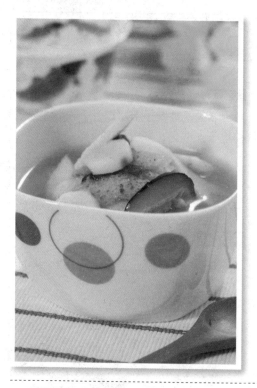

山药烩竹荪

材料 鲜山药30克，竹荪100克，火腿肠25克，香菇25克，冬笋25克，酱油、盐、味精、料酒、葱、生姜、上汤、熟豌豆苗各适量。

做法

1 将鲜山药去皮，切片；竹荪放入凉水内洗净，用淘米水泡发，洗净，切段；火腿肠切片；香菇洗净，去柄，剖开；生姜、葱洗净，用榨汁机榨取汁液。

2 将锅置武火上，擦净，加入上汤，然后在汤中加入酱油、盐、料酒、山药、火腿片、香菇、冬笋、葱、生姜，汤沸时，撇去浮沫，调好味道，放入竹荪煮3分钟，加入味精，撒上熟豌豆苗即可。

食疗服法

日常食用。

玉米粉粥

材料 玉米粉50克，粳米50克。

做法

将玉米粉加适量冷水调和，将粳米粥煮沸后入玉米粉，同煮为粥。

食疗服法

可供早晚餐温热食用。

专家提示

降脂，降压。玉米有开胃、利尿消肿的食疗用途，玉米富含多个不饱和脂肪酸的油脂，是一种胆固醇吸收的抑制剂，对降低血浆胆固醇和预防冠心病有一定作用。

脊骨海带汤

材料 海带丝200克，动物脊骨500克，盐、味精、胡椒粉各少许。

做法

将海带丝洗净，先蒸一下；将动物脊骨炖汤，汤开后去浮沫，投入海带丝炖烂，加入盐、味精、胡椒粉即可。

食疗服法

食海带，饮汤。

专家提示

此汤能清热利水、软坚化痰。有很好的降血脂、预防脂肪肝和提高机体免疫力作用，还能抗病毒，对糖尿病并发白内障患者也有疗效。

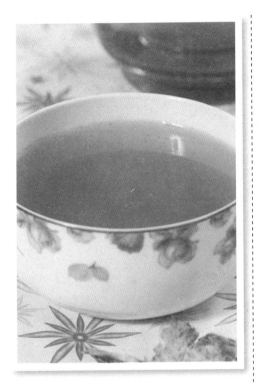

薏苡仁海带双仁粥

材料 薏苡仁15克，枸杞子、桃仁各15克，海带末、甜杏仁各10克，绿豆20克，粳米50克。

做法

将桃仁、甜杏仁用纱布包好，水煎取汁，加入薏苡仁、海带末、枸杞子、粳米、绿豆同煮粥吃。

食疗服法

每日2次。

专家提示 📖

此汤具有清热解毒、清火消炎、活血化瘀、养阴润肤功效。有很好的降血脂、预防脂肪肝和提高机体免疫力作用。

当归芦荟茶饮

材料 决明子30克，当归15克，芦荟30克，茶叶少许。

做法

将上述4味先用水泡，然后加水一起烧开，开后再煎20～30分钟。

食疗服法

每日2次。

专家提示 📖

此茶能降脂减肥，可有效改善营养过剩状况，增强体质。芦荟中的异柠檬酸钙等具有强心、促进血液循环、软化硬化动脉、降低胆固醇含量、扩张毛细血管的作用，可清除血液中的毒素。

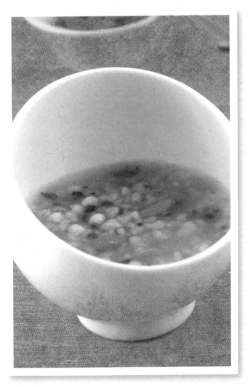

图书在版编目（CIP）数据

饮食宜忌搭配 / 代敏编著 . -- 上海：上海科学普
及出版社 , 2014.2（2024.1 重印）
（养生全说系列）
ISBN 978-7-5427-5940-5

Ⅰ . ①饮… Ⅱ . ①代… Ⅲ . ①饮食 – 禁忌 – 基本知识
②食品营养 – 基本知识 Ⅳ . ① R15

中国版本图书馆 CIP 数据核字（2013）第 283620 号

责任编辑　胡伟　强彬

养生全说系列
饮食宜忌搭配

刘莹　编著

上海科学普及出版社出版发行

（上海中山北路 832 号　邮政编码 200070）

http://www.pspsh.com

各地新华书店经销　唐山玺鸣印务有限公司印刷
开本 710×1000　1/16　印张 17.5　字数 268 000
2014 年 2 月第 1 版　2024 年 1 月第 2 次印刷

ISBN 978-7-5427-5940-5　定价：78.00 元